Barbara Müller und Isolde Weidlich-Schütz

Hilfe, zuckerkrank – was nun?

Ein Diabetes-Roman mit Sacherklärungen

Mit Illustrationen von Virpi Törmännen
(Romanfigur „Otto") und
Kristine Buckel (Schulungsmaterialien
und med. Illustrationen)

D1700239

BMS Diabeteskiste Verlag

Besuchen Sie „Otto" auch im Internet unter
www.diabeteskiste-verlag.de

In dem vorliegenden Diabetesroman handelt es sich um frei erfundene Personen. Ähnlichkeiten mit lebenden Personen sind rein zufällig. Aber wir würden uns freuen, wenn Sie sich als Diabetespatient darin wiederfinden würden.

Alle erwähnten Insulineinheiten beziehen sich ausschließlich auf die Romanfiguren. Insulindosierungen und -anpassungen müssen Sie unbedingt mit Ihrem Arzt/Diabetesteam besprechen und individuell festlegen.

Der Einfachheit halber wird in dem vorliegenden Diabetes-Roman von Patienten und Arzt gesprochen. Natürlich sind damit auch alle Patientinnen und Ärztinnen gemeint.

1. Auflage Juli 2012

Originalausgabe
Veröffentlicht im BMS Diabeteskiste Verlag,
Kronberg 2012
Copyright © 2012 by BMS Diabeteskiste Verlag,
B. Müller und I. Weidlich-Schütz GbR
Alle Rechte vorbehalten
Umschlaggestaltung, Layout, Satz: KB-Zwo, Wiesbaden
Lektorat/Korrektorat: Gisela Rohrbach, Dietzenbach
Autorenfoto B. Müller: Axel Gaube/Kaleidomania, Frankfurt
Autorenfoto I. Weidlich-Schütz: Cosima Bethge, Darmstadt
Druck und Bindung: Druckzentrum Lang, Mainz
Printed in Germany
ISBN 978-3-943905-00-7

Inhalt

Für alle Menschen mit Diabetes

Zu den Autorinnen

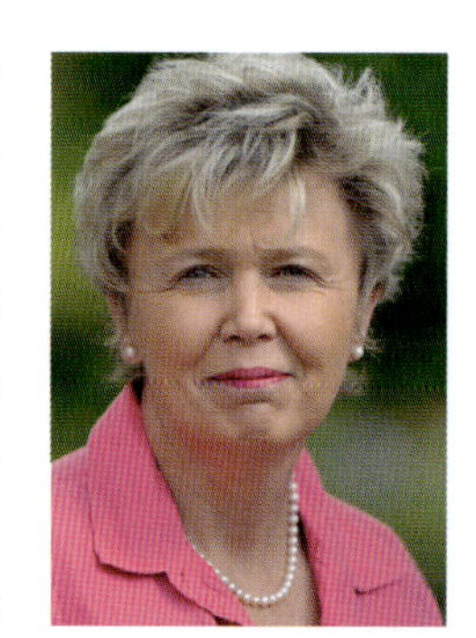

Barbara Müller, arbeitet als selbstständige Diabetesberaterin DDG und Ernährungs- und Diätberaterin ZÄN gemeinsam mit Dr. med. Günter Zerth in einer diabetologischen Schwerpunktpraxis in Oberursel. Seit über 20 Jahren entwickelt sie Schulungsmaterialien für eine Vielzahl von Krankheitsbildern (u. a. Diabetes, Bluthochdruck, Fettstoffwechselstörungen) und Organen. Sie hält deutschlandweit medizinische Fort- und Weiterbildungsseminare und Vorträge für Diabetesberaterinnen, Arzthelferinnen, Pflegepersonal sowie für Ärzte und Apotheker. Dort präsentiert sie ihre erlebnisorientierte Schulungsmethode.

Barbara Müller lebt in Kronberg, sie ist verheiratet und hat zwei erwachsene Töchter.

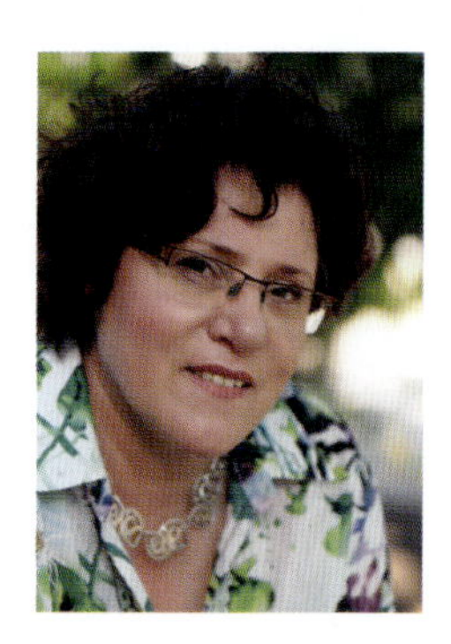

Isolde Weidlich-Schütz, arbeitet seit ihrem Germanistik- und Amerikanistikstudium als freie Redakteurin und Werbetexterin für namhafte Industriekunden und Agenturen. Sie versteht sich als „Brückenbauerin", die komplexe Sachverhalte in eine leicht verständliche Sprache übersetzt. Mit ihrer Firma TextArt schafft sie Verbindungen: von der Medizintechnik und der Pharmazie über die Computer- und Autobranche wie auch den Banken hin zu der gewünschten Zielgruppe.

Isolde Weidlich-Schütz lebt mit ihrem Mann und Sohn, sowie Dackel und Katze in Klein-Winternheim – in der Nähe von Mainz.

Vorwort und Dank

„Otto" muss man liebhaben

„Liebe Frau Müller, die Schulung, die ich bei Ihnen gehabt habe, hat mir sehr geholfen, meine Diabeteserkrankung besser zu verstehen und damit zu leben. Ihre praktischen Beispiele und die Erläuterungen an dem ‚Schulungs-Otto' haben die Zusammenhänge deutlich gemacht.

Insbesondere durch die im Rahmen der Schulung von Ihnen vorgenommene Neueinstellung und die geänderte Therapie haben sich meine Blutzuckerwerte erheblich verbessert und mein Wohlbefinden entsprechend erhöht. Da aber auch bei der besten Schulung Dinge mal wieder in Vergessenheit geraten, freue ich mich schon sehr auf Ihr Buch und die Möglichkeit, dann alles noch mal nachlesen zu können."

Ein Patient

„Sehr geehrte Frau Barbara Müller, als langjähriger Diabetespatient in Ihrer Praxis bin ich jedes Mal in Ihren Schulungen optimaler eingestellt worden. Durch die vermittelten Kenntnisse über das Krankheitsbild Diabetes mellitus führe ich heute 3 Selbsthilfegruppen und veranstalte viele Vorträge zu den verschiedensten Themen mit Ärzten, Ernährungs- und Diabetesberaterinnen. Ich freue mich schon sehr auf Ihr Buch mit Herrn Otto, welches auch für mich ein Leitfaden für meine Gesprächsrunden in den Selbsthilfegruppen sein wird."

Lothar Brand,
Mitglied im Deutschen Diabetiker Bund Landesverband Hessen e.V.

„Dem Vorschlag meines Diabetologen, an einer Schulung bei Ihnen, liebe Frau Müller, teilzunehmen, stand ich zu Beginn recht skeptisch gegenüber – wegen des hohen Zeiteinsatzes und des Heraustretens aus der Anonymität in der Gruppe. Ihre offene und begeisternde Art für den Diabetes, ihre Fachkompetenz und die

Fähigkeit, medizinische Zusammenhänge mit einfachen Worten zu erklären, überzeugten mich. Am Ende blieb ein wertvoller Kurs, der mich weiterbrachte, weil er mir in der Akzeptanz und Auseinandersetzung mit meinem eigenen Diabetes im Wege der Selbsthilfe weiterhalf – der einzige Nachteil war, dass ich den Kurs hätte schon früher besuchen sollen! Vergelts Gott, vielen Dank und viel Erfolg für Ihr Buch!"

Ein Patient

„Ihr Otto-Buch ist mit das Schönste an Korrekturwerken meiner gesamten Korrekturzeit. Auch deshalb, weil es hoch komplizierte medizinische Zusammenhänge genial einfach erklärt – und bei diesen herrlich passenden Zeichnungen und dem so schmunzelnd zu lesenden Text lebt man mit den einzelnen Personen so richtig mit und kann sich die Schulungsgruppen-Teilnehmer genau vorstellen. Otto muss man einfach liebhaben :-)"

Gisela Rohrbach,
Lektorin und Korrektorin aus Dietzenbach

„Wenn die Diagnose Diabetes gestellt wird, ist es für viele Patienten wie ein Schock. Viele Fragen stellen sich – Änderung der Essgewohnheiten, Blutzucker messen, Tabletten oder schon bald Insulin, muss ich Sport treiben – diese Fragen und mehr treiben den Patienten um.

In einer Diabetes-Schulung werden die Patienten auf den Alltag mit Diabetes vorbereitet. Neben den Hauptthemen wie Ernährung, Bewegung, Tabletten, Insulin, Unterzuckerung war für mich das gemeinsame Besprechen der Blutzuckerdaten sehr hilfreich, um zu erkennen, wie sich etwas ändern kann, wenn man bestimmte Verhaltensweisen beachtet. Zwischen den Schulungen ist die ständige Mitarbeit in einer Diabetes-Selbsthilfegruppe wichtig, um am ‚Ball zu bleiben'."

Siegbert Martin, Leiter der Selbsthilfegruppe
„Diabetiker helfen Diabetikern" (Oberursel) im Deutschen Diabetiker Bund
Landesverband Hessen e. V.

Darum ist dieses Buch so wichtig!

Viel zu häufig treffen alle in der Diabetesbetreuung Tätigen auf unzureichend eingestellte und oft auch mutlose Patienten mit Diabetes.

Dabei hat die Erfahrung gezeigt, dass eine lebendige und praxisnahe Schulung eine erstaunlich aktive Mitarbeit der Schulungsteilnehmer hervorruft und damit oftmals eine effektive Stoffwechselverbesserung bewirkt.

In diesem Sinne lege ich allen Menschen, die mit dem Diabetes zu tun haben, dieses Buch ans Herz.

Meine Aufforderung an alle Diabetesberaterinnen, Diabetesassistentinnen und schulende Arzthelferinnen lautet: „Unterschätzen Sie nicht Ihre Fähigkeiten, die Schulungsinhalte erlebnisorientiert umzusetzen. Sie werden damit Erfolg haben."

Gleichzeitig wünsche ich allen Patienten mit Diabetes, dass „Otto" ihnen Mut macht, ihr eigener Diabetes-Chef zu werden und damit die Zuckerkrankheit zu beherrschen.

Dr. med. Günter Zerth
Facharzt für Allgemeinmedizin
Diabetologe DDG
Diabetologische Schwerpunktpraxis, Oberursel

„Lieber Hansruedi,
in der Beilage sende ich dir die drei neuen Kapitel
von meinem Buch. Würdest du diese bitte einmal durchlesen
und mir einen Kommentar zukommen lassen.

Mit lieben Grüßen
Barbara"

Liebe Leserin, lieber Leser,

ich werde diese Manuskripte vermissen und wenn Sie das Buch gelesen haben, werden Sie mich verstehen.

Zwischen der tragenden Figur des Buches, Otto Kleinschmidt, dem unsportlichen, übergewichtigen Bauunternehmer, dessen Leben von einem Tag auf den andern umgekrempelt wurde, und Hansruedi Stahel, dem Langstreckenläufer und Bergsteiger, ist eine Beziehung des gegenseitigen Verstehens entstanden. Barbara Müller hat es geschafft, zwei ganz verschiedene Menschen mit viel Empathie zusammenzuführen. Auch wenn ich mich nun seit mehr als dreißig Jahren mit Diabetes beschäftige, hat diese Krankheit für mich durch das Buch von Barbara Müller ein neues Gesicht bekommen.

Schon nach den ersten Seiten fällt es mir schwer, weiterzulesen. Nicht weil der Text mich nicht interessiert, sondern weil meine Gedanken abschweifen. Barbara spricht durch ihre Zeilen mit mir. Ich sehe sie vor mir, begeisternd, motivierend, mit viel Verständnis und einer gewaltigen Portion Humor. Fachlich absolute Spitze, mit Leib und Seele Diabetesberaterin.

Sie marschiert nicht mit erhobenem Zeigefinger durch ihr Buch. Sie rennt auch nicht mit dem „Knollenbüchlein“ wie ein Polizist hinter den Patienten her. Aus Barbara Müller spricht Empathie. Täglich ist sie mit dem Thema der Patientenschulung konfrontiert. Von der jungen Frau mit Schwangerschaftsdiabetes bis zum Senior mit seinen Problemfüßen – alle suchen bei Barbara einen guten Rat.

Der Mensch mit seinen ganz alltäglichen Problemen steht für Barbara Müller im Mittelpunkt. Es ist ihr gelungen, ihre Erfahrung im Umgang mit ihren Patienten und all ihre Begeisterung für die Sache in diesem Buch zusammenzufassen.

Das Buch ist nicht nur für Diabetiker geeignet. Es gehört auch in die Hände von Angehörigen und Lehrkräften. Das Wissen, das im Buch vermittelt wird, nimmt die Angst vor der Krankheit ohne zu banalisieren und fördert gleichzeitig das Verständnis für die Therapie.

Viele Diabetiker werden nach der Lektüre die gleiche Erfahrung erleben wie ein junger Mann nach Camp D, dem Erlebniscamp für junge Menschen mit Typ-1-Diabetes.

„Liebes Camp-D-Team!“, schrieb er uns. „Bis heute hatte ich Diabetes, nun bin ich endlich Diabetiker geworden!“

Die „European Diabetes Policy Group“ hat bei der Diabetesbehandlung folgendes Ziel definiert:

„Das oberste Ziel der Diabetesbetreuung besteht darin,
Menschen mit Diabetes in die Lage zu versetzen,
ein normales und erfülltes Leben zu führen.“

Barbara Müller ist es mit ihrem Buch gelungen, diesem Ziel einen großen Schritt näherzukommen.

Hansruedi Stahel

„Nichts in der Welt ist stärker als eine Idee, für die die Zeit gekommen ist."
(Victor Hugo)

Es war einmal ... so fangen nicht nur die Kindermärchen an, die von Frau Holle oder Schneewittchen erzählen. Wie jede gute Geschichte fängt so auch die Entstehung dieses Buches an ...

Es war einmal ein Freitagnachmittag bei einem Seminar in Mainz, als das Schicksal mich eine ganz besondere Frau, Isolde Weidlich-Schütz, kennenlernen ließ. Dazu muss ich sagen, dass ich schon oft in meinem Leben die richtigen Menschen zum richtigen Zeitpunkt getroffen habe: allen voran meinen Mann, mit dem ich jetzt seit 37 Jahren verheiratet bin, dann Dr. med. Günter Zerth, mit dem ich seit 20 Jahren zusammenarbeite, aber auch Hansruedi Stahel sowie Professor Dr. Rüdiger Landgraf, meinen „treuen Ritter" in Sachen Diabetes, der unser Buch so nachhaltig gefördert und mit seinem exzellenten Fachwissen unterstützt hat.

Doch zurück zu Isolde: Sie saß als Teilnehmerin in meinem Seminar für Arzthelferinnen, bei dem ich – wie so oft – die Aufgabe hatte, den Diabetes mellitus leicht verständlich zu erklären. Am Schluss des Seminars sprach mich Isolde an. Sie sagte mir, endlich habe sie den Diabetes richtig verstanden – und das, obwohl sie sich als Texterin schon seit geraumer Zeit damit beschäftigte. Sie war ganz begeistert und meinte, das seien genau die Sprache und die manchmal zu Recht verrückten Schulungsmaterialien, mit denen jeder Patient seine Zuckerkrankheit verstehen könnte.

Beim nachfolgenden gemeinsamen Abendessen kam es dann, wie es kommen musste. Isolde sollte ein Interview mit mir machen, für eine Broschüre. „Frau Müller, das müssen Sie aufschreiben, das wäre ein tolles Buch für die Patienten."

„Ein Buch?" – ich habe gelacht. Ich arbeite den ganzen Tag von 7:00 Uhr morgens bis spätabends in einer diabetologischen Schwerpunktpraxis. Am Wochenende gebe ich viele Seminare, vor allen Dingen meine „Kreativseminare" an der Novo Nordisk Akademie, die ich über alles liebe. Bei diesen Seminaren stelle ich mit meinen Kolleginnen – alles begeisterte Schulungskräfte, deren Herz auch für die Schulung schlägt – gemeinsam Schulungsmaterialien her. Jedes Mal überlegen wir zusammen, wie wir die Diabetesschulung verbessern und unsere Schulungsschatzkisten füllen können – ein toller Erfahrungsaustausch! Von dort kam seit Langem die Bitte, „Barbara, kannst du bitte alles, was du uns erzählst, nicht mal aufschreiben? Wir hätten gerne von dir ein ‚Rezeptbuch' für unsere Schulungen."

Entscheidend für mich waren aber meine Patienten: viele, sehr liebe, meist ältere Menschen, die ich schon über viele Jahre betreue. Sie haben sich immer ein Patientenbuch von mir gewünscht, das in genau meiner Sprache geschrieben sein sollte!

Gesagt – getan! Zwei Powerfrauen hatten sich getroffen. Isolde versicherte mir, dass wir es gemeinsam packen würden: „Barbara, du sagst mir, was du denkst – und ich formuliere es so, dass jeder es gut versteht." Für mich war es am Anfang schwierig, da ich keine Ahnung hatte, wie man ein Buch schreibt. Isolde nahm meine Schulungen mit dem Diktiergerät auf, parallel dazu schrieb ich alles frei von der Leber auf, ohne Punkt und Komma. Isolde hat das Ganze dann geputzt und in Form gebracht, hat strukturiert und ergänzt und Übergänge geschaffen. Ohne sie wäre dieses Buch nie entstanden! Dafür danke ich dir.

Weil wir beide sehr viel arbeiten, konnten wir über lange Zeit hinweg immer nur in unserer Freizeit an unserem Buch arbeiten: Ich, wenn ich in Lenggries in Oberbayern Urlaub machte, Isolde am Wochenende oder auch im Urlaub. Dank Internet und Computer tauschten wir uns problemlos aus, zumal wir uns ohne Probleme ein Bett und einen Computer hätten teilen können: Isolde als Nachtmensch arbeitet häufig bis in die frühen Morgenstunden, ihre Textentwürfe wurden oft gegen 2:14 Uhr per E-Mail an mich verschickt. Ich hingegen bin eher ein Morgenmensch, der um 5:00 Uhr aufsteht. Meine Texte und Korrekturen verschickte ich oft zwischen 5:00 und 6:00 Uhr in der Früh, bevor ich in die Praxis ging.

„Gemeinsam sind wir stark", dieser lapidare Spruch trifft auf uns beide wirklich zu. Beide haben wir uns in unseren „Otto" verliebt. Harald Schneider, Kunigunde Ludwig, Anneliese und der Dackel Waldi, sie alle sind uns in den vergangenen zweieinhalb Jahren mehr ans Herz gewachsen, als wir je gedacht hätten. Wir hatten unglaublich viel Spaß, aber auch Stress. Unser Buch hat uns – und unseren Familien und Freunden – sehr viel abverlangt.

Deshalb möchte ich mich an erster Stelle ganz herzlich bei meinem Ehemann bedanken. Ich kann mir keinen anderen Mann vorstellen, der diese Story ertragen hätte. Hinter jeder starken Frau steht ein starker Mann.

Des Weiteren danke ich meiner Tochter Julia, einer sehr kreativen Grundschullehrerin, wie auch meiner zweiten Tochter Elke, einer promovierten Biologin, die mich fachlich unterstützt hat. Dazu danke ich meinen beiden Schwiegersöhnen Chris und Berend, die mir tatkräftig geholfen haben. Ein besonderer Dank geht an Chris, das Computergenie, ohne ihn wäre ich am PC oft hilflos gewesen. Und natürlich unser Superstar: meine kleine Enkeltochter Lina, die Oma manchmal vom Buch ablenken musste, damit wieder neue Ideen sprudeln konnten.

Mein besonderer Dank gilt aber auch einer besonderen jungen Frau: Silvia. Sie könnte meine Tochter sein und ich kenne sie schon seit vielen Jahren. Sie hat immer an unser Buch geglaubt und uns auf allen Ebenen geholfen. Das Gleiche gilt für Christina und Birgit – ich sage nur „Powerfrauen"! Auch Sonja bin ich zu großem Dank verpflichtet. Sie hat mich mit den richtigen Menschen zusammengebracht.

Was aber wäre ich ohne Dr. med. Günter Zerth? Seit zwei Jahrzehnten arbeiten wir optimal zusammen. „Lieber Günter, ich könnte mir keinen besseren Partner vorstellen als dich." Wir gehen immer noch begeistert an unsere tägliche Arbeit, weil wir für unsere Patienten Gutes tun wollen. Damit sie besser mit ihrer Erkrankung umgehen können. Dr. Günter Zerth gab mir immer die Möglichkeit, meine Ideen umzusetzen. Er hat mir viel Mut zu unserem Buch gemacht, mich motiviert und jedes unserer Kapitel medizinisch gründlich überprüft. Sein Satz, „du schreibst das, was wir tun, auf", half mir unendlich weiter.

An dieser Stelle möchte ich mich auch ganz herzlich bei unserem Diabetesteam bedanken: bei Jasmin, Alex, Gisela, Jaqueline und Emira – Ihr alle habt mitgeholfen und mich auch ertragen, wenn ich mal wieder zu wenig geschlafen hatte. Auch Claudia ist ein wichtiges Mitglied des Diabetesteams: Es ist gut, dass wir dich haben und wir immer einer Meinung sind! Ein ganz besonderer Dank gilt Marlene von „Alles für die Füss'". Sie ist unsere Podologin und hat uns bei Kapitel 13 mit einem Sachtext unterstützt. Bei ihr sind nicht nur „Ottos" Füße in den besten Händen, sondern die aller Patienten. Auch bei Olli, unserem orthopädischen Schuhmachermeister, der zu uns in die Praxis kommt und die Schuh- bzw. Einlagenversorgung macht, möchte ich mich bedanken: für seine tolle Arbeit und seinen Text für Kapitel 13.

So viele Menschen haben mich unterstützt und jeder hat mir Mut gemacht. Das war eine tolle Erfahrung. Allen voran danke ich Hansruedi Stahel, der nicht nur Marathonläufer und Bergsteiger ist, sondern ein begnadeter und erfolgreicher Kommunikationstrainer. Er hat mich entdeckt und die ganzen Jahre an mich geglaubt.

Ganz zum Schluss möchte ich noch allen meinen Patienten, meinen Schulungskollegen und -kolleginnen danken, ebenso wie allen Diabetesberaterinnen, Diabetesassistentinnen und schulenden Arzthelferinnen. Ihr habt mir die Kraft für dieses Buch gegeben.

Barbara Müller

„Sagst du es mir, so vergesse ich es.
Zeigst du es mir, so merke ich es mir vielleicht.
Lässt du mich teilhaben, so behalte ich es!"
(Chinesisches Sprichwort)

Dick, dumm, Diabetes?

Als ich diesen Ausspruch zum ersten Mal hörte, dachte ich, das darf doch nicht wahr sein. Oh doch, wurde mir bestätigt, so denken viele über die Typ-2-Diabetiker. Sind doch selbst schuld an ihrer Krankheit. Sind einfach zu dick und zu bewegungsfaul.

Okay, dachte ich – toll, da macht man es sich aber wirklich leicht. Denn auch ich gehöre zu denen, die zu viele Kilos auf die Waage bringen. Aber bin ich deshalb dumm?

Ich habe studiert, ich bin seit Jahrzehnten erfolgreich selbstständig, ich habe viele spannende Textprojekte realisiert, ich wuppe einen Haushalt mit Mann, Kind, Katze und Hund, walke fünfmal pro Woche circa eine Stunde lang – und bin trotzdem Jahr für Jahr pummeliger geworden.

Weil ich zu viel Stress habe und das Adrenalin das Insulin lockt. Weil ich, wie Barbara herausgefunden hat, eine Glukoseverwertungsstörung habe – und das trotz einem HbA_{1c} von 5,8. Weil ich mich jahrelang falsch ernährt habe. Weil es viele Typ-2-Diabetiker in meiner Familie gibt. Weil …

Übrigens: Ich kenne keinen Übergewichtigen, der nicht tief in seinem Inneren seine Kilos gerne los wäre. Aber ganz so einfach ist es nicht. Sonst gäbe es keine 8–10 Millionen Menschen mit Typ-2-Diabetes in Deutschland, von denen viele Gewichtsprobleme haben, Tendenz steigend.

Aber es geht auch anders. Das habe ich bei Barbara Müller in ihren Seminaren und Schulungen kennengelernt!

Barbara ist eine Frau, die mein Leben auf den Kopf gestellt hat und ungeahnte Ressourcen ans Tageslicht brachte. Eine Frau, die meine Zwillingsschwester sein könnte, so unterschiedlich wir auch sind, so unausgesprochen einig. Eine

Frau, die ich in meinem Leben nicht mehr missen möchte. Eine Frau, die meiner Schwester – Typ-2-Diabetikerin – geholfen hat, innerhalb von nur einem Jahr 53 Kilogramm abzunehmen. Eine Frau, die mein Sohn zur „Feindfigur" erklärte, weil sich zweieinhalb Jahre lang bei mir alles nur noch um „Barbara", „Otto" und den „Diabetes" drehte. Eine Frau, die mir – Gott sei Dank! – ständig im Nacken saß und sich zu meinem „schlechten Gewissen" ernannte mit ihren täglichen Telefonanrufen: „Isolde, wie viel hast du heute schon geschrieben?"

Aus geplanten 200 Seiten wurden über 340 Seiten. Jedes Wort drehte ich mindestens dreimal herum. Aber ich habe es geschafft – und das erfüllt mich mit großem Stolz! Als Redakteurin und Werbetexterin schreibe ich normalerweise 16, 24 oder 40 Seiten lange Texte, aber nicht Hunderte von Seiten. Das war eine Herausforderung!

Ich weiß jetzt, wie es sich anfühlt, einen „Marathon" zu schreiben. In der Hochphase schrieb ich manchmal Tag für Tag bis zu acht Seiten, dazu kamen parallel Barbaras Korrekturen und die von Dr. Günter Zerth, von Silvia wie auch – ganz entscheidend – die wissenschaftlichen Änderungen von Professor Landgraf. Alles musste eingearbeitet werden. Jede Minute wurde kostbar.

Unser Familienhaushalt reduzierte sich auf ein Minimum, was meinem lieben Ehemann Ulrich und unserem Sohn Maximilian ein Maximum an Verständnis und Geduld abverlangte. Die Bügelwäsche türmt sich seit Monaten, unsere Putzfee sorgt für saubere Bäder und Böden, die Restaurants der Umgebung lieferten oft genug das Abendessen. Dafür bedanke ich mich bei euch! Ihr wart toll!

Einen Dank auch an meine lieben Freundinnen vom „Mütterstammtisch". Sie brachen zu unserem traditionellen Jahresausflug auf – ohne mich, denn „Otto" ließ keine Auszeit zu. Lediglich an den abendlichen Walking-Runden mit Dackeldame Hedi wurde nicht gespart, denn Bewegung ist das „A und O", wie ich von Barbara lernte.

Aber jetzt ist es geschafft: Otto ist fertig! Ein Diabetes-Roman der besonderen Art. Mit viel Spaß und Verständnis geschrieben, so wie wir alle behandelt werden wollen – mit Respekt und ohne erhobenen Zeigefinger.

Großer Dank gebührt vor allem den vielen Frauen, die mit ihrem Wissen und ihrer Tatkraft „Otto" zum Leben verhalfen: Allen voran Virpi Törmänen mit ihren einfühlsamen, liebevollen Illustrationen von „Otto" und seiner „Familie". Sie schuf eine Sympathiefigur, die nicht nur Barbara und mich auf Anhieb begeisterte, sondern auch jeden, dem wir sie zeigten.

Wichtig für uns war und ist Kristine Buckel, unsere Grafikerin. Sie hat uns durch die Höhen und Tiefen der Entstehung unseres Buches zuverlässig begleitet und war immer da, wenn es „brannte".

Ein lieber Dank geht auch an unsere Lektorin/Korrektorin Gisela Rohrbach aus Dietzenbach, vor allem für ihre schnelle Hilfe beim „Endspurt".

Was aber hätte ich in den letzten beiden Jahren ohne meine gute Freundin Ina Kronenberger gemacht oder ohne Dr. Ute Hempen vom Dr. Ute Hempen Verlag oder ohne die liebe Katja Hell-Berlin? Sie alle haben mir mit ihrem exzellenten Fachwissen aus vielen „germanistischen" wie auch „verlagstechnischen" Fragen herausgeholfen – prompt und ohne mit der Wimper zu zucken. Das war spitze! Ohne euch wäre vieles nicht so reibungslos gelaufen!

Ob Kunigunde Ludwig, Emma Herzog oder Harald Schneider – jede unserer Romanfiguren ist frei erfunden. Aber viele ihrer Gedanken und Geschichten basieren auf dem, was uns Menschen anvertraut haben. Menschen, wie meine liebe Schwester Waltraud Horne und die zahlreichen Patienten von Barbara Müller, die mir tief greifende Einblicke in ihr Leben als Typ-2-Diabetiker gewährt haben. DANKE für das große Vertrauen!

Zum Schluss möchte ich mich auch beim Diabetesteam von Dr. Zerth und Barbara Müller bedanken, die mir mit viel Geduld das Messen mit dem Blutzuckermessgerät beigebracht haben.

Liebe Barbara – wir haben unser Abenteuer geschafft: über 340 Seiten „Otto"! Juhu!

Isolde Weidlich-Schütz

Ein ganz besonderer Dank – an einen ganz besonderen Menschen

Wenn eine erfahrene Diabetesberaterin und eine ebenso erfahrene Texterin sich zusammentun, um gemeinsam einen Roman zu schreiben, dann ist das – für sich gesehen – erst einmal eine interessante, aber nicht unbedingt spektakuläre Angelegenheit. Vorausgesetzt, man wäre im Genre „Entwicklungsroman" geblieben.

Unser Ziel aber war ein anderes. Wir wollten nicht nur das Leben und die Leiden des Otto Kleinschmidt schildern, wir wollten gleichzeitig auch medizinisches Fachwissen rund um das Thema Diabetes veröffentlichen – zwar einfach und einprägsam erklärt nach der Methode Barbara Müller, aber auf jeden Fall medizinisch korrekt.

Dass uns dieser Spagat zwischen „einfacher Erklärung" und „komplexen medizinischen Sachverhalten" so relativ mühelos gelungen ist, dafür danken wir einem ganz besonderen Menschen: Professor Dr. Rüdiger Landgraf.

Professor Landgraf ist einer der führenden Diabetologen in Deutschland. Im April 2012 wurde ihm für seine Verdienste das Bundesverdienstkreuz am Bande verliehen.

In selbstloser Weise und mit ganz viel Geduld hat Professor Landgraf unser Buch über zwei Jahre lang wissenschaftlich begleitet und zu dem gemacht, was es ist: ein Diabetes-Roman mit fundierten Sacherklärungen.

Wir sind ihm zu tiefem Dank verpflichtet!

Barbara Müller und Isolde Weidlich-Schütz

I. Beim Hausarzt

- *Schlafapnoe*
- *Diabetes und der kleine Mann*
- *Versteckte Anzeichen für Diabetes*
- *Diabetes in Deutschland*
- *Ottos Familie*

Ein Tag wie jeder andere

„Hallo! Otto, wach auf …, Otto, wach jetzt endlich auf!" Anneliese stupst ihren Mann nun doch in die Seite. Da hilft gar nichts. Fürchterlich, dass der aber auch immer so schnarchen muss. Und seit ein paar Monaten japst er dabei auch noch so nach Luft, man könnte meinen, er erstickt gleich. „Otto, jetzt reicht es mir aber – morgen gehst du zum Arzt, und zwar ohne Wenn und Aber. Das hält man ja nicht länger aus. Ich konnte noch nie gut schlafen, weil du so schnarchst, aber das jetzt, das Japsen nach Luft, das macht mich völlig fertig."

Morgens um 8:00 Uhr, gleich nach dem Frühstück, ruft Anneliese Kleinschmidt bei ihrem Hausarzt Dr. Winter an, zumal sie gerade neulich erst beim Frisör in einer Frauenzeitschrift gelesen hatte, dass es so was wie Schlafapnoe gibt, und dass das so gefährlich sein kann. Dr. Hans Winter ist praktischer Arzt, ein sogenannter Doktor mit Leib und Seele, der die Familie Kleinschmidt schon seit 26 Jahren betreut. Seine Praxis befindet sich im gleichen Ort und liegt nur zwei

Straßen vom Haus der Kleinschmidts entfernt. Mit Frau Weigel, der Arzthelferin und guten Seele der Praxis, vereinbart sie einen Termin für den kommenden Donnerstag, gleich frühmorgens, und er soll nüchtern kommen. Otto Kleinschmidt, ihrem Mann, passt das natürlich überhaupt nicht. Als Bauunternehmer hat er nie Zeit, und dann die Warterei in der Praxis. Aber er kennt ja Frau Weigel ganz gut, im Sommer hat er ihr Sand angeliefert für die Hofeinfahrt. Die macht das schon, dass es schnell geht. Aber wer weiß, wen er im Wartezimmer wieder trifft? Hoffentlich nicht die Klara, seine Schulkameradin, eine Witwe, die nicht ausgelastet ist. Sie und die Frau Pfarrer, das sind Dauergäste bei Dr. Winter, eingebildete Kranke, die sich dort nur aus Langeweile treffen. Der arme Doktor, was der sich alles so anhören muss.

Was ist Schlafapnoe?

Bei Typ-2-Diabetikern ist neben Adipositas, Fettstoffwechselstörungen und dem arteriellen Hypertonus die obstruktive Schlafapnoe (OSA) eine sehr häufige zusätzliche Krankheit.

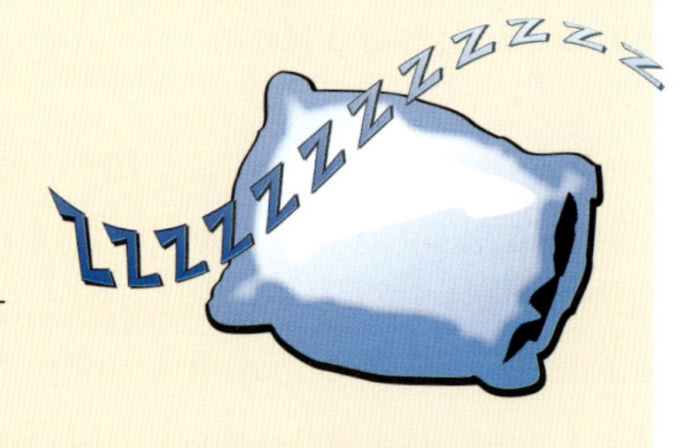

Die obstruktive Schlafapnoe ist durch wiederholte nächtliche Apnoen, Aufwachreaktionen und apnoesynchrone Anstiege der Herzfrequenz und des arteriellen Blutdrucks gekennzeichnet. Typisch ist heftiges Schnarchen, abgelöst von Atemaussetzern.

Diesen Atemstillstand nennt man Apnoe, was im Deutschen „Apnö" ausgesprochen wird. Sie führt zu einer verringerten Sauerstoffversorgung wichtiger Organe wie Gehirn und Herz. Die Folgen sind wenig erholsamer Schlaf, morgendliche Abgeschlagenheit mit typischer Tagesmüdigkeit bis hin zum gefürchteten Sekundenschlaf – zum Teil ohne Vorwarnung mitten in Gesprächen oder beim Autofahren. Zusätzlich kann es zur Verschlechterung des diabetischen Stoffwechsels und zu Herzrhythmusstörungen kommen. Das Schlafapnoe-Syndrom zählt zu den medizinisch bedeutsamen Schlafstörungen.

Otto selbst geht so gut wie nie zum Arzt. Er ist jetzt 69 Jahre alt und fühlt sich so fit wie noch nie. Na ja, nicht immer – aber das ist in seinem Alter wohl auch normal.

Seit circa elf Jahren muss Otto blutdrucksenkende Tabletten nehmen und dann noch so kleine Pillen für die hohe Harnsäure. Früher hatte er hin und wieder mal einen Gichtanfall gehabt. Das tat höllisch weh. Sein großer Fußzeh war dick geschwollen und er konnte überhaupt nicht laufen. Aber Dr. Winter gab ihm dann immer Spritzen. Der Arzt meint zwar immer, dass das alles von den großen Fleischbergen kommt, die Otto isst. Aber was soll man machen?

Essen hält Leib und Seele zusammen

Seit 45 Jahren ist Otto Kleinschmidt nun selbstständiger Bauunternehmer. Letztens hatte er gerade Firmenjubiläum. Das war schon richtig toll, viele von seinen Kunden kamen, die Familie war da, die Nachbarn und natürlich auch der Bürgermeister. Otto ist stolz auf sich. Er hat sein Tiefbauunternehmen mit eigenen Händen aufgebaut. Das war schwere körperliche Arbeit. Früher hatte man ja nicht so viel Geld, da musste er selbst mit ran. Auch war es nicht immer einfach, wenn seine Auftraggeber ihre Rechnungen nicht rechtzeitig bezahlten. Löhne für neun Mitarbeiter, die Steuern für das Finanzamt, Schlechtwetterzeit ... das alles drückte schwer, aber irgendwie gelang es ihm immer, klarzukommen. Seit 20 Jahren steht sein Unternehmen solide da – und da kann man sich doch hin und wieder was gönnen, oder?

Hobbys sind nicht so sein Ding. Das Einzige, was ihn wirklich interessiert, ist seine Firma. Und der neue Bagger, den er kaufen will. Das ist sein größter Wunsch. Ansonsten macht er seit 25 Jahren regelmäßig Urlaub im Schwarzwald. Er fährt dort immer mit seinem Mercedes hin, bleibt immer 14 Tage, immer im August und immer in der gleichen Pension. Dort ist er gut bekannt und hat sogar eine goldene Ehrennadel überreicht bekommen. Wenn er im Schwarzwald ist, isst er nur im Wirtshaus „Zum Goldenen Hirschen“, da gibt es gute Hausmannskost. Bloß nichts ändern, ist seine Devise.

Überhaupt, Fleisch braucht der Mann, sonst gibt es keine Kraft und keinen Saft. Anneliese hat zwar versucht, fettreduziert zu kochen: Pute statt Schweinefleisch. Aber Otto schmeckt das trockene Zeug nicht. Anneliese hat halt Angst um ihren Mann – seine Mutter ist schließlich an einem Schlaganfall gestorben und da muss man aufpassen. Deshalb legt sie ihm zu seinen roten kleinen blutdrucksenkenden Tabletten und den weißen länglichen Gichtpillen noch zusätzlich Knoblauchkapseln auf seine Kaffeeuntertasse. Die sollen doch so gut gegen Fett sein. Anneliese wacht mit Adleraugen darüber, dass er das ganze Zeug auch morgens immer schön schluckt. Da kennt sie kein Pardon!

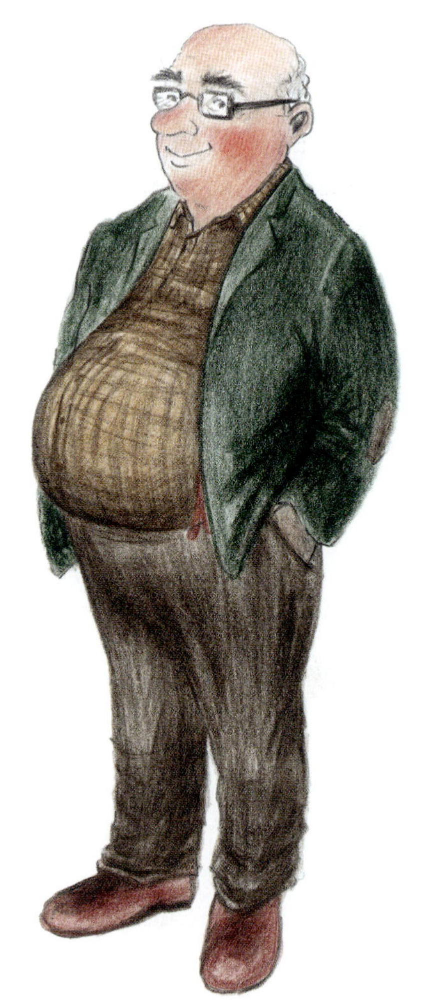

Steckbrief	
Alter:	69 Jahre
Gewicht:	122 kg
Größe:	172 cm
Body-Mass-Index:	41 kg/m^2
Blutdruck:	210/130 mmHg
Körperform:	pyramidenförmig mit Hähnchenbeinen (d. h. viel Bauchfett mit dürren Beinen)
Beruf:	Bauunternehmer
Familienstand:	verheiratet, 3 Kinder
Lieblingsessen:	Sauerbraten & Knödel
Alkohol:	trinkt gerne Bier
Rauchen:	hat vor 10 Jahren aufgehört
Spontaner Blutzuckerwert:	494 mg/dl (27,4 mmol/l)
HbA_{1c}:	13,9 % (128 mmol/mol)
Hobby:	fährt gerne Bagger

Otto ist das zwar nicht recht, aber was macht man nicht alles, um seine Ruhe zu haben. Außerdem – so einen Gichtanfall, den braucht er nicht wieder. Wenn er an die Spritzen von Dr. Winter denkt, wird ihm ganz mulmig … Aber was soll es, er braucht sich doch keine Sorgen zu machen, es geht ihm gesundheitlich prima. Er kann nicht klagen, und was sind schon ein paar kleine Wehwehchen?

Seit ein paar Monaten ist er zwar oft müde, aber er ist ja auch schon 69 Jahre alt und arbeitet immer noch. Da darf man abends vor dem Fernseher schon mal einschlafen. Und dann muss er nachts jetzt immer so zwei- bis dreimal auf die Toilette, kein Wunder, dass er tagsüber manchmal auch so müde ist. Oft schläft er nach dem Mittagessen kurz ein. Vielleicht ist das ja alles die Prostata!!! Aber über so etwas spricht man doch nicht – und wenn, dann nur mit einem guten Kumpel. Beim Stammtisch war letztens auch die Rede davon … na ja, auch andere Männer haben Probleme mit ihrem kleinen Mann. Edgar, sein Freund, das ist der Zimmermann im Ort, hat zum Beispiel leichte, aber nur ganz leichte Potenzprobleme – wegen dem vielen Stress, sagt er. Aber der Edgar, der ist clever. Der weiß Bescheid und stöbert sogar im Internet herum.

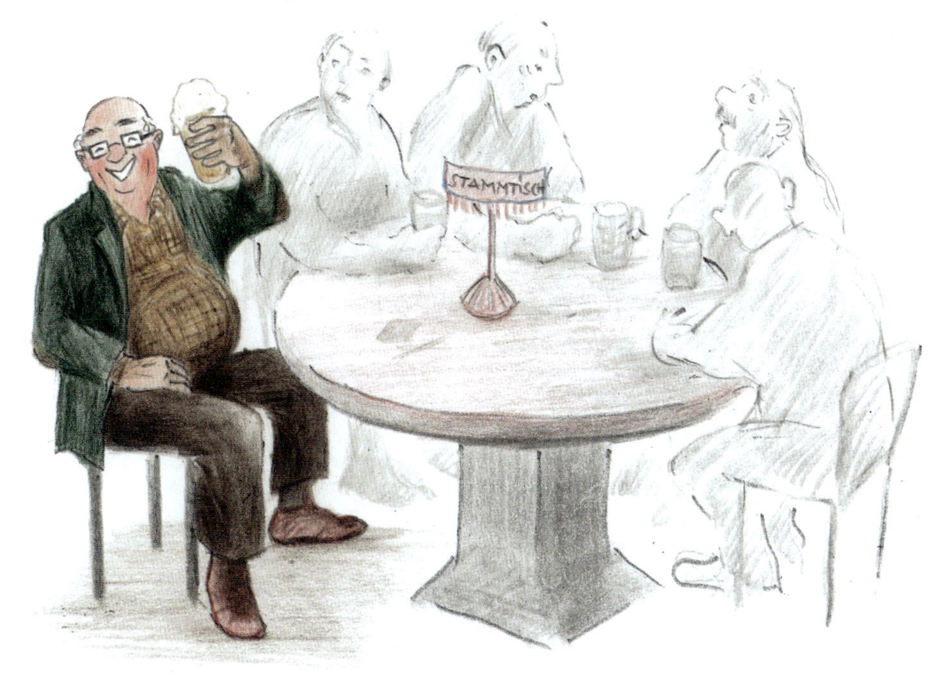

Beim letzten Stammtisch hat er Otto erzählt, dass es, als „Starthilfe“ sozusagen, nicht nur die bekannten blauen Pillen gäbe, sondern jetzt sogar ganz neu „die Pille für den Mann“. Man nimmt sie täglich ein und dann sei man als Mann allzeit bereit. Und das Liebesleben sei wie früher, ganz spontan, ohne dass man es – wie mit den blauen Pillen – im Voraus planen müsse. Edgar ist richtig euphorisch und strahlt über das ganze Gesicht: „Mensch, Otto, das müssen wir unbedingt ausprobieren! Lass uns doch mit dem Doktor sprechen. Der schreibt uns bestimmt ein Rezept aus. Das ist auf jeden Fall sicherer als das Zeug aus dem Internet. Da weiß man doch nie genau, was in den Tabletten steckt und wo es herkommt.“

Da Otto sowieso nicht viel vom Internet hält, findet er die Idee mit dem Arzt tausend Mal besser. Na ja, es ist ihm schon peinlich, denn eigentlich redet man über so etwas nicht. Aber wenn er dann ein Rezept bekäme … – ein Privatrezept wäre auch o. k. Er würde es sich schon etwas kosten lassen, Geld hat er ja – aber wo soll er das Rezept einlösen?

Diabetes und der „kleine Mann“

Am Anfang sind es Müdigkeit oder Stress oder beides, oder schlechte Stimmung – die Gründe, warum „es“ nicht mehr so richtig klappt, werden zunächst herabgespielt, werden vorgeschoben, bevor die ersten Selbstzweifel auftreten. Was die wenigsten wissen: Die häufigste körperliche Ursache von Potenzproblemen sind Störungen des vegetativen Nervensystems und – jeder zweite Mann mit Diabetes entwickelt Erektionsstörungen. Aber auch hormonelle Störungen, Gefäßschäden, operative Eingriffe, Strahlentherapie, chronische Erkrankungen und Medikamente können mögliche Ursachen sein.

In dem Ort, in dem er wohnt, gibt es zwar eine Apotheke, aber jeder kennt ihn. Und der Apotheker Eberhard, das ist ein Kollege von ihm bei der Feuerwehr. Nein, das geht gar nicht. Mmh, mal überlegen, am besten wäre, wenn er gleich nach Frankfurt fahren würde. Das sind zwar ein paar Kilometer, aber dort trifft er bestimmt keinen Bekannten. Er könnte das ja mit einem Besuch bei seinem Steuerberater verbinden. Dann würde das nicht auffallen. Otto gefällt die Idee – ja, er findet immer für alles eine Lösung. Das war schon immer so. Man muss sich nur anstrengen und dann klappt alles. Wäre doch gelacht … Bei dem Gedanken fühlt er sich richtig gut. Ach, und das mit dem Termin bei Dr. Winter jetzt am Donnerstag, das wird schon gut gehen. Er ist ja immer noch ganz fit, das Einzige was schwieriger wird, ist der Einstieg in seinen heißgeliebten Bagger.

Aber der Tritt ist auch ziemlich hoch, manchmal denkt er, die machen das extra, die Bagger-Hersteller. Aber na ja, mit 69 Jahren darf einem das ein bisschen

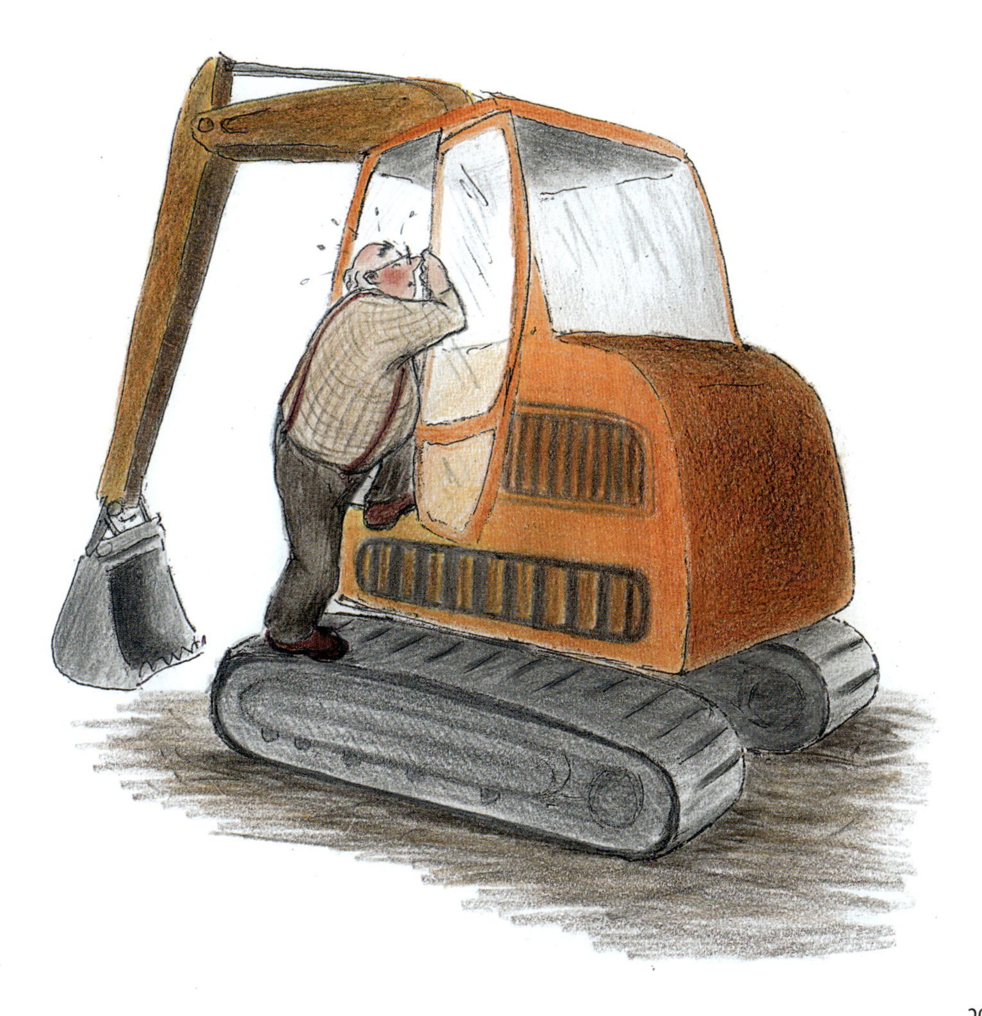

schwerfallen. Zumal, und da ist er wirklich ehrlich, sein Bauch schon ein bisschen dicker ist als früher. Seine Mitarbeiter lachen ab und zu, wenn sie ihn beim Einsteigen beobachten, und letztens hat doch einer wirklich gefragt, ob er eine Leiter bräuchte. Diese jungen Kerle, die sollen erst mal in sein Alter kommen … Na ja, eigentlich müsste er schon abnehmen, ein paar Pfunde weniger täten ihm bestimmt gut. Ab Montag isst er weniger!

Ein guter Vorsatz: Otto will abnehmen

Otto kennt das schon: Montagmorgens hat er noch viele Vorsätze. Unter der Woche steht er nach wie vor immer um fünf Uhr in der Früh auf. Anneliese macht ihm dann eine Tasse schwarzen Kaffee, dazu gibt es eine Scheibe Brot mit Hausmacher Wurst oder ab und zu mal einen kräftigen Camembert. Das braucht er als Grundlage, um gut in den Tag zu starten. Außerdem muss er morgens Tabletten nehmen, die Anneliese ihm hinlegt. Als er noch jünger war, gab es zum Abschluss immer noch ein Zigarettchen … aber das ist jetzt seit zehn Jahren vorbei, seitdem Dr. Winter ihm damals dringend geraten hat, mit dem Rauchen aufzuhören. Das ist schon gut so, man muss ja auf seine Gesundheit achten. Auch wenn er seitdem irgendwie mehr Hunger hat und auch von Jahr zu Jahr dicker geworden ist. So ist halt das Leben.

Aber wie gesagt, montagmorgens beim ersten Frühstück ist der Wille abzunehmen noch groß. Mutig lässt Otto die Butter unter der Wurst oder dem Käse weg und schneidet auch die Scheiben nicht so dick ab wie sonst … das ist doch ein Anfang, oder? In diesen Momenten ist Otto immer ganz stolz auf sich. Na klar wird er das mit dem Abnehmen packen. Er hat bisher in seinem Leben alles geschafft, was er sich vorgenommen hat.

Bestes Beispiel ist seine Firma. Die steht da wie eine Eins. Otto gerät kurz ins Träumen und ist richtig glücklich und motiviert. Ein paar Stunden später ist von der anfänglichen Euphorie nicht mehr ganz so viel da. Erstens hat er Hunger. Zweitens meldet sich sein innerer Schweinehund, als er sich mit seinen Arbeitern im Bauwagen zum zweiten Frühstück trifft: „Och Otto, lass mal gut sein, so ein Stückchen Leberkäse vom Metzger Weber ist doch nicht schlimm. Iss halt nur die Hälfte – so überhaupt nichts essen und nur Wasser trinken, da fällst du ja vom Fleisch. Nein Otto, das ist viel zu gefährlich und du musst ja auch arbeiten …"

Schwuppdiewupp, und schon ist es um Ottos Moral geschehen. Er greift herzhaft zu und so wird aus einem Stückchen Leberkäse eine dicke Scheibe, mindestens 250 g. Aber die war heute Morgen auch so besonders frisch und dann die Laugenbrezel vom Bäcker Franz, allein schon der Duft, ein Gedicht. Dazu eine Flasche kühles Bier – Ottos Welt ist wieder in Ordnung!

„Halt, stopp!" – denkt Otto. „Eins darf ich nicht vergessen: Am Donnerstagmorgen muss ich zu Dr. Winter in die Praxis, auch noch nüchtern, weil die dort Blut abnehmen wollen." Und das, wo er doch so schlechte Venen hat. Was für ein Schrott, aber hoffentlich gibt die Anneliese dann Ruhe. Nur weil sie beim Friseur so einen Artikel in einer Frauenzeitschrift gelesen hat. Schlafapnoe – das Wort kann man ja kaum aussprechen. Nein so etwas hat Otto nicht. Immer diese Frauen!!!

Was viel wichtiger ist: Am Mittwochabend, beim Stammtisch, muss er dran denken, nicht so viele Schnäpse zu trinken. Und wenn, dann nur klare Obstbrände, denn jeder weiß doch: Die sieht die Leber nicht, die laufen vorbei.

Und das mit dem Abnehmen … der liebe Gott hat die Welt auch nicht an einem Tag erschaffen. Morgen ist auch noch ein Tag …

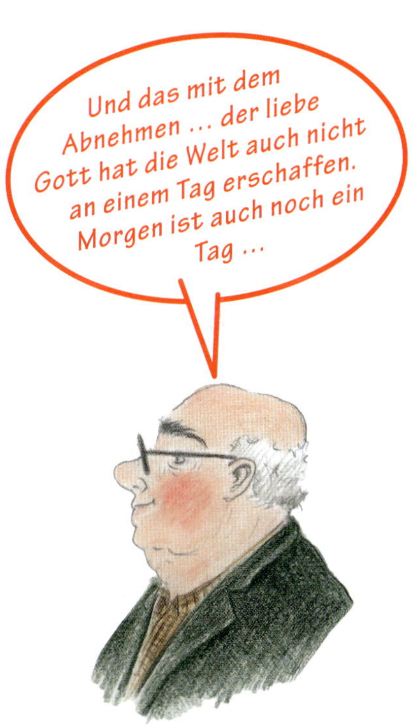

Bei Dr. Winter

Am Donnerstagmorgen ist Otto nicht so fröhlich wie sonst. Kein Kaffee, kein Frühstück – das ist nicht wirklich witzig, aber Otto beißt die Zähne zusammen. Was tut man nicht alles für seine häusliche Ruhe.

Kurz vor 8:00 Uhr erscheint er in der Hausarztpraxis von Dr. Winter. Dort sind alle schon voll am Werkeln, er muss auch nicht lange warten und ist froh, als Frau Weigel ihn ins Labor ruft. Sie hat ihm schon einmal Blut abgenommen und kann das ganz gut, wie ein Vampir, denkt Otto. Ein Lichtblick an diesem Morgen. Von ihrer neuen Kollegin, der mit der Brille, hört man dagegen, dass sie immer im Arm rumstochert. Davor haben sie ihn gestern Abend noch beim Stammtisch gewarnt. Nein, die würde er nicht an sich ranlassen, da passt er schon auf.

Otto ist zufrieden. Frau Weigel hat auf Anhieb seine Rollvene getroffen. Eine klasse Frau, denkt Otto, und so lieb, sie ist wirklich der Engel der Praxis. Nach dem Labor muss er sich für ein paar Minuten noch ins Wartezimmer setzen, das jetzt richtig voll ist. Um ihn herum niest und hustet es – Otto hat gehört, dass die Grippe im Anmarsch ist. Hoffentlich steckt ihn keiner an. Zum Glück ist er der Nächste, der zu Dr. Winter ins Sprechzimmer gerufen wird.

Die beiden kennen sich ja nun schon seit Jahrzehnten und normalerweise würden sie jetzt ein kleines Schwätzchen halten. Aber Dr. Winter hat keine Zeit, die Praxis ist voll und das schon seit Tagen. Otto schildert ihm kurz, dass er im Grunde nur wegen Anneliese hier sei und dass er keine Beschwerden habe außer den Schlafstörungen. Da Otto aber schon seit über einem Jahr nicht mehr selbst in der Praxis war – seine Tabletten hat ja immer die Anneliese für ihn geholt –, ordnet Dr. Winter eine große Gesundheitsuntersuchung mit Belastungs-EKG an. „Lieber Herr Kleinschmidt“, meint Dr. Winter, „wir müssen auch mal wieder nach dem Herz schauen.“

Draußen in der Anmeldung vereinbart Otto gleich einen Termin für Freitag, 12:00 Uhr. Das passt ihm schon viel besser. Da ist die Woche zu Ende und er hat mehr Ruhe. Aber Dr. Winter wird eh nichts finden. Wieso auch, er hat doch nichts.

Und das bisschen Schnarchen – sein Vater hat auch geschnarcht und ist daran nicht gestorben.

Otto läuft schnell nach Hause, zieht sich um und macht sich wieder auf die Baustelle. Die Jungs werden schon auf ihn warten – und dann muss er ja auch erst mal was frühstücken oder vielleicht gleich zu Mittag essen. Ihm läuft schon das Wasser im Mund zusammen, wenn er an die leckere Currywurst denkt, die er sich manchmal mittags an der Imbissbude holt. Sein Lkw kennt den Weg schon von alleine. Und dann zum Nachtisch noch ein Mandelhörnchen mit Schokoladenguss vom Bäcker Franz. Gekocht wird immer erst abends, das macht dann Anneliese.

Diagnose Diabetes

Klingeling, klingeling. Um 17:00 Uhr am Donnerstagnachmittag klingelt Ottos Handy. Er ist gerade auf der Baustelle im Quellborn und steht mitten im Graben, wo er wegen eines Rohrbruchs das Wasser abpumpt. Otto ist froh über sein Handy. Damit ist er jederzeit und überall erreichbar. Das spart ihm jede Menge Fahrzeit. Im Display erkennt er die Nummer von Dr. Winter. Was die wohl wollen, denkt er, vielleicht klappt ja der Termin morgen nicht? Es ist Frau Weigel, die Arzthelferin. Sie ist ganz nervös. Otto möge bitte sofort in die Praxis kommen, seine Blutzuckerwerte seien so hoch.

In der Hausarztpraxis ist Frau Weigel ganz aufgeregt. Sie ist froh, dass Otto so schnell kommen konnte. Ein paar Minuten später geht sie ins Labor und bringt

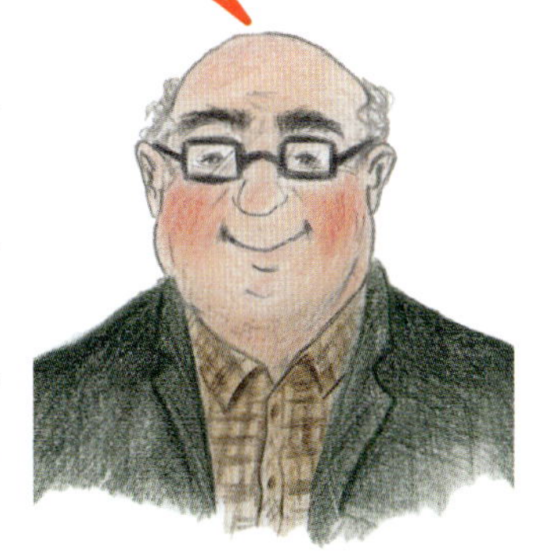

ein kleines Gerät mit. Das sei ein Zuckermessgerät, sagt sie. Otto muss seine Hände waschen und dann seine linke Hand ausstrecken. Sie schaut sich jeden Finger einzeln an. „Es ist nicht so einfach bei Ihnen, Herr Kleinschmidt", meint sie, „Ihre Fingerspitzen haben alle Hornhaut drauf, vom vielen Arbeiten, nehm ich an. Ja, dann müssen wir die Seiten nehmen. Passen Sie auf, das kann ein bisschen wehtun, denn die Fingerspitzenseiten sind empfindlicher."

Sie probiert es erst am kleinen Finger, aber es kommt kein Blut. Dann nimmt sie sich den Ringfinger vor. Sie massiert ihn ein bisschen, reibt hin und her und wieder ein „Piks". Otto hält kurz die Luft an. Nur gut, dass das nicht jeden Tag gemacht wird. Zum Glück kommt ein Blutstropfen. Otto muss nun seinen Finger an das Blutzuckermessgerät halten. Er ist ganz fasziniert, weil das kleine Gerät seinen Blutstropfen automatisch einzieht. Was es heute so alles gibt …

Das Blutzuckermessgerät verfügt über eine Anzeige. „Dort wird gleich der aktuelle Blutzuckerwert erscheinen", meint Frau Weigel. Otto ist ein bisschen aufgeregt, er ist sich sicher, dass alles nur ein Irrtum ist. Na, was hat er gesagt – es erscheint gar kein Wert. Da hat er doch wieder mal Recht gehabt. Auf der Anzeige stehen lediglich drei Buchstaben „HHH".

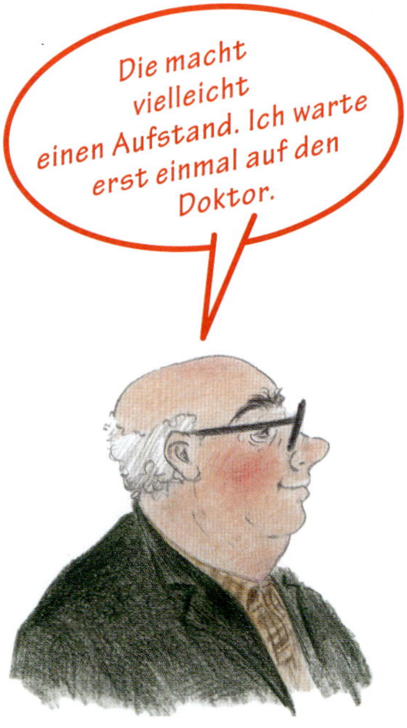

Frau Weigel wird ganz blass … aber als ihr dann ein langes „Oh" entschlüpft, ist sich Otto seiner Sache nicht mehr so ganz sicher. Er fragt, was das alles zu bedeuten habe. „Tja", sagt Frau Weigel, „Ihr Blutzuckerwert, Herr Kleinschmidt, ist leider so hoch, dass das Gerät ihn nicht mehr anzeigen kann. Bitte gehen Sie direkt ins Sprechzimmer – Dr. Winter wird gleich zu Ihnen kommen."

Als Dr. Winter kommt, misst er Ottos Blutdruck. Auch da sind die Werte ganz hoch:

210/130 mmHg. „Ist ja auch kein Wunder", denkt Otto, „bei dem Stress und der Aufregung." Nur gut, dass Dr. Winter so ein ruhiger Typ ist. Zum Glück hat er auch einen dicken Bauch und fängt nicht gleich an zu meckern. Von wegen Diät und so, wie Anneliese schon angedroht hatte.

Dr. Winter erklärt Otto, sein Blutzucker läge laut Laborblatt bei 494 mg/dl (27,4 mmol/l) und der HbA_{1c} – was immer das ist, denkt Otto – wäre bei 13,9 % (95,9 mmol/mol). Und das sei, so Dr. Winter, doch eine ernste Sache. Der Arzt runzelt die Stirn. Otto wird auf einmal ganz nervös. Er bekommt es mit der Angst zu tun. Vielleicht ist es ja doch was Schlimmes.

„Lieber Herr Kleinschmidt", Dr. Winter schaut Otto tief in die Augen. „Ehrlich gesagt: Am liebsten würde ich Sie in die Klinik einweisen!" Otto ist außer sich. Das kommt ja auf gar keinen Fall in die Tüte. Er und ins Krankenhaus. Nie und nimmer und schon mal gar nicht wegen so einer Lappalie. Er war bisher in seinem ganzen Leben nur einmal im Krankenhaus. Damals hatte eine Baggerschaufel im Straßengraben seine Hand eingeklemmt und auch nur, weil so eine Schlafmütze von Mitarbeiter nicht aufgepasst hatte. Er hatte Glück und alles konnte ambulant behandelt werden, abends durfte er schon wieder nach Hause. Seine Anneliese hatte ihn damals mit dem Auto im Krankenhaus abgeholt.

So was, wäre er doch bloß nicht zum Arzt gegangen! Das hat er nun davon, dass er auf die Anneliese gehört hat.

Otto ist ganz in Gedanken und hört nicht zu, was Dr. Winter noch alles zu ihm sagt.

Es ist wie ein fernes Meeresrauschen ... bis plötzlich ein Wort zu ihm vordringt. „Diabetes mellitus" habe er, sagt Dr. Winter.

Stopp, denkt Otto. Das hatte doch schon meine Mutter, die Lisbeth, und auch die Oma Gertrud ... das ist bestimmt vererbt. Was für ein Mist! Ein Sack Geld als Erbe wäre ihm lieber gewesen. Aber leider kann man es sich nicht immer aussuchen.

Dem Diabetes auf der Spur: das Frühwarnsystem unseres Körpers

Er macht es uns wahrlich nicht einfach, der Diabetes, der sich oft jahrelang erfolgreich in unserem Körper versteckt. Bis er sein wahres Gesicht zeigt und in den entsprechenden Labortests nachgewiesen werden kann, vergehen manchmal viele Jahre.

Aber es gibt versteckte Anzeichen für den Diabetes. Dazu zählen:

1. Genetische Vorbelastung: Das heißt, die Anlage zum Diabetes kann vererbt werden. Ottos Mutter und seine Oma zum Beispiel hatten beide Typ-2-Diabetes
2. Übergewicht/Adipositas
3. Zu viel Speck am und im Bauch/viszerale Adipositas: Ein guter Indikator ist der Taillenumfang
4. Bewegungsmangel
5. Müdigkeit
6. Harnwegsinfekte
7. Nagelpilz (weißlich-gelb verfärbte Nägel)
8. Hautpilz und Pilze im Genitalbereich
9. Hautjucken aufgrund zu trockener Haut
10. Antriebsarmut
11. Konzentrationsschwäche
12. Depressive Verstimmungen
13. Gestörte Sexualität
14. Sehstörungen

Symptome des Typ-2-Diabetes

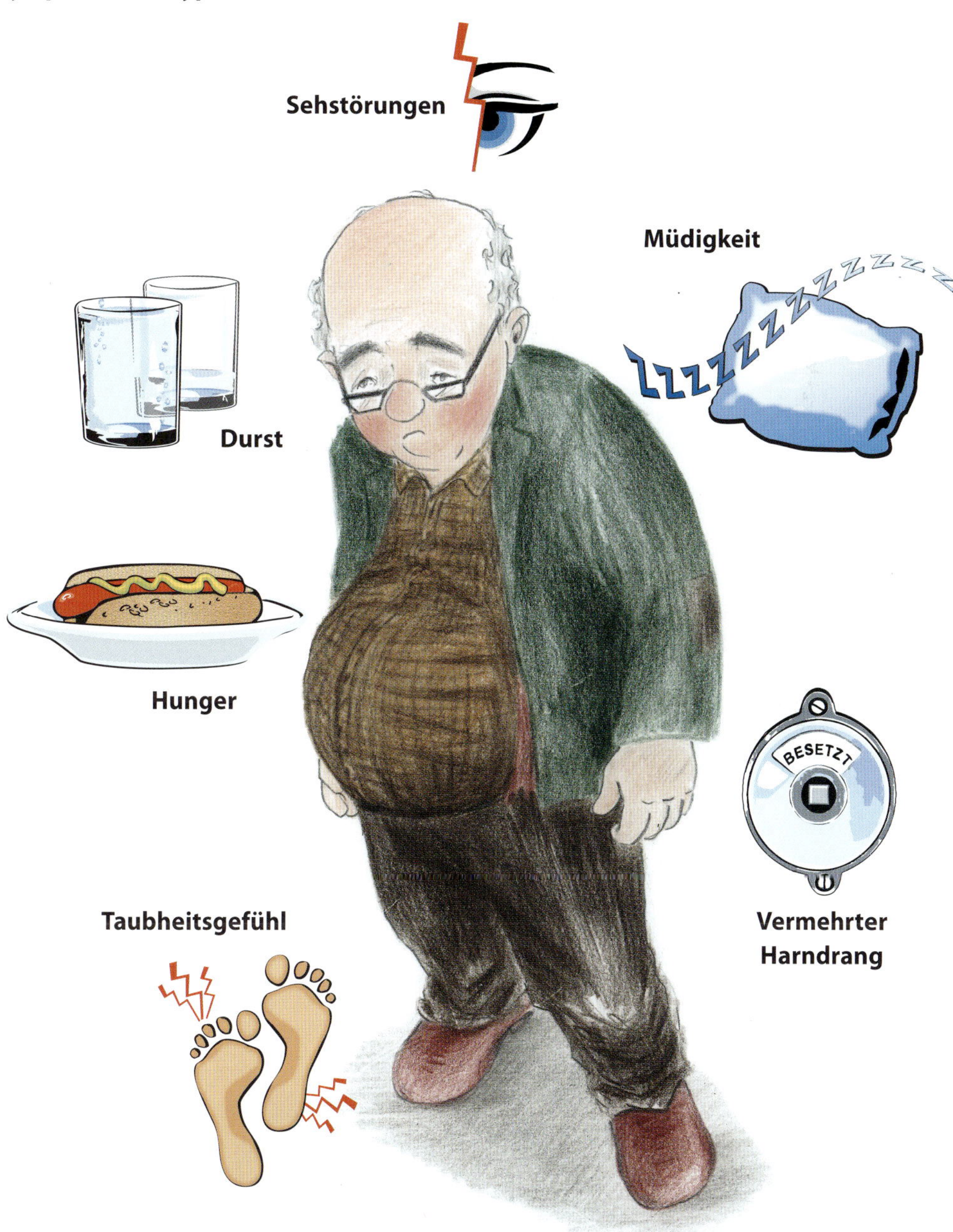

Nur ein bisschen Alterszucker?

Dr. Winter spricht weiter … es fallen Begriffe wie „Lebensweise“, „Übergewicht“ und „chronische Erkrankung“. Otto versteht die Welt nicht mehr. Er ist doch den ganzen Tag am Schaffen, da muss man doch auch was Gescheites essen … na ja, es wird eben das Alter sein. Viele haben ja ein bisschen Alterszucker. Der Paul von der Feuerwehr und auch sein Freund Edgar haben davon am Stammtisch erzählt. Aber dafür gibt es doch so kleine Pillen. Dann muss er eben morgens noch eine mehr nehmen. Otto beruhigt sich. Das wird schon wieder. Seine Anneliese wird dafür sorgen, dass er sie regelmäßig einnimmt. Auf Anneliese ist wirklich Verlass, das gute Stück.

Als der Arzt fertig ist, fragt Otto ihn nach den Zuckertabletten. Die könne er doch bestimmt einnehmen und dann sei alles wieder o. k. Dr. Winter schaut ihn ernst an und schüttelt bedächtig den Kopf. So einfach geht das bei ihm nicht. Seine Werte seien so schlecht, dass er am Anfang bestimmt Insulin braucht.

Wie soll ich das der Anneliese beibringen? Die kocht dann gleich Diätessen … Dabei ist das nur ein bisschen Alterszucker. Und außerdem liegt das bei uns in der Familie. Ich kann doch nichts dafür …

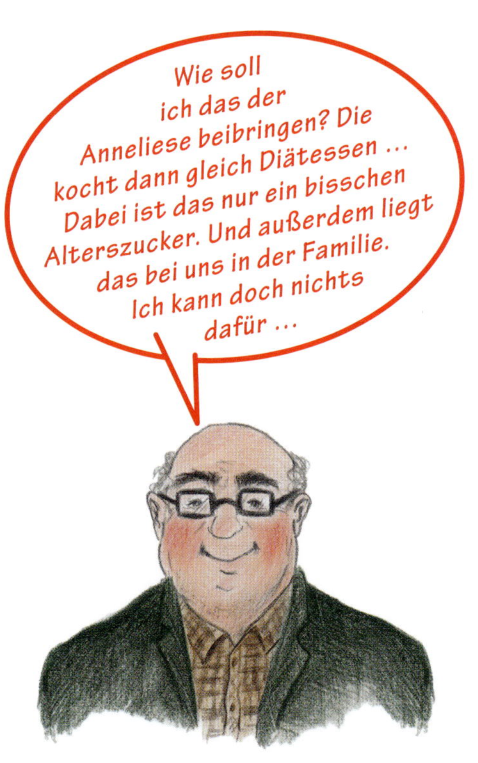

„Was, ich Insulin? Das kommt überhaupt nicht infrage. Oma Gertrud hat Insulin bekommen, weil sie so schwer Zucker hatte. Jedesmal, wenn sie sich spritzen musste, hat sie fürchterlich gejammert wegen der großen, langen Nadeln. Nein, das geht auf keinen Fall.“ Otto ist ganz aufgebracht. „Dr. Winter, wir kennen uns doch. Sie sind doch seit Jahren unser Hausarzt, und Sie haben mir immer gute Tabletten gegeben. Das geht doch nicht: Insulin, nein!“

Dr. Winter versucht Otto zu beruhigen. „Herr Kleinschmidt, heute funktioniert das doch alles ganz anders, viel moderner und sicherer. Sie werden schon sehen – und in der Diabetesklinik wird Ihnen alles gezeigt werden. Die sind darauf spezialisiert."

Otto rutscht auf seinem Stuhl hin und her. „Herr Dr. Winter, Sie glauben doch nicht ernsthaft, dass ich zu einem anderen Arzt gehe und schon gar nicht in eine Klinik. Ich muss mich um die Firma kümmern."

Dr. Winter wird ganz streng. Er erklärt Otto, dass er keine Wahl habe: Er muss unbedingt zu einem Diabetologen. Als Hausarzt kann er bei diesen schlechten Werten nicht mehr die Verantwortung übernehmen und es gibt nur zwei Möglichkeiten: Entweder Otto geht in eine Klinik für Diabetes oder in eine spezielle Schwerpunktpraxis. So funktioniert das hier in Deutschland. Punkt! Und das sei auch gut so. Weil die Spezialisten einfach die neuesten Methoden kennen und ihn richtig einstellen würden. Außerdem lernt er dort alles über den Diabetes (theoretisch und praktisch) und macht eine Schulung. Damit er weiß, wie er mit seiner Erkrankung umgehen soll.

Gut versorgt – Diabetes in Deutschland

Um Menschen mit Diabetes in Deutschland optimal zu versorgen, haben Krankenkassen, Ärzte, der gemeinsame Bundesausschuss und das Bundesgesundheitsministerium zusammen ein strukturiertes Behandlungsprogramm (= Disease-Management-Programm [DMP]) auch für Menschen mit Typ-2-Diabetes erarbeitet und 2002 eingeführt. Entscheidend für eine erfolgreiche Betreuung von Patienten mit Diabetes ist dabei die gute, engmaschige Zusammenarbeit der verschiedenen Versorgungsebenen.

Versorgungsebene 1:
Die diabetesversierten Hausarztpraxen in Deutschland haben eine wichtige Funktion. Als erste Versorgungsebene sind sie für die Früherkennung und dauerhafte Betreuung von Diabetikern zuständig und koordinieren die meist komplexe Behandlung des Diabetes und seiner möglichen Komplikationen. Teilweise führen sie auch Grundschulungen für Diabetiker durch.

Versorgungsebene 2:
Eine darüber hinausgehende notwendige diabetologisch qualifizierte ambulante Behandlung erfolgt in der diabetologischen Schwerpunktpraxis. Dort finden intensive Schulungen (Gruppen- und Einzelschulungen, problemorientierte Schulungen für Diabetes und Bluthochdruck) ebenso statt wie Einstellungen mit Insulin, Management von Folgeerkrankungen und Problemen (z. B. Nichterkennung von Unterzuckerungen). Die diabetologischen Schwerpunktpraxen sind auch zuständig für die Betreuung von Schwangeren mit Diabetes.

Versorgungsebene 3:
Falls bei Patienten die ambulanten Therapieversuche ausgeschöpft sind (medizinische und/oder psychosoziale Probleme), kann es notwendig und sinnvoll sein, den Patienten mit Diabetes in speziellen Diabeteskliniken stationär zu betreuen. Das kann bei Stoffwechselentgleisungen ebenso der Fall sein wie bei komplexen Begleit- und Folgeerkrankungen (z. B. diabetisches Fußsyndrom, fortschreitende Nierenerkrankung, Herzkomplikationen).

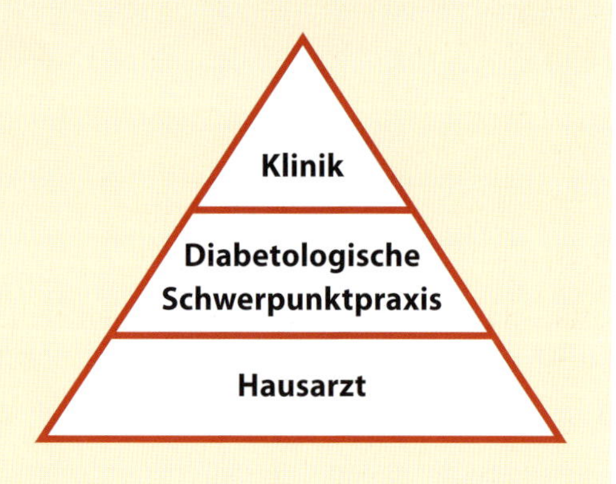

Noch mal in die Schule?

Auch noch das, denkt Otto. Eine Schulung – und das, wo ich doch kein Schultyp bin. Otto hat keine guten Erinnerungen an die Schule. Sein Lehrer, der Herr Richter, war der letzte Hund. Er hat ihn immer schikaniert, weil er oft die Hausaufgaben nicht hatte. Nachsitzen musste er, während die anderen Fußball spielen konnten. Das hat ihm die Schule so richtig vermiest und deshalb verließ er sie bei der erstbesten Gelegenheit. Direkt nach der Volksschule ist er Bauarbeiter geworden und das war auch gut so.

Komisch, dass sein zweiter Sohn, der Heribert, so ganz anders ist. Der ging immer gern zur Schule. War so ein Fleißiger, wollte immer alles wissen und schrieb gerne Aufsätze. Nach mir, denkt Otto, ist der nicht geraten, das muss er von der Anneliese haben. Die war in der Schule immer gut. Hätte sogar aufs Gymnasium gehen können. Aber sie war halt ein Mädchen, und die heiraten doch eh. Da wollten ihre Eltern das Geld nicht ausgeben.

Nein, seine Kinder sollen es mal besser haben. Der Heribert hat heute einen super Bürojob. Er arbeitet bei der Bank in der Kreditabteilung und verdient gut Geld. Aber mehr ist mit ihm auch nicht los. Statt ihm samstags oder abends in der Firma mal zu helfen, läuft er lieber Marathon und isst immer nur Salat. Als ob er ein Hase wäre, immer nur auf der Flucht und auch so richtig dürr. Der Bub hat halt zwei linke Hände. Da ist sein Wolfgang schon anders. Das ist sein ältester Sohn, der ist mehr nach ihm geraten.

Wolfgang ist wie Otto Bauarbeiter und hat die Firma schon vor vier Jahren übernommen, an Ottos 65. Geburtstag. Er ist jetzt der Boss, obwohl – ganz unter uns – Otto immer noch das Sagen hat. Otto hat eben all die Kontakte, die man so braucht: zum Bürgermeister, zu den Stadtverordneten, dem Tiefbauamt, den Architekten und natürlich auch zur Feuerwehr. Ganz zu schweigen von Ottos Stammtisch – mit Beziehungen kommt man immer noch am weitesten. Aber das hat der Wolfgang noch nicht so richtig drauf. Das muss er noch lernen. Nun ja, dafür gibt es ja Otto. Aufträge reinholen, Geld verdienen, Bagger fahren – für

Otto ist das Leben in Ordnung. Außerdem hat er seine Anneliese, den Urlaub im Schwarzwald, seinen Mercedes. Was will der Mensch mehr?

Aber das jetzt mit dem Zucker, das stört ihn schon … zumal Dr. Winter auch was meinte von wegen „schwerer Stoffwechselentgleisung“. So etwas solle er nicht auf die leichte Schulter nehmen. Sein Blut sei wie Sirup, weil so viel Zucker im Blut ist, deshalb sei auch der Blutdruck so hoch.

Na, wenn er schon zu einem Spezialisten muss, denkt Otto, dann zu einem hier in der Nähe. Ja, eine diabetologische Schwerpunktpraxis wäre o. k.!

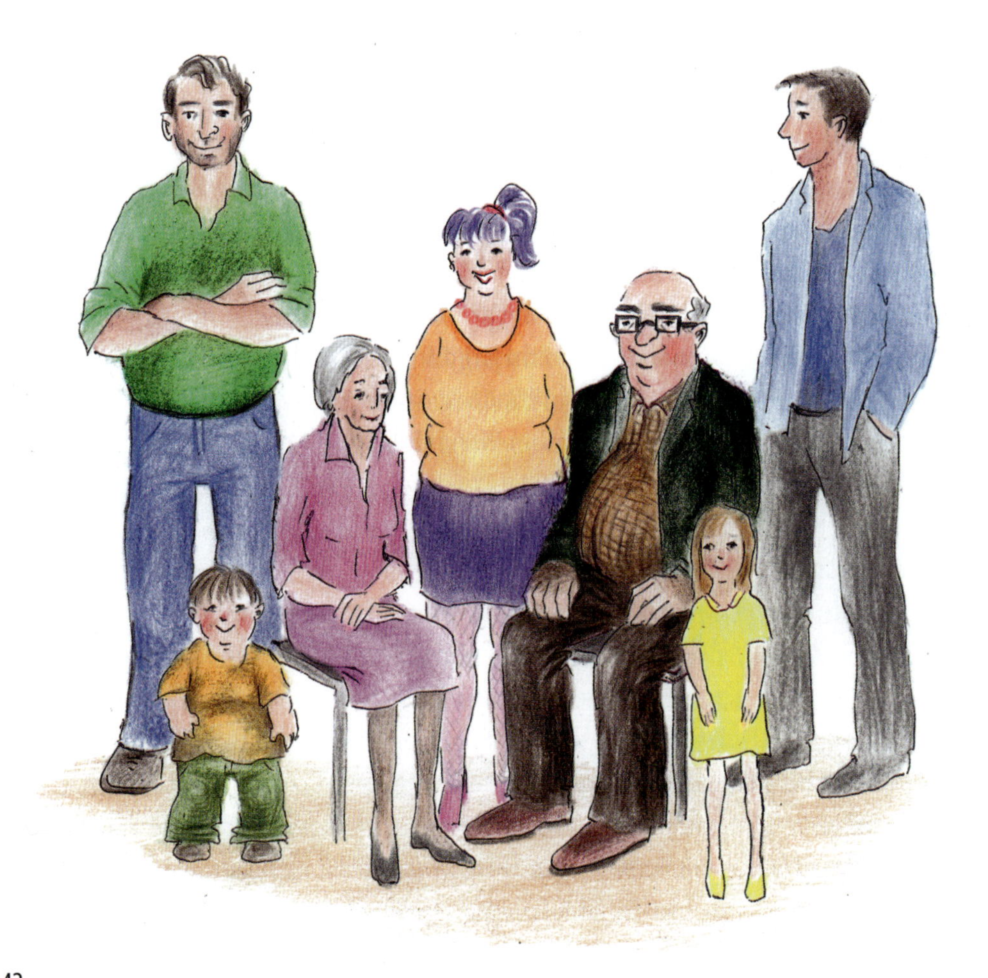

II. Otto beim Diabetologen

- *Eigenverantwortung Diabetes*
- *Anamnese*
- *Fett ist nicht gleich Fett (BMI)*
- *Blutzuckermessgerät*
- *Checkliste Blutzuckermessen*

Auf zum Spezialisten

Nach dem Gespräch mit Otto greift Dr. Winter gleich zum Telefon und ruft in der diabetologischen Schwerpunktpraxis an, die sich in der Kreisstadt befindet. Normalerweise hätte Otto ein paar Wochen warten müssen, denn die Praxis hat einen guten Ruf und ist deshalb oft auf Monate hinaus ausgebucht. Aber Dr. Winter kennt die Spezialisten dort persönlich und bei Ottos miserabler Stoffwechsellage findet sich zum Glück ein Termin für den kommenden Tag. Dr. Winter wie auch Frau Weigel sind dort seit Jahren immer mal wieder auf Weiterbildungen, die die Praxis speziell für zuweisende Hausärzte und ihre Arzthelferinnen anbietet. So bleiben sie auf dem neuesten Stand der Diabetestherapie und arbeiten vertrauensvoll zusammen.

Ottos Eintrittskarte in die diabetologische Schwerpunktpraxis

Das Disease Management Programm (DMP) ist ein strukturiertes Behandlungsprogramm für Diabetiker und dient zur Qualitätssicherung der Therapie. Die Patienten werden vom Hausarzt eingeschrieben. Es handelt sich sowohl für den Arzt als auch für den Patienten um eine freiwillige Teilnahme. In einigen Bundesländern, wie z. B. in Hessen, muss der Patient bereits vor seinem Besuch in der diabetologischen Schwerpunktpraxis vom Hausarzt für ein DMP angemeldet sein.

Otto, der wieder im Wartezimmer sitzt, wird von Frau Weigel ins Labor gerufen. Die Praxis ist wegen der beginnenden Grippewelle wieder unglaublich voll. Aber das ist kein Problem. Frau Weigel informiert Otto darüber, dass er Glück hat und schon morgen früh um 8:00 Uhr in die diabetologische Schwerpunktpraxis kommen kann.

Otto soll seine ganzen Unterlagen mitbringen, die sie jetzt noch fertigmacht: Überweisung, Befunde, Laborblatt – ach ja, und Ottos Medikamentenplan von zu Hause soll auch dabei sein.

Gut gerüstet

Was muss ich in die diabetologische Schwerpunktpraxis mitbringen?

1. Überweisung vom Hausarzt oder von einem Facharzt
2. Sämtliche Befunde
3. Laborblatt mit den aktuellen Blutwerten
4. Medikamentenplan von zu Hause oder die Medikamente selbst
5. Eigenes Blutzuckermessgerät (falls vorhanden)

Otto ist ganz still. Ihm ist mulmig zumute, aber er ist froh, dass er nicht in die Klinik muss. Das hat er schon mal geschafft! Na ja, und die Schwerpunktpraxis wird in Ordnung sein. Frau Weigel meint, die wären dort alle sehr nett und sehr kompetent. Da wäre er in den besten Händen …

Zu Hause angekommen, geht Otto als Erstes in die Küche und schaut, was es zum Abendessen gibt. Der Schreck sitzt ihm in den Knochen und ihm ist schon flau im Magen. Er will in Ruhe was Gutes essen. Anneliese hat Schweinebraten mit Semmelknödeln vorbereitet und zum Nachtisch gibt es Vanillepudding mit Erdbeersoße – nach dem Rezept von Oma Gertrud.

Während des Essens berichtet Otto von seinem Arztbesuch am Nachmittag. Dass die ihm einen Riesenschreck eingejagt haben und dass er morgen früh in die Kreisstadt fahren soll, zu den Spezialisten in der diabetologischen Schwerpunktpraxis. Anneliese ist ganz aufgeregt. Sie stellt eine Frage nach der anderen. Will alles ganz genau wissen: Was der Arzt zum Schnarchen gesagt hat, wie er sich ernähren soll und überhaupt …

Nach einer Weile ist Otto genervt. „Mensch, Anneliese, nun ist aber gut. Ich lass mir morgen ein paar Pillen verschreiben und von wegen Schulung. Alles Quatsch!“ Er liegt satt und gemütlich auf seinem Sofa und will nur noch seine Ruhe haben, wird aber gestört durch ständigen Harndrang.

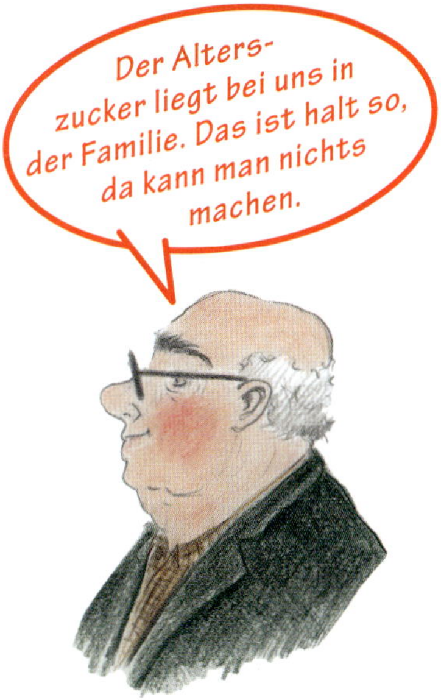

Am nächsten Morgen steht Otto wie gewohnt auf, zieht seine Arbeitskleidung an und fährt mit dem Lkw in die Kreisstadt. Von Fahrverbot bei dieser Stoffwechselentgleisung war keine Rede bei Dr. Winter!

In der Praxis wird es wohl nicht so lange dauern. Dann kann er anschließend eine Ladung Kies abholen. Die Firma muss ja weiterlaufen und – mal ehrlich – das geht vor!

Die diabetologische Schwerpunktpraxis liegt am Rande eines Gewerbegebietes, in der Nähe von zwei Supermärkten. Morgens ist da schon die Hölle los. Es dauert, bis Otto mit seinem Lkw einen Parkplatz findet. Er muss fast zehn Minuten laufen. Kein guter Start für ihn, und dann die vielen Treppen hoch zur Praxis. Otto ist völlig außer Atem. Wo ist bloß die Anmeldung? Ach ja, hier … – aber was ist das?

Als er die lange Warteschlange sieht, ist er geschockt. Mit so vielen Menschen hat er nicht gerechnet.

Nach zehn Minuten ist Otto an der Reihe. Es ging schneller als gedacht. Eine nette Arzthelferin fragt nach seinem Namen, will seine Versichertenkarte, die Überweisung, Befunde, das Laborblatt und den Medikamentenplan. Otto gibt ihr alles, was er mitgebracht hat. Aber, oh Schreck: Den Medikamentenplan für seine Tabletten hat er zu Hause vergessen. Das macht immer Anneliese. Er ist sauer – schließlich kann er sich nicht um alles kümmern.

Fragen über Fragen

Die nette Arzthelferin drückt ihm einen Fragebogen in die Hand und einen Stift dazu. Es sei ein Anamnesebogen für seine Krankheitsgeschichte, den er im Wartezimmer ausfüllen soll. Otto ist verwirrt. Die vielen Fremdworte. Kann man das nicht auch auf Deutsch sagen?

Jeder Körper hat seine eigene Geschichte

„Ei, rufen Sie doch bei meinem Hausarzt an, der kennt mich doch …" – das stimmt! Aber auch Ihr Diabetologe, bei dem Sie zum ersten Mal sind, möchte Sie gründlich kennenlernen und bittet Sie deshalb, einen Anamnesebogen = Aufnahmebogen auszufüllen.
Ein kleiner Tipp: Notieren Sie vor Ihrem ersten Besuch in der diabetologischen Schwerpunktpraxis zu Hause in aller Ruhe die wichtigsten Daten, wie u. a. Krankheiten, Allergien, Medikamente und Operationen – aber auch Ihre Nöte, Wünsche und Erfahrungen.
Am besten, Sie besorgen sich den Bogen schon vor dem Arztbesuch aus der Praxis.

Als Otto das Wartezimmer betritt, bleibt er kurz stehen. Auf den ersten Blick scheint es, als seien fast alle Stühle besetzt. Wo soll er sich nur hinsetzen? Dort hinten in der Ecke, Otto reckt seinen Hals ein bisschen, scheint noch ein Platz frei zu sein, neben der dünnen jungen Frau. Wieso die wohl hier ist, fragt er sich.

Während er zu dem freien Stuhl geht, mustert er die anderen Patienten. Auf den ersten Blick sieht er niemand Bekanntes. Otto ist erleichtert. Es braucht ja nicht jeder zu wissen, dass Otto Kleinschmidt Zucker hat, oder?

Auf der gegenüberliegenden Seite sitzen zwei ältere Frauen und reden über ihre hohen Zuckerwerte und wie viele Einheiten sie spritzen und über Basalinsulin und GLP-1. Lauter komische Worte – was die wohl damit meinen?

Otto setzt sich, nimmt den Anamnesebogen und den Stift, den man ihm am Empfang mitgegeben hat, und versucht sich zu konzentrieren.

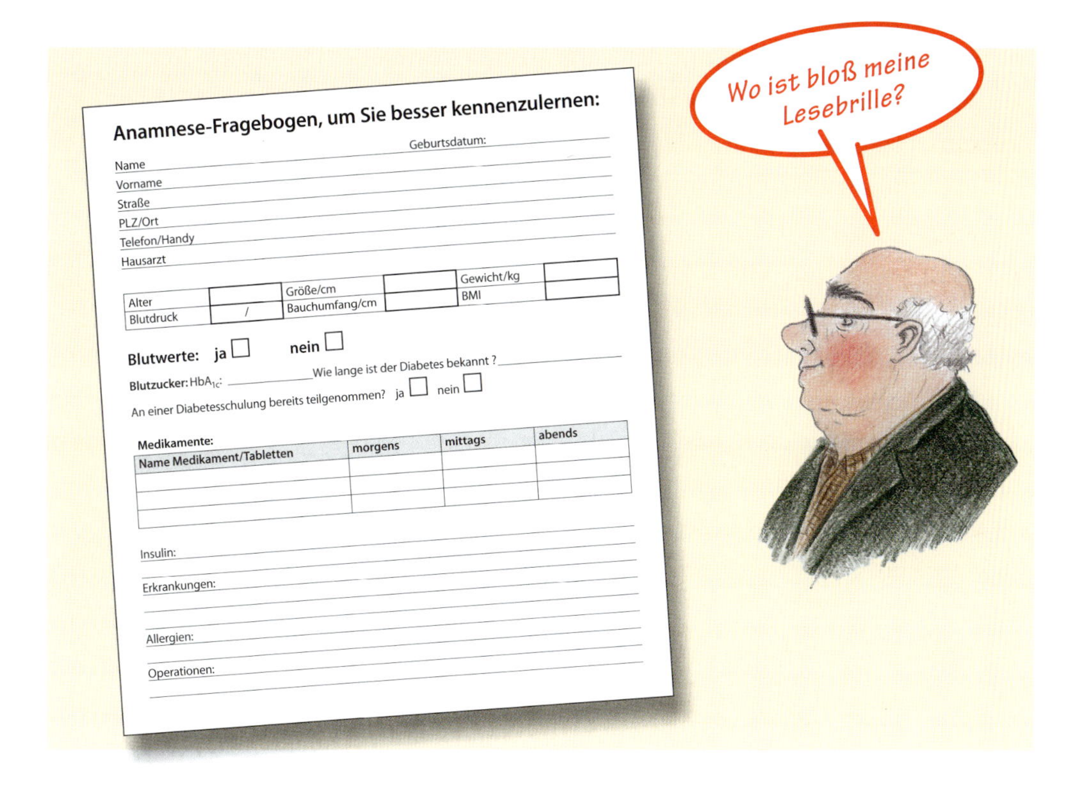

Anamnese-Fragebogen, um Sie besser kennenzulernen:

Name ______ Geburtsdatum: ______
Vorname ______
Straße ______
PLZ/Ort ______
Telefon/Handy ______
Hausarzt ______

Alter		Größe/cm		Gewicht/kg	
Blutdruck	/	Bauchumfang/cm		BMI	

Blutwerte: ja ☐ nein ☐

Blutzucker: HbA_{1c}: ______ Wie lange ist der Diabetes bekannt? ______

An einer Diabetesschulung bereits teilgenommen? ja ☐ nein ☐

Medikamente:

Name Medikament/Tabletten	morgens	mittags	abends

Insulin: ______
Erkrankungen: ______
Allergien: ______
Operationen: ______

Er durchsucht die Innenseiten seiner Jacke und zur Sicherheit auch seine Hosentaschen. Er findet keine Brille. Nein, denkt er, dieser Tag ist wirklich nicht mein Tag. Erst der Parkplatz, dann das jetzt.

Otto fragt sich, was heute wohl noch so alles auf ihn zukommt. Mal schauen, vielleicht kann er die Buchstaben auch so entziffern. Keine Chance. Dass man so abhängig sein kann, schrecklich. Nur gut, dass er seinen Bagger noch ohne Brille bedienen kann. Ja, wenn er jetzt bei seinem Hausarzt wäre, dann gäbe es das alles nicht, dann säße er jetzt nicht in der Bredouille. Dort kennt man ihn und da braucht er so einen komischen Fragebogen nicht auszufüllen.

Während Otto mit seinem Elend beschäftigt ist, wird er ins Labor gerufen. Jasmin Blume steht auf dem Namensschild der netten Arzthelferin, die auf ihn wartet. Sie hat ein ganz liebes Gesicht und Otto fasst schnell Vertrauen zu ihr. Er erzählt ihr von seinem Dilemma mit der vergessenen Lesebrille. Die Arzthelferin ist supernett. Sie bietet ihm direkt ihre Hilfe an. „Ach, Herr Kleinschmidt, das ist kein Problem. Das haben wir hier öfter. Wissen Sie was, wir füllen den Anamnesebogen jetzt zusammen aus." Otto atmet auf – diese Hürde hat er erst einmal genommen.

Fett ist nicht gleich Fett

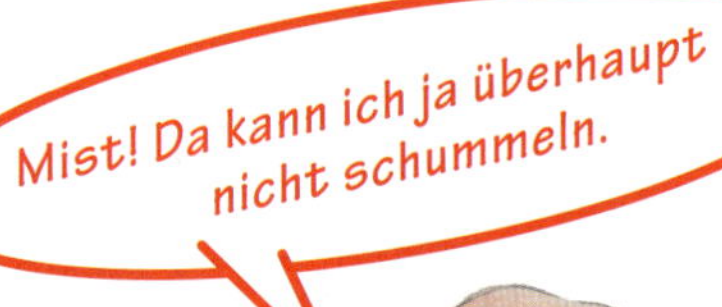

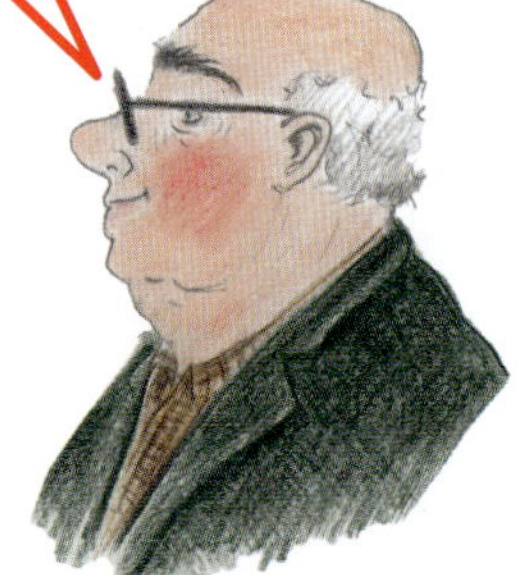

Doch schon die erste Frage, die Jasmin Blume stellt, ist ihm peinlich. „Wie viel wiegen Sie, Herr Kleinschmidt, und wie groß sind Sie?" Als Otto etwas zögert, meint sie, auch das wäre kein Problem. Sie würde ihn sowieso gleich wiegen und messen.

Otto hat sich seit Jahren nicht mehr gewogen. Anneliese hat zwar so eine moderne Waage im Bad stehen. Aber da macht er immer einen weiten Bogen drumherum. Er braucht doch so was nicht! Er merkt an seinem Hosengürtel, ob er zugenommen hat oder nicht. Dass er erst kürzlich zwei neue Löcher mit der Lochzange stanzen musste, das hat Otto total aus seinem Gedächtnis gestrichen. Was nicht sein darf, ist nicht. So macht man das!

Ottos Frankfurter Kranz

Im Laufe des Lebens muss der Körper immer wieder verschiedene Aufgaben bewältigen. Damit er das gut durchsteht, hat die Natur – anders als beim Auto, wo es nur einen Benzintank gibt – vorsorglich verschiedene Kraftstoffdepots angelegt, in die er zum Beispiel Fett einlagern kann: für Zeiten mit weniger Nahrung oder wenn ein besonderer Energiebedarf vorliegt.

Fett ist aber nicht gleich Fett – das haben Untersuchungen in den vergangenen Jahren gezeigt. So sind die Fettdepots von Frauen an den Hüften und Oberschenkeln bei Weitem nicht so gefährlich wie zum Beispiel Ottos Frankfurter Kranz, d. h. das Fettdepot am und im Bauchraum.

Dieses Fett befindet sich auch in den Organen wie der Leber und der Muskulatur, die langsam verfetten – mit schwerwiegenden Folgen. Eine Fettleber kann zur „Leberentzündung" führen und später sogar zur Leberzirrhose. Aber das ist noch nicht alles: Zusätzlich setzt der Körper aus dem Bauchfett ungünstige Hormone und Botenstoffe frei. Die Folgen sind schlechtes Ansprechen wichtiger Organe auf Insulin (Insulinresistenz), Typ-2-Diabetes, Arteriosklerose (Verkalkung der Adern) mit den möglichen Folgen von Herzinfarkt/Herzversagen, Schlaganfall oder/und der Schaufensterkrankheit, Bluthochdruck und vieles mehr.

Generell gelten folgende Werte als besonders gefährlich:

Bauchumfang:	Frauen ab 80 cm
	Männer ab 94 cm

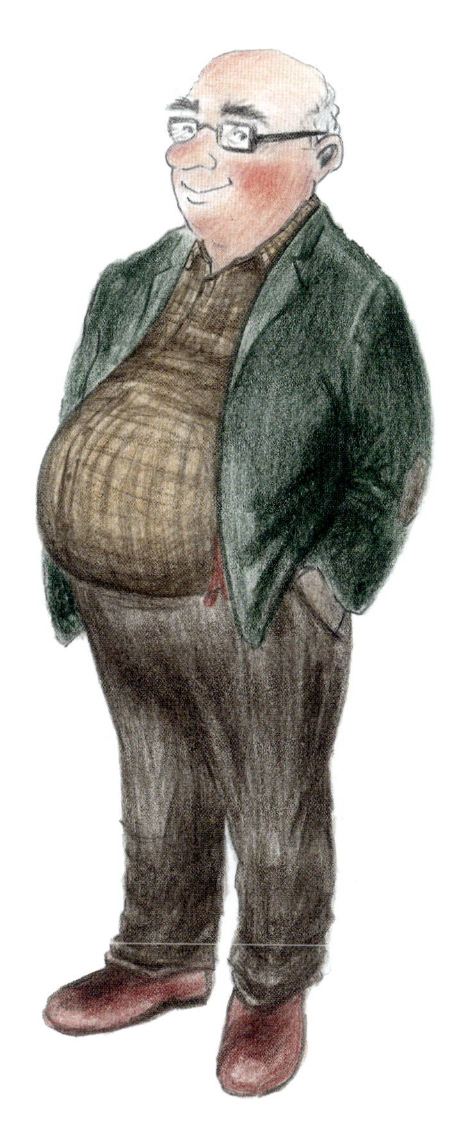

Das Ergebnis der Waage ist niederschmetternd. Otto wiegt sage und schreibe 122 kg und das bei einer Größe von 172 cm. „Ich bin einfach zu klein“, denkt Otto. Doch der größte Knaller erwartet ihn noch: Jasmin Blume will Ottos Bauch messen – und zwar ausgerechnet an der dicksten Stelle. Das sei wichtig, um zu wissen, wie viel Bauchfett er hat. Denn Fett ist nicht gleich Fett.

Jasmin gibt Otto ein Maßband in die linke Hand. Das muss er festhalten, während Jasmin das andere Ende in die Hand nimmt und einmal rund um ihn herum läuft. Otto fühlt sich wie ein Schweinchen, das auf die Schlachtbank geführt wird.

„Mmh“, meint Jasim, „Herr Kleinschmidt, Ihr Bauchumfang beträgt 136 cm. Gleich wissen wir auch Ihren BMI. Den muss ich jetzt nur noch ausrechnen.“ Otto will gar nicht wissen, was das alles ist …

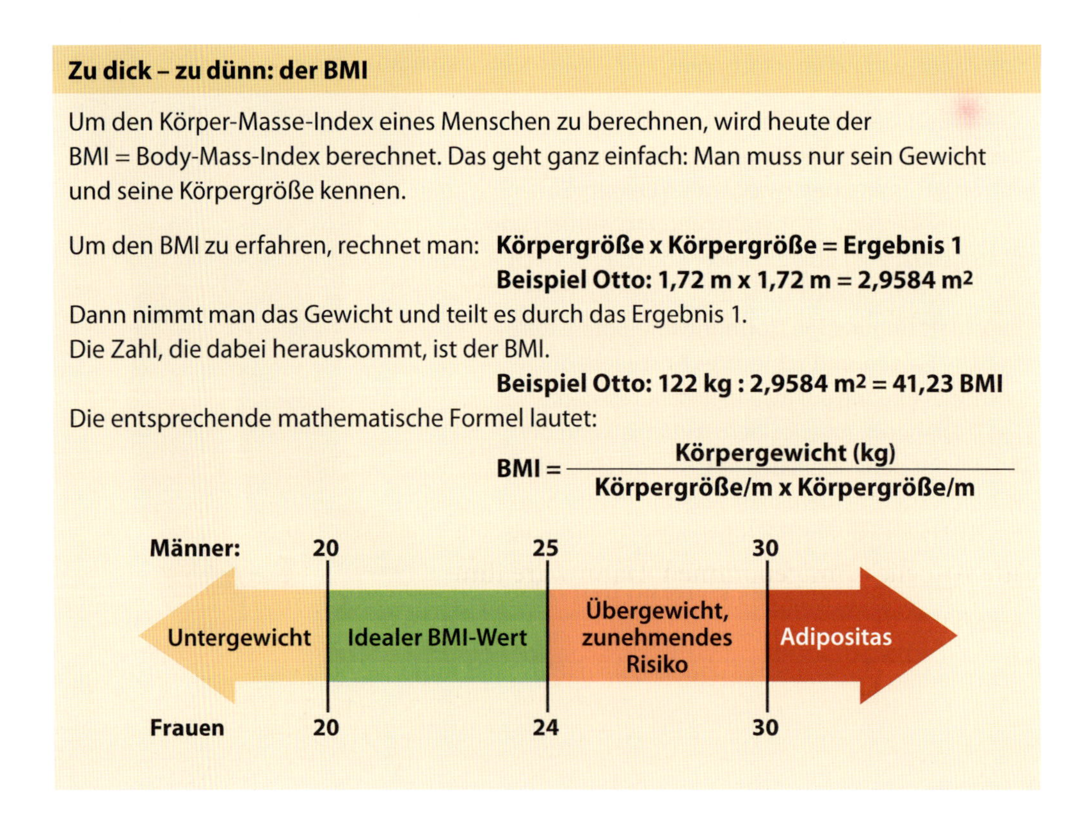

Zu dick – zu dünn: der BMI

Um den Körper-Masse-Index eines Menschen zu berechnen, wird heute der BMI = Body-Mass-Index berechnet. Das geht ganz einfach: Man muss nur sein Gewicht und seine Körpergröße kennen.

Um den BMI zu erfahren, rechnet man: **Körpergröße x Körpergröße = Ergebnis 1**

Beispiel Otto: 1,72 m x 1,72 m = 2,9584 m²

Dann nimmt man das Gewicht und teilt es durch das Ergebnis 1.
Die Zahl, die dabei herauskommt, ist der BMI.

Beispiel Otto: 122 kg : 2,9584 m² = 41,23 BMI

Die entsprechende mathematische Formel lautet:

$$\text{BMI} = \frac{\text{Körpergewicht (kg)}}{\text{Körpergröße/m x Körpergröße/m}}$$

Wie ein Schweizer Käse

Der Anamnesebogen ist zu Ottos Entsetzen aber noch lange nicht zu Ende ausgefüllt. Jasmin will noch mehr wissen: „Seit wann haben Sie Diabetes mellitus?" Als Otto die Stirn runzelt, erklärt sie ihm, dass dies das lateinische Wort für Zuckerkrankheit sei. Er antwortet. „Seit gestern." Jasmin notiert alles.

„Hat jemand in Ihrer Familie Diabetes?", will Jasmin als Nächstes wissen. „Ja", antwortet Otto, „meine Mutter Lisbeth und Oma Gertrud." Jasmin erklärt ihm, dass die Veranlagung zu Diabetes oft vererbt wird. Schöne Bescherung, denkt Otto zum wiederholten Mal.

Danach will Jasmin wissen, welche Operationen Otto bisher gehabt hat. „Keine" – Otto ist ganz stolz, „bei mir ist noch alles drin." Dann kommen Fragen zu Erkrankungen, die mit dem Diabetes häufig zusammenhängen können (wie Herz-, Gehirn-, Nieren-, Augen-, Nerven- und Fußprobleme), und zu den Medikamenten, die ein Patient nimmt. Gott sei Dank hat sie die peinliche Frage nach Sexualstörungen ausgelassen. Otto gerät ins Schwitzen. „Bluthochdruck und Gicht", das weiß er, doch die Namen seiner Medikamente kennt Otto nicht. Er weiß nur, dass er jeden Morgen kleine rote und weiße, längliche Pillen nehmen muss. Die legt ihm Anneliese immer hin. „Tja, Herr Kleinschmidt, leider kann unser Doktor damit nicht viel anfangen", meint Jasmin. Otto hat eine Idee …

Die sollen doch meine Anneliese anrufen. Sie weiß bestimmt die Namen meiner Medikamente.

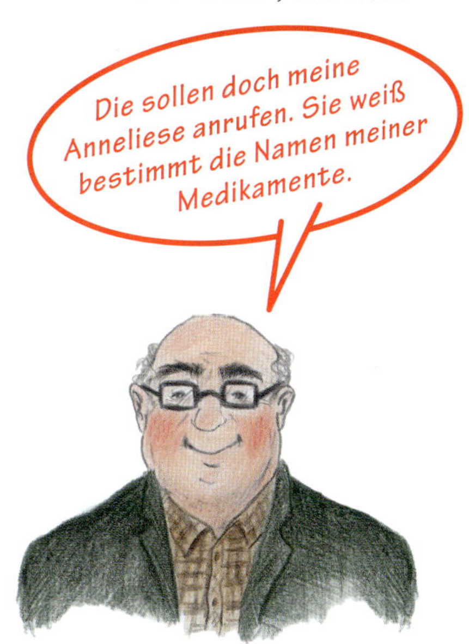

Otto seufzt, es wäre doch besser gewesen, er hätte Anneliese mitgenommen. Dann wäre ihm das alles nicht passiert. Er kann sich doch nicht auch noch um solche Kleinigkeiten kümmern. Schließlich ist er Unternehmer und hat eine Firma! Otto fängt an, sich zu ärgern. Er fühlt sich wie ein Schweizer Käse. Voller Löcher.

Zum Glück ist Jasmin Blume ein liebes Mädel. Sie ruft gleich zu Hause bei Otto an. Wie erwartet, kann seine Frau ihr die Namen der Medikamente nennen. Jasmin kennt das schon. Immer wieder erlebt sie, dass die Frauen über die Krankheiten ihrer Männer besser Bescheid wissen als diese.

Nun noch die letzte Frage: Ob er auch Tabletten für seinen Zucker einnimmt? „Nein", antwortet Otto, „deshalb bin ich doch hier bei Ihnen. Mein Hausarzt Dr. Winter meint, dass es bei meinen Werten besser wäre, wenn Sie sich direkt um mich kümmern." Jasmin nickt verständnisvoll.

Kleiner Helfer ganz groß: das Blutzuckermessgerät

Der Aufnahmebogen ist nun ausgefüllt, aber Otto muss immer noch im Labor bleiben. Weil er jetzt ein eigenes Blutzuckermessgerät bekommt. Schade, dass Anneliese nicht dabei ist, denkt er, die könnte das dann gleich mitlernen. Otto fragt: „Darf ich meine Frau anrufen? Sie kann bestimmt schnell herkommen. Das ist doch viel einfacher für alle."

Jasmin Blume schüttelt den Kopf: „Herr Kleinschmidt: Nicht Ihre Frau hat Zucker, sondern Sie. Es ist an der Zeit, dass Sie die Verantwortung für sich und Ihren Körper übernehmen. Sie müssen das ganz alleine können. Und das werden Sie auch schaffen, das verspreche ich Ihnen. Schauen Sie, Sie können ja auch einen Bagger fahren …" Jasmin redet Otto gut zu. Na ja, mit dem Bagger, da hat sie schon Recht. Na gut, mal schauen. Ich werde es versuchen.

Die Arzthelferin stellt mehrere Blutzuckermessgeräte vor Otto hin. Er soll sich eines davon aussuchen. Otto hat keine Ahnung: Da gibt es kleine und große, schwarze, blaue, platinfarbene und weiße. Otto zuckt mit den Schultern. Hätte das Fräulein ihn nach den neuesten Baggermodellen gefragt, da hätte er ihr schon gesagt, was gut ist, aber so …?

Jasmin Blume kennt das von den anderen Patienten. Sie nimmt sich Zeit, stellt Otto jedes Modell einzeln vor und erzählt ihm, was die Vor- und Nachteile sind. Denn es gibt kein Gerät, das für alle gleich gut ist. Jeder Patient ist anders.

Otto entscheidet sich letztendlich für ein schickes platinfarbenes Modell, das ein riesengroßes Display hat. Dort kann er die Zahlen ohne seine Lesebrille erkennen, und das ist viel wert. Außerdem haben seine kräftigen Finger Platz auf den Tasten. Das Blutzuckermessgerät ist richtig handlich, sodass er es locker mit allen fünf Fingern umfassen kann und es ohne Probleme in seine Hosentasche passt. Das probiert er gleich aus, denn das gute Stück soll ja mit auf die Baustelle.

Im nächsten Schritt zeigt Jasmin ihm anhand seines neuen Gerätes, wie das mit dem Blutzuckermessen funktioniert. Otto schaut neugierig zu. Bis dahin ist für ihn noch alles o. k. Dann aber wird es ernst. „So, Herr Kleinschmidt, und nun sind Sie dran", meint Jasmin. Otto soll seinen Blutzucker selbst messen.

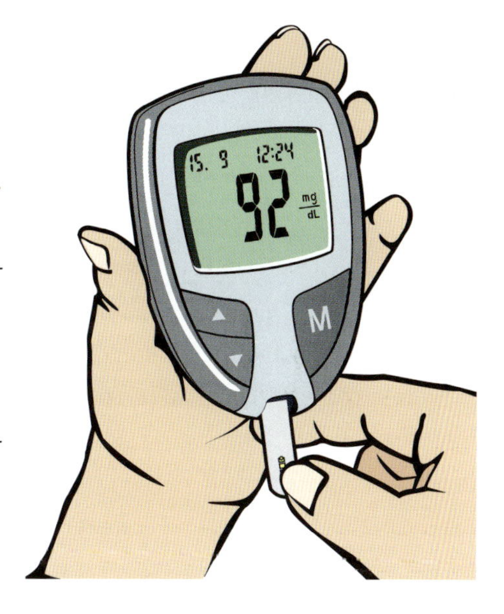

Otto gerät in Panik. Ihm bricht in dem kleinen Labor der Schweiß aus. „Also, ich weiß nicht, können wir das nicht verschieben? Ich kann das doch mit meiner Frau zu Hause machen. Oder ich komme jeden Tag bei Ihnen vorbei … ich wohne ja nicht so weit weg. Ich steche mich doch nicht selbst in den Finger, und dann auf der Baustelle, wie soll das funktionieren? Meine Hände sind oft schmutzig. Außerdem wissen Sie ja, dass ich schlechte Werte habe. Deshalb hat Dr. Winter mich doch zu Ihnen geschickt."

Otto versucht verzweifelt, um die Messaktion herumzukommen. Er und sich selbst in den Finger stechen – das geht auf keinen Fall. Er wird kreidebleich bei dem Gedanken.

Jasmin Blume lässt nicht locker: „Nein, Herr Kleinschmidt. Wir machen das jetzt zusammen. Sie lernen das genauso wie alle anderen Patienten. Außerdem müssen Sie am Anfang nicht nur einmal oder zweimal pro Tag Ihren Zucker messen, Sie müssen in den ersten Tagen bis zu achtmal pro Tag und Nacht messen, damit wir Ihr persönliches Blutzucker-Tages- und -Nachtprofil erkennen und eine passende Diabetestherapie erstellen können." Otto ist platt.

Blutzucker-Tages- und -Nachtprofil

Blutzucker-Tages- und -Nachtprofil:

für Patient/-in – Name:	Datum:

Messungen		Uhrzeit	Wert
1. Messung	nüchtern	ca. 08:00	
FRÜHSTÜCK			
2. Messung	2 Std. nach dem Frühstück	ca. 10:00	
3. Messung	vor dem Mittagessen	ca. 12:00	
MITTAGESSEN			
4. Messung	2 Std. nach dem Mittagessen	ca. 14:30	
5. Messung	vor dem Abendessen	ca. 18:00	
ABENDESSEN			
6. Messung	2 Std. nach dem Abendessen	ca. 20:00	
7. Messung	vor dem Schlafengehen (wichtiger Wert)		
8. Messung	Nachtwert	ca. 03:00	

VIEL ERFOLG!

Ein kostbarer Saft

Jasmin Blume wird energisch. „Herr Kleinschmidt, wir fangen jetzt an! Waschen Sie bitte Ihre Hände." Danach gibt die Arzthelferin Otto eine sogenannte Stechhilfe. Die sieht aus wie ein etwas größerer neumodischer USB-Stick. Vorne wird eine Kappe abgezogen und eine kleine Nadel (Lanzette) eingesetzt, die sie aus einem kleinen Beutel herausholt. Da sind noch ganz viele andere drin, denn Otto soll jedes Mal eine neue verwenden. Oben am Ende des „Piksgerätes“ kann man die Stechtiefe einstellen. Otto schaut ängstlich zu.

„So, und jetzt probieren Sie es.“ Jasmin zieht kurz vorne an der Stechhilfe – die sei nun mit einer Feder gespannt, meint sie. Die kleine Nadel ist verschwunden. Otto holt etwas Luft. Er fühlt sich besser, wenn er die Nadel nicht sieht. Nun nimmt er die Stechhilfe in seine rechte Hand. Otto setzt sie seitlich auf seinen Ringfinger und drückt vorne auf den blauen Auslöseknopf. Ohne dass Otto es sieht, saust die Nadel in seine Haut. Aber oh Schreck, es kommt kein Blut.

Die Arzthelferin meint, das hinge mit der Hornhaut auf seinen Händen zusammen. Das kommt halt vom Arbeiten, denkt Otto. Was nun? Jasmin schüttelt den Kopf und meint, dass Ganze müssten sie leider noch einmal wiederholen! Otto ist entsetzt, aber es hilft alles nichts. „Wir müssen das so lange bei Ihnen probieren, Herr Kleinschmidt, bis es klappt“, meint Jasmin.

Das Ganze beginnt von vorne: Otto muss eine neue Nadel in die Stechhilfe einsetzen, dann das obere Teil hochziehen und damit anspannen. Jetzt muss er die Einstechtiefe verstellen. „Wir probieren es einmal mit der höchsten Einstellung“, meint Jasmin. Dann nimmt sie schnell einen Messstreifen aus der Dose und verschließt diese sofort wieder. Sie steckt den Messstreifen in das Blutzuckermessgerät. Es schaltet sich automatisch ein. Die Anzeige fängt an zu blinken und man sieht, dass der Sensor wie ein Vampir nach Blut lechzt. Währenddessen sticht Otto sich in die seitliche Fingerkuppe – und siehe da, es klappt.

Das ist schon eine super Technik, total einfach. Was es heute alles gibt …

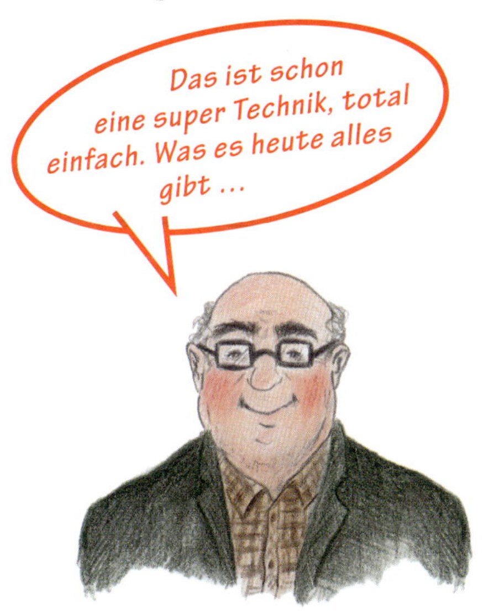

Wenn der Blutstropfen nicht kommen will

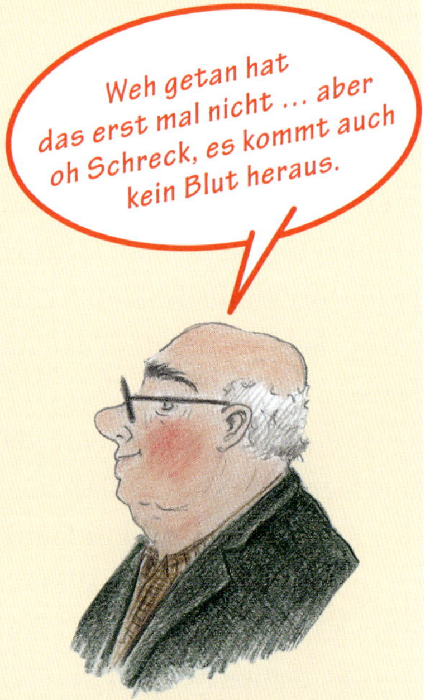

- Bewahren Sie Ruhe und regen Sie sich nicht auf. Das kann immer mal passieren. Atmen Sie tief durch und nehmen Sie sich Zeit
- Waschen Sie vor der Messung Ihre Hände mit warmem Wasser und trocknen Sie sie gut ab. Durch die Wärme des Wassers wird eine bessere Durchblutung der Fingerspitzen erreicht
- Wenn Sie kalte Hände haben, reiben Sie diese leicht gegeneinander und massieren Sie sie
- Lassen Sie danach eine Hand etwa eine Minute seitlich am Körper herunterhängen, damit das Blut besser hineinfließt
- Nehmen Sie vor allem vom Mittelfinger, Ringfinger oder kleinen Finger Blut ab, da man mit dem Zeigefinger und Daumen sehr viel greift und schon die kleinste Verletzung störend wirkt

- Reiben Sie den gewünschten Finger mit leichtem Druck von der Innenhandfläche zur Fingerkuppe
- Setzen Sie die Stechhilfe am besten an der Seite der Fingerkuppe an. Dort ist die Blutversorgung am stärksten und die Schmerzempfindlichkeit am geringsten
- Stechen Sie am besten in die linke Fingerseite der rechten Hand oder in die rechte Fingerseite der linken Hand, um dann den Blutstropfen bequem ohne Verrenken von Hand und Arm auf den Teststreifen aufzusetzen oder ansaugen zu lassen
- Häufig kommt durch den entstandenen „Gewebeschock" nicht sofort Blut. Haben Sie etwas Geduld und massieren Sie Ihren Finger leicht – ohne zu quetschen – von der Handfläche bis zur Kuppe
- Damit vom Teststreifen genug Blut angesaugt werden kann, muss ein ausreichend großer Blutstropfen vorhanden sein
- Ist der Blutfluss zu schwach oder zu stark, sollte die Einstechtiefe der Stechhilfe bei der nächsten Blutentnahme geändert werden

Ein Tropfen Blut quillt aus Ottos Finger. Er ist ganz stolz! „Prima", sagt Jasmin Blume, „genau den brauchen wir." Otto muss schnell seinen Blutstropfen an das untere Ende des Messstreifens halten. Plötzlich ertönt ein Signal und der Blutstropfen wird vollautomatisch eingezogen. Otto ist begeistert.

Nach nur fünf Sekunden – das ist einer der großen Vorteile dieses Blutzuckermessgerätes – können Otto und Jasmin Blume den aktuellen Blutzuckerwert oben im Kontrollfeld ablesen. Bei Otto sind es an diesem Morgen 368 mg/dl (20,4 mmol/l), aber er hat ja auch noch nichts gegessen.

Jasmin meint, das sei schon ein bisschen besser als der Wert, den Ottos Hausarzt gestern gemessen habe. Otto versteht die Werte nicht, er hat keine Ahnung, was ein guter oder ein schlechter Wert ist.

Gute Werte – schlechte Werte

Bei gesunden Menschen liegt der Blutzuckerwert im nüchternen Zustand bei weniger als 100 mg/dl (5,6 mmol/l). Nach einer Mahlzeit erhöht sich der Blutzucker von Gesunden innerhalb von zwei Stunden auf höchstens 140 mg/dl (7,8 mmol/l).

Generell gilt: Blutzuckerwerte von über 126 mg/dl (7 mmol/l) im nüchternen Zustand bzw. von über 200 mg/dl (11 mmol/l) zwei Stunden nach einer Mahlzeit sprechen für eine Diabeteserkrankung.

Jasmin fängt an, Ottos Blutzuckermessgerät zu verpacken. „So, Herr Kleinschmidt, das haben Sie toll gemacht", lobt Jasmin ihn. „Und das machen Sie ab jetzt genauso zu Hause. Und falls Sie mal nicht mehr weiterwissen, dann schauen Sie sich die ‚Checkliste Blutzuckermessen' an, die ich Ihnen mitgebe. Das Blutzuckermessgerät nehmen Sie bitte auch mit, das gehört jetzt Ihnen."

Checkliste Blutzuckermessen

- Legen Sie alle benötigten Materialien wie Blutzuckermessgerät, Messstreifen (werden oft auch Zuckerstäbchen genannt), Stechhilfe mit Lanzette, Tupfer/ Papiertaschentuch, Tagebuch und Kugelschreiber zurecht
- Waschen Sie Ihre Hände vor dem Messen mit Wasser und Seife. Trocknen Sie Ihre Hände gut ab
- Verwenden Sie auf keinen Fall Desinfektionsspray oder Alkohol, weil dies Ihren Messwert verändern kann
- Nehmen Sie die Messstreifen aus dem Röhrchen und verschließen Sie dieses sofort. Die Messstreifen dürfen nämlich nicht feucht werden. Bitte beachten Sie auch den angegebenen Temperaturbereich. Messstreifen werden oft zu warm oder zu kalt gelagert. All das kann Ihren Messwert beinflussen
- Setzen Sie nun eine neue Lanzette in Ihre Stechhilfe
- Stechen Sie an der seitlichen Fingerbeere ein – das ist weniger schmerzhaft
- Bitte quetschen oder „melken" Sie Ihren Finger nicht, auch bitte nicht stark drücken
- Führen Sie den Messstreifen in die vordere Öffnung Ihres Blutzuckermessgerätes ein. Halten Sie dann Ihren Blutstropfen an den Messstreifen – er wird automatisch vom Messgerät eingezogen
- Nach nur fünf Sekunden können Sie den Messwert in der Anzeige ablesen
- Wechseln Sie die Finger immer wieder und pflegen Sie Ihre Hände gut mit Handcreme. Das verhindert eine Verhornung

„Ach ja, Herr Kleinschmidt", meint Jasmin, „bevor Sie weggehen, holen Sie sich bitte vorne an der Rezeption die entsprechenden Rezepte für Ihre Messstreifen und die Lanzetten für Ihre Stechhilfe ab."

Jasmin Blume reicht Otto ein paar bedruckte Blätter mit Zeiten und Kästchen, in die er für ein paar Tage seine Werte hineinschreiben soll, für seine Blutzucker-Tages- und -Nachtprofile.

Vor allem der Wert um 3:00 Uhr, der sogenannte Nachtwert, sei ein wichtiger Wert, meint Jasmin. Otto soll sich dafür bitte extra den Wecker stellen. Nur so kann der Arzt dann beurteilen, welche Tabletten oder Insuline für ihn die richtigen sind. Jasmin erklärt ihm, dass der Blutzuckerwert kein fixer Wert ist, der immer gleich ist – der Blutzucker bewegt sich. Na, das ist aber komisch, denkt Otto, das habe ich ja noch nie gehört. Aber er fragt besser nicht, es reicht ihm schon so …

Bei Dr. Zeit

Jasmin Blume bittet Otto, wieder ins Wartezimmer zu gehen. Es würde gleich eine Kollegin von ihr kommen, Frau Orthaus, die ihn zum Doktor bringt. Als er aufsteht, sagt sie ihm, er könne sie jederzeit fragen, wenn etwas nicht klappen sollte. Otto ist etwas beruhigt, aber so ganz glücklich ist er nicht.

Otto muss zum Glück nicht lange warten. Schon nach ein paar Minuten wird er von einer freundlichen Arzthelferin abgeholt, die ihn ins Sprechzimmer von Dr. Zeit begleitet. Darüber ist er sehr froh, denn die Praxis ist groß und in all seiner inneren Aufregung hätte er sich vielleicht noch verlaufen …

Mit dem Zucker ist nicht zu spaßen, das hat immer schon Oma Gertrud gesagt. Und die Lisbeth, meine Mutter, hat vom ständig hohen Zucker immerhin einen Schlaganfall bekommen.

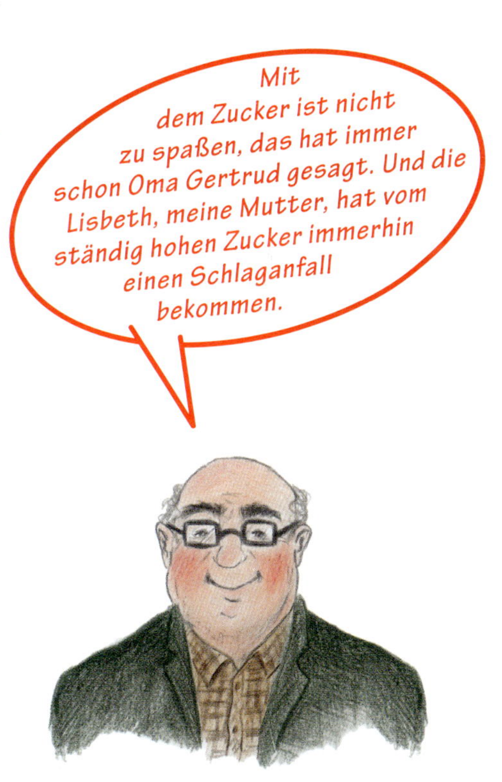

Als er das Sprechzimmer des Diabetologen betritt, wird er gleich von Dr. Zeit per Handschlag begrüßt. Otto ist ganz angetan von dem sympathischen und ruhigen Eindruck, den der Facharzt auf ihn macht. Gottseidank ist es kein junger Hüpfer, die immer alles gleich besser wissen, denkt Otto, sondern ein Mann in den besten Jahren.

Dr. Zeit schaut sich in Ruhe Ottos Unterlagen und die aktuelle Laborauswertung an. Der Arzt erklärt ihm dann, dass er sich aufgrund der sehr hohen Zuckerwerte in einer

Stoffwechselentgleisung befindet. Das sei sehr gefährlich, meint der Arzt, gerade auch im Hinblick auf Ottos Zukunft. Denn wenn man den Blutzucker nicht richtig einstellt, kann es zu schlimmen Folgeerkrankungen kommen.

Otto ist ganz beunruhigt und fragt, ob Dr. Zeit nicht ein paar gute Tabletten für ihn hat. Er würde sie sogar selbst bezahlen. Dr. Zeit schüttelt den Kopf und meint, so einfach sei das Ganze nicht. Otto habe nämlich eine Insulinunempfindlichkeit, er spricht auch von Insulinresistenz und einem leichten Insulinmangel. Deshalb braucht er momentan beides: Tabletten plus Insulin.

Eine Spur daneben

Eine Stoffwechselentgleisung im Sinne einer Überzuckerung oder Unterzuckerung kann unter verschiedenen Umständen entstehen und zu einem diabetischen Koma führen.

Die Tabletten mit dem Wirkstoff Metformin sollen Ottos Insulinresistenz durchbrechen, damit der Zucker besser in Ottos Zellen gelangen kann. Das Insulin hingegen braucht er, um schnell aus der Stoffwechsel-Notfallsituation herauszukommen und den Insulinmangel auszugleichen. Otto ist geschockt! Er versteht nicht wirklich, was der Arzt ihm sagt, aber traut sich auch nicht zu fragen. In seinem Kopf wirbeln die Worte nur so durcheinander.

Es liegt in der Familie – oder?

Ottos Oma Gertrud hatte auch erst nur ein bisschen Alterszucker. Damit fing es an. Die Ärzte verordneten ihr Tabletten, aber schon kurz darauf musste sie Insulin spritzen: mit riesigen Metallkanülen, die immer wieder verwendet wurden und die Oma Gertrud nach jedem Spritzen auskochen musste. Da die Metallkanülen mit der Zeit stumpf wurden, schliff Opa Fritz sie regelmäßig an.

Aus heutiger Sicht weiß man, dass Oma Gertrud viel zu spät Insulin bekam. Die Folgeerkrankungen waren bei ihr schon viel zu weit fortgeschritten. Nacheinander wurden ihr am rechten Fuß die Zehen amputiert. Sie hatte ja auch nie wirklich Zeit, sich um ihren Zucker zu kümmern. Als Bauersfrau im Nebenerwerb muss man schaffen und nicht zu den Doktoren gehen. Zu guter Letzt starb Oma Gertrud nach einer Unterschenkelamputation an Blutvergiftung bei fehlender Wundheilung.

Otto bekommt richtig Gänsehaut, wenn er daran zurückdenkt. Er nimmt seinen ganzen Mut zusammen und fragt Dr. Zeit nach der Vererbung von Diabetes.

„Lieber Herr Kleinschmidt“, meint der Doktor, „ich sehe, Ihre Mutter und Ihre Großmutter hatten Diabetes. Nun, die Anlage zur Vererbung von Diabetes liegt bei ca. 60–80 %, je nachdem ob nur ein oder beide Elternteile einen Diabetes hatten. Das ist auch wichtig für Ihre Kinder und Ihre Enkelkinder.“

„Aber“, meint Dr. Zeit, „das muss ja nicht so kommen. Man kann etwas tun, um den Ausbruch des Typ-2-Diabetes zu verhindern oder zumindest herauszuschieben. Die wichtigsten Punkte sind Adipositas (Fettsucht) zu vermeiden und viel körperliche Bewegung – das ist das A und O.“ Ottos Gedanken schweifen zu seinen Kindern: Das muss ich ihnen das unbedingt erzählen!

Nix gibt's! Das ist gestrichen! Der Bub bekommt einen Fußball – und dann geht der mir in den Sportverein! Wenn's sein muss, geh ich sogar mit!

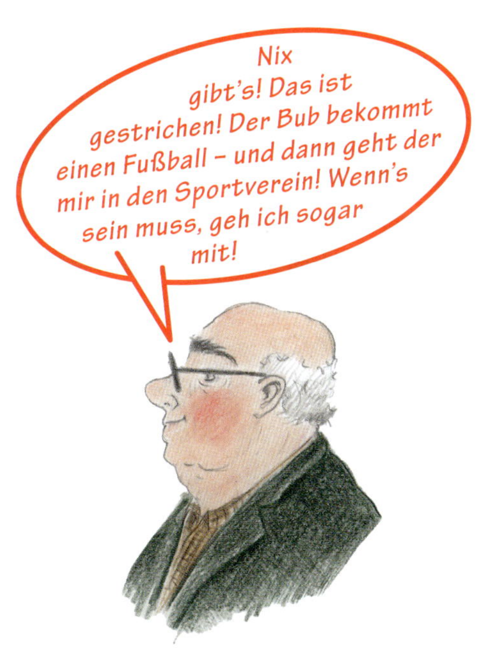

Seine Tochter Gabi hatte ja schon Schwangerschaftsdiabetes, und auch Wolfgang mit seiner Kugel ist gefährdet! Ach, und wenn ich nur an unser Sorgenkind denke: Dennis, unser kleiner Brummer. Der isst nur den ganzen Tag, sitzt am liebsten vor dem Fernseher und will sich keinen Meter bewegen. Bald ist ja sein Geburtstag und da hat er sich vom Opa ein Computerspiel gewünscht.

Während Otto noch über seine Kinder nachdenkt, hört er mit halbem Ohr, wie Dr. Zeit am Telefon weitere Untersuchungen anordnet. Der Arzt will wissen, wie viel eigenes Insulin Ottos Bauchspeicheldrüse noch produziert, und dann interessieren ihn auch Ottos weitere Blutwerte. Dr. Zeit gibt der Arzthelferin durch: „C-Peptid, Leber, Niere, Fette … und bitte für den Patienten gleich am Montagmorgen einen weiteren Termin vereinbaren."

Für Otto bedeutet das: Er muss unbedingt nüchtern sein, darf 8–12 Stunden nichts getrunken und gegessen haben. Weil er noch einmal Blut abgenommen bekommt. Das ist sehr wichtig, denn die Diagnostik ist die Grundlage der späteren Therapie. Dr. Zeit muss wissen, wie es in Ottos Körper aussieht. Außerdem muss der erste Morgenurin auf ein bestimmtes Eiweiß (Albumin) und Ketonkörper untersucht werden. Daher bekommt er einen verschließbaren Urinbecher mit nach Hause.

Otto gefällt das gar nicht. Er rutscht auf seinem Stuhl hin und her und würde am liebsten aufstehen und die Praxis verlassen. So ein Quatsch, denkt er. Seine Oma hat schon gesagt, wer zum Arzt geht, ist selbst schuld. Da kommt man kränker heraus, als man hingeht. Hätte er doch bloß nicht auf Anneliese gehört.

In diesem Moment wendet sich der Diabetologe wieder Otto zu und spricht ihn direkt an: „Herr Kleinschmidt, alles in Ordnung?" Otto nickt – was soll er schon sagen. „Also", fährt der Arzt fort, „Ihre Insulineinstellung machen wir mit den anderen Untersuchungen zusammen Montag früh. Heute nehmen Sie erst einmal die Tabletten, die ich Ihnen jetzt verschreibe. Dazu fangen Sie gleich an, Ihr Tages- und Nachtprofil anzulegen. Frau Blume hat Ihnen ja dazu alles erklärt, oder?"

„Ja, das hat sie", erwidert Otto, „und ich habe auch ein Blutzuckermessgerät bekommen. Aber Herr Doktor, wie soll ich denn das alles hinkriegen? Ich habe doch ein Geschäft. Von wegen Messen vor und nach jeder Mahlzeit – ich bin doch die meiste Zeit auf der Baustelle. Und was sind das überhaupt für komische Zeiten, die auf dem Zettel stehen?"

Otto muss sich entscheiden

Der Arzt bleibt gelassen, man merkt, er hat solche Argumente schon öfter gehört. „Herr Kleinschmidt, ich weiß, dass viel Neues auf Sie zukommt. Aber sie werden sich daran gewöhnen – und zwar schneller, als sie denken. Vergessen Sie bitte nicht, dass Sie sich in einer lebensbedrohlichen Situation befinden. Wenn Sie möchten, kann ich Sie selbstverständlich auch stationär in eine Diabetesklinik einweisen." Otto sagt nichts mehr. Er blickt stumm nach unten …

Dr. Zeit fährt weiter fort: „Herr Kleinschmidt, Sie müssen jetzt erst einmal an Ihre Gesundheit denken und weniger an Ihre Firma. Sie haben die Wahl zwischen einer ambulanten Behandlung bei uns, das ist dann praktisch wie in einer Tagesklinik, oder aber Sie gehen für ca. 2–3 Wochen in eine Diabetesklinik." Es ist mucksmäuschenstill im Arztzimmer. Otto überlegt kurz: „Ja, ich will bei Ihnen hier in der Praxis bleiben."

Ab in die Schulung

Nach einer kurzen Pause fährt der Arzt fort: „Gut, dann haben wir das ja geklärt! So, und nun lernen Sie noch unsere Diabetesberaterin, Frau Barbara Fröhlich, kennen. Sie kümmert sich bei uns um die Diabetesschulung und das Training der Patienten und beantwortet gerne Ihre Fragen zum Diabetes, zur Ernährung und zur Diabetes- und Blutdruckeinstellung. Außerdem zeigt sie Ihnen auch Wege auf, wie Sie Komplikationen frühzeitig erkennen und meistern können und wie Sie allmählich Ihre Krankheiten in Ihren stressigen Alltag integrieren können."

„Sie werden sehen, Frau Fröhlich ist eine liebe und kompetente Frau. Vor allem aber hat sie viel Erfahrung und kennt sich bestens aus. Frau Fröhlich und ich werden Ihnen aus Ihrer schwierigen Situation heraushelfen. Sie haben mich, den Arzt, der sie medizinisch berät und betreut, und Frau Fröhlich, unsere Diabetesberaterin.

Sie wird Ihnen in der Schulung genau das Wissen vermitteln, das Sie brauchen. Frau Fröhlich macht Sie so fit, dass Sie ohne Probleme Ihren ‚Diabetes-Führerschein' machen können. Damit können Sie Ihre Diabetestherapie ohne Schwierigkeiten umsetzen."

Der Arzt steht auf und begleitet Otto zur Anmeldung. „Frau Orthaus wird sich weiter um Sie kümmern. Auf Wiedersehen, Herr Kleinschmidt, und bis Montag." Dr. Zeit verabschiedet sich.

Ich weiß schon, wie ich es machen werde. Wenn ich die Hörnchen nachmittags weglasse, dann wird das mit meinem Zucker schon klappen.

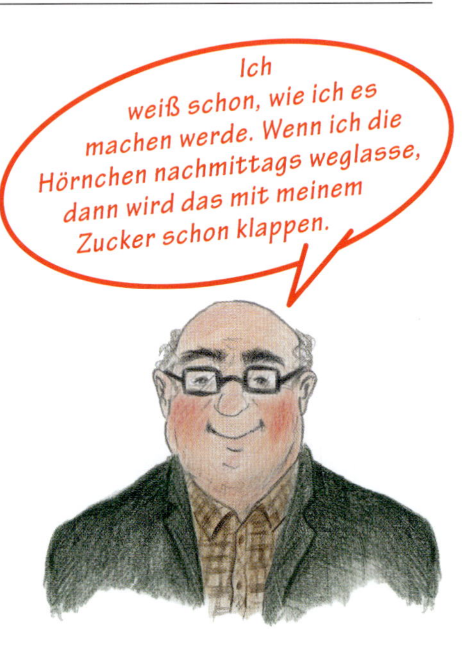

Hilfe mit System

Frau Orthaus, eine nette, kompetente Arzthelferin, schaut kurz in ihre Unterlagen und sagt ihm, er soll am Montag noch Zeit mitbringen für eine gründliche Untersuchung. Es steht auch eine Fußuntersuchung an.

„Och, was soll das denn nun wieder? Ich habe doch Füße wie ein Baby", murmelt Otto vor sich hin. „Da muss ich mir ja Montag früh extra die Füße waschen." Frau Orthaus gibt ihm einen Terminzettel und bittet ihn, kurz im Wartezimmer Platz zu nehmen. Frau Fröhlich hat gerade noch eine Patientin, aber danach sei er schon an der Reihe. Und dann wäre er für heute fertig.

Otto schaut sich auf dem Weg ins Wartezimmer den Terminzettel an und ist froh, dass die Arzthelferin alles aufgeschrieben hat. Auch das mit der Blutabnahme, der Untersuchung beim Arzt und der Fußinspektion. So viel kann man sich ja auf einmal gar nicht merken.

Während Otto auf Frau Fröhlich wartet, geht in seinem Kopf ein wahres Feuerwerk ab.

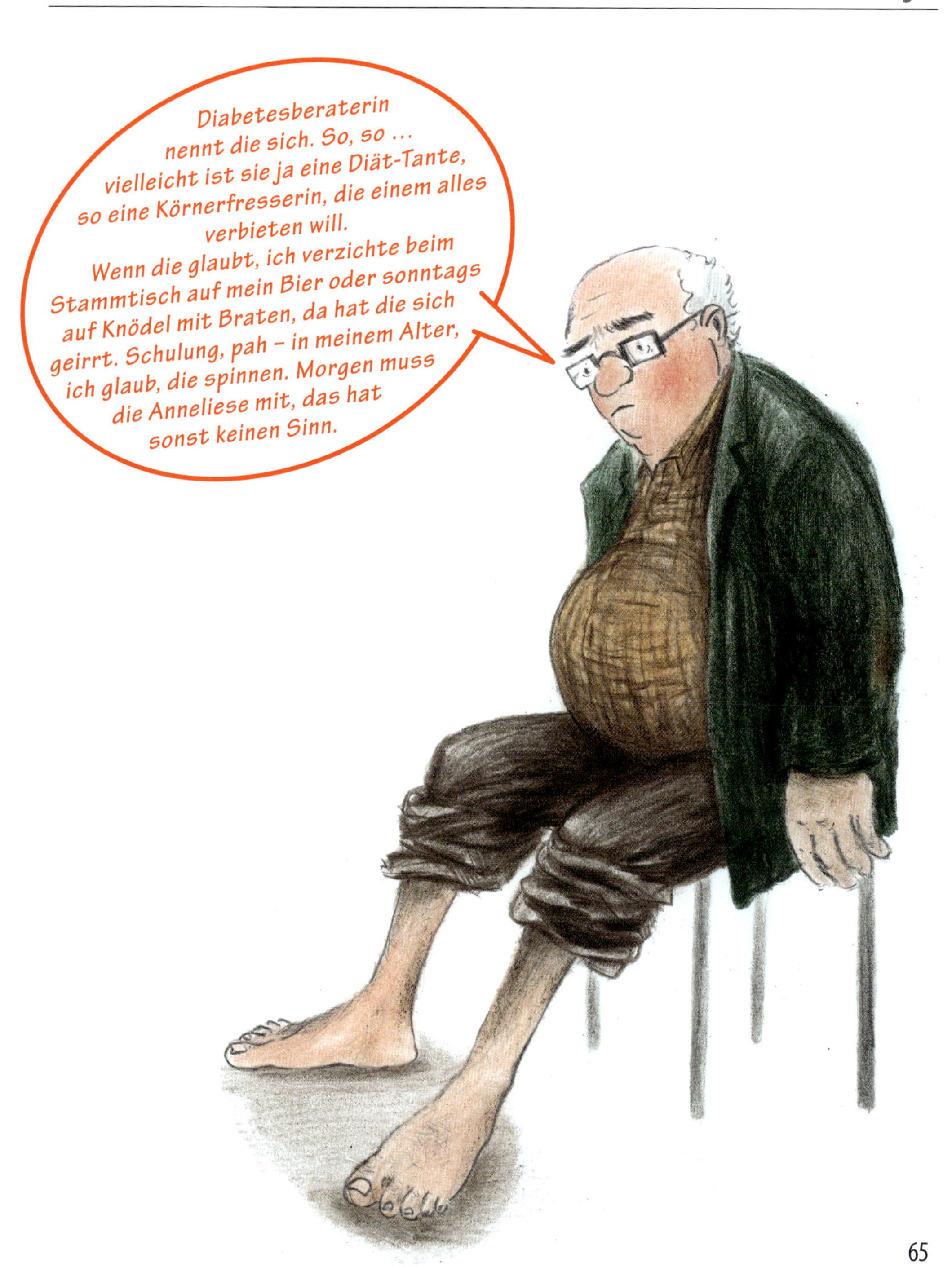
Diabetesberaterin nennt die sich. So, so … vielleicht ist sie ja eine Diät-Tante, so eine Körnerfresserin, die einem alles verbieten will. Wenn die glaubt, ich verzichte beim Stammtisch auf mein Bier oder sonntags auf Knödel mit Braten, da hat die sich geirrt. Schulung, pah – in meinem Alter, ich glaub, die spinnen. Morgen muss die Anneliese mit, das hat sonst keinen Sinn.

Liebevolle Anteilnahme

Otto ist noch ganz in seine Gedanken versunken, als plötzlich eine weiß gekleidete Frau mit einem grünen Wickelschal um den Hals das Wartezimmer betritt. Sie lacht, als sie bemerkt, dass kein Platz mehr frei ist, und meint, heute sei wohl alles da, was Rang und Namen hat.

Als die weiß gekleidete Frau die ältere Dame, die an der Tür sitzt, sieht, beugt sie sich zu ihr hinunter. Der Dame scheint es nicht gut zu gehen. Es scheint, als habe sie Schmerzen. Die Diabetesberaterin legt ihr eine Hand leicht auf die Schulter und fragt, wie es denn den Enkelkindern geht.

Ein Strahlen huscht über das Gesicht der alten Dame. „Ja, der Friedhelm, mein jüngstes Enkelkind, hat am Sonntag beim Fußball ein Tor geschossen. Darauf ist er ganz stolz und ich natürlich auch." In dem Moment, das sieht jeder im Wartezimmer, sind ihre Schmerzen Nebensache.

Frau Schmidt, so heißt die ältere Dame, erzählt später den wartenden Patienten, dass sie alleine lebt und einmal in der Woche zu Dr. Zeit kommt – wegen ihrer Schmerzspritze. Das sei hier nämlich nicht nur eine diabetologische Schwerpunktpraxis, sondern der Doktor betreut nach wie vor seine Stammpatienten auch hausärztlich. Und sie, Frau Schmidt, gehöre ja bald schon zum Inventar.

Ein paar Sekunden später ruft jemand Ottos Namen. „Hallo, Herr Kleinschmidt", sagt die weiß gekleidete Frau mit dem grünen Wickelschal. Sie stellt sich ihm als Barbara Fröhlich vor. „Ich bin Ihre Diabetesberaterin", sagt sie, „und möchte Sie jetzt kennenlernen."

Im „Roten Salon"

Otto steht auf und folgt ihr in einen recht ungewöhnlichen Raum, den „Roten Salon". Bis jetzt sahen alle Räume in der Praxis so aus, wie Otto das von einer Arztpraxis kennt: weiße Möbel, freundlich und praktisch.

Im „Roten Salon" hingegen, dem Schulungsbüro von Frau Fröhlich, sieht es ein bisschen wie in einem modernen Wohnzimmer aus. Rote Stühle, rote Vorhänge am Fenster, ein Klapperstorch, der am Fenster hängt, und viele Babybilder an der Wand. So könnte es auch bei einem Frauenarzt oder in einer Kinderarztpraxis aussehen, denkt Otto.

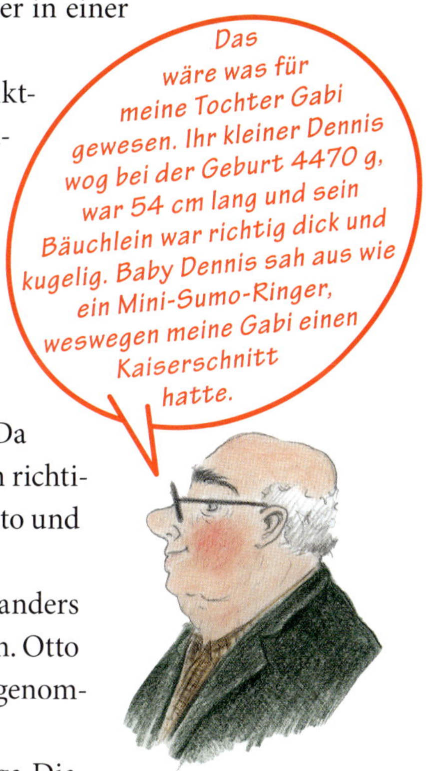

Erst später erfährt er, dass in dieser Schwerpunktpraxis auch viele Frauen mit Schwangerschaftsdiabetes betreut werden.

Noch heute, mit vier Jahren, ist Dennis ein richtiger Brummer. Na ja, der kommt halt eher nach mir, denkt Otto. Während das Chantalsche, seine Enkeltochter, mehr nach Anneliese kommt, so zart und elfenartig, wie die ausschaut. Aber kein Wunder, das Chantalsche isst ja auch kaum was. Da kann die Gabi machen und kochen, was sie will. Ein richtiges „Pienzchen", unsere kleine Prinzessin, denkt Otto und grinst ein bisschen bei dem Gedanken.

Frau Fröhlich spürt, dass Ottos Kopf gerade woanders ist, und fängt ganz entspannt an, von sich zu erzählen. Otto ist überrascht, dass er nicht sofort in die Mangel genommen wird. Angenehm, denkt er …

Frau Fröhlich erzählt ihm, dass sie schon lange Diabetesberaterin sei. Praktisch sei sie eine Diabetes-Oma. Aber ihre Arbeit mache ihr viel Spaß. Vor allem sei ihr die Kombination von Medizin, Schulung und individueller Beratung sehr wichtig. Denn damit findet man eine gute Lösung für jeden Patienten. Sie betont auch die gute Zusammenarbeit mit Dr. Zeit, mit dem sie schon seit fast 20 Jahren in der Praxis ist.

Otto fühlt sich langsam wohl im „Roten Salon". Als Frau Fröhlich ihn fragt, was er denn beruflich macht, erzählt Otto begeistert von seiner Firma und von seinem großen Wunsch, sich nochmals einen neuen Bagger zu kaufen.

Ein Maßanzug muss her

„Na, das werden Sie auch schaffen", meint die Diabetesberaterin. „Und wissen Sie was, Herr Kleinschmidt, ich helfe Ihnen dabei!" Otto fühlt, dass diese Frau das Herz auf dem rechten Fleck hat.

Frau Fröhlich erzählt munter weiter: „Jeder Patient braucht einen Maßanzug für seine Diabetestherapie. Und alle hier in der Praxis, der Dr. Zeit, das Diabetesteam und ich, Ihre Diabetesberaterin, helfen Ihnen, dass Ihr persönlicher Diabetesanzug perfekt sitzt, praktisch wie ein feiner Maßanzug. Was aber noch viel wichtiger ist … Herr Kleinschmidt: Sie werden sehen, schon bald sind Sie Ihr eigener Diabetesmanager oder – auf gut deutsch – Ihr eigener Diabetes-Chef."

„Denn", so erzählt Frau Fröhlich, „mit dem Diabetes ist es wie in einer Firma. Einer ist der Boss, und der hat das Sagen. Und der Boss, das ist klar, das sind Sie, Herr Kleinschmidt – und nicht Ihr Diabetes!"

Frau Fröhlich verspricht Otto, dass sie alles dafür tun wird, damit nicht der Diabetes ihn beherrscht, sondern vielmehr er den Diabetes. Aber dafür muss Otto bei ihr einen speziellen Führerschein machen, einen sogenannten Diabetes-Führerschein.

Dafür soll er für zwei bis drei Wochen in eine Diabetesschulung gehen. Otto schüttelt den Kopf. „Nein, das ist mir zu viel. Das kann ja meine Frau, die Anneliese, machen. Die hat mehr Zeit als ich und die kümmert sich eh um meine Medikamente. Außerdem ist sie auch für das Kochen zuständig."

Frau Fröhlich lacht. „Das geht leider nicht! Sie sind für Ihren Diabetes selbst zuständig, Herr Kleinschmidt. Ihre Frau leitet ja auch nicht Ihre Firma, oder? Sie können aber Ihre Frau gerne mitbringen, vor allem zu den Stunden, in denen es um die Ernährung oder den Umgang mit einem Notfall geht." Otto ist nicht begeistert, so viel Zeit ... aber was soll er machen?

Frau Fröhlich erklärt ihm, dass er Glück hat und noch ein Platz in einer Insulinschulung frei sei, die nächste Woche starte. Sie reicht ihm seinen Schulungsplan.

Der Diabetes-Führerschein

In Deutschland gibt es verschiedene Schulungstypen für Menschen mit Diabetes.
Da Otto Insulin spritzen muss, um seine gefährlich hohen Blutzuckerwerte wieder in den Griff zu bekommen, verordnet sein Diabetologe ihm eine Insulinschulung mit zehn Schulungseinheiten:

1. Std. Vorstellungsrunde/Zielklärung
2. Std. Was ist Diabetes?
3. Std. Selbstkontrolle
4. Std. Spritztechnik
5. Std. Grundlagen der Ernährung
6. Std. Grundlagen der Insulintherapie
7. Std. Unterzuckerung
8. Std. Bewegung und Sport
9. Std. Folgeerkrankungen/Gesundheits-Pass Diabetes
10. Std. Füße/Fußpflege

Eine Schulung für Otto?

Otto wirft kurz einen Blick auf den Schulungsplan. Zehn Termine erwarten ihn, die sich über die nächsten Wochen verteilen. Jede Schulung fängt morgens um 9:00 Uhr an und dauert ca. 90 Minuten.

Außerdem gibt die Diabetesberaterin ihm noch einen Terminzettel für die individuelle Insulineinstellung mit, die am Montagmorgen stattfindet. „Da werde ich Ihnen alles in Ruhe erklären", lächelt Frau Fröhlich. „Ich mache Sie fit! Dann können Sie später alles alleine machen."

Frau Fröhlich erklärt Otto, dass sie bei einer ambulanten Insulineinstellung prüfen kann, wie Ottos Zucker sich im Alltag verhält. Was er zum Beispiel macht, wenn Otto sich mal wieder in der Stadtverordnetensitzung aufgeregt hat. Oder wie es ihm geht, wenn er zwischendurch auf der Baustelle anpackt und Kies schippt. Der Zucker reagiert nämlich auf alles: auf Essen, auf Alkohol, aber auch auf Bewegung und Sport. Stress bei der Arbeit, beim Autofahren oder wenn man Streit mit anderen Menschen hat, all das beeinflusst die Zuckerwerte.

„Ach ja, Herr Kleinschmidt, und vergessen Sie bitte nicht, das nächste Mal Ihre Brille mitzubringen", meint Frau Fröhlich munter und drückt ihm die Hand. „Bis Montag, Herr Kleinschmidt. Ich wünsche Ihnen ein schönes Wochenende und denken Sie bitte daran, Ihre Zuckerwerte aufzuschreiben."

Ach, das wird schon klappen. Und was den Diabetes-Führerschein angeht ... den packe ich auch! Das wäre doch gelacht.

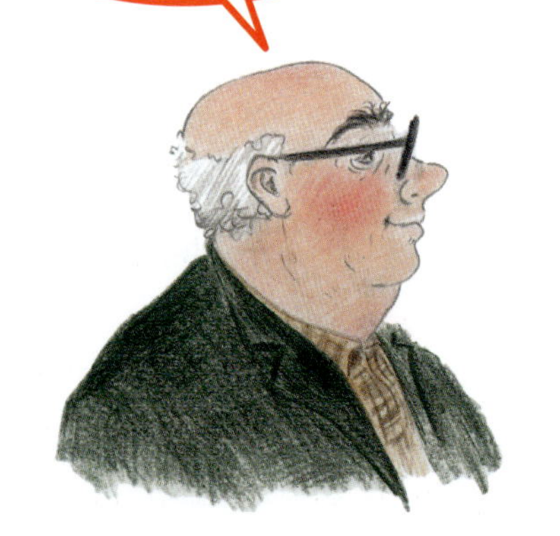

Otto verabschiedet sich aus der Praxis und macht sich schnaufend auf den Weg zum Parkplatz, wo sein Lkw auf ihn wartet. Nachdem er eingestiegen ist, bleibt er erst einmal hinter dem Lenkrad sitzen und holt tief Luft. So, das wäre geschafft! Sein Kopf ist voll von den vielen Informationen und der neuen Welt, die auf ihn zukommt. Aber irgendwie ist es schon gut, dass er von Spezialisten betreut wird. Zumal der Doktor und das Personal in der diabetologischen Schwerpunktpraxis sehr höflich, nett und voller Optimismus sind. Da kann man nicht meckern.

III. Ottos Diabetestherapie

- *Fußinspektion*
- *Ottos Diabetestherapie: Metformin + Insulin*
- *Insulinspritzen lernen*
- *Ottos Diabetesschulung*

Eine neue Welt

Voller Schwung fährt Otto direkt nach Hause, wo Anneliese schon sehnsüchtig auf ihn wartet. Sie macht sich viele Sorgen, will ihren Mann aber damit nicht belasten. In den Zeitschriften, die sie manchmal aus der Apotheke mit nach Hause nimmt, hat sie immer mal wieder etwas über die Zuckerkrankheit gelesen. Ihre Freundin nennt das die Rentner-Bravo. Da waren auch ganz interessante Rezepte zum Nachkochen drin. Ob das allerdings ihr Otto essen will? Sie ist skeptisch.

Als Anneliese endlich den Lkw ihres Mannes in der Einfahrt hört, läuft sie schnell zur Haustür und winkt ihm zu – so froh ist sie, dass er wieder da ist. Es ist schon komisch, wenn der Partner auf einmal eine Krankheit hat. An den Gedanken muss man sich erst gewöhnen.

Kaum ist Otto im Haus, fängt er auch schon an zu erzählen. Was der Doktor gesagt hat, dass er in eine Schulung soll und dass er jetzt vor allem rund um die Uhr seine Zuckerwerte messen soll. Am Küchentisch packt Otto geschwind seine gesammelten Materialien aus und zeigt alles Anneliese. Er ist ganz aufgedreht. Anneliese unterbricht ihn nicht, sondern lässt ihn erst einmal in Ruhe erzählen.

Sie hat mit dem Allerschlimmsten gerechnet und ist erleichtert, dass Otto in der diabetologischen Schwerpunktpraxis so gut betreut wird. Interessiert schaut sie zu, wie Otto das Blutzuckermessgerät vorführt und ihr sein Profilblatt zeigt. Dort muss er seine ganzen Zuckerwerte eintragen.

Es ist kurz vor dem Mittagessen und Ottos Blutzucker liegt jetzt bei 296 mg/dl (16,4 mmol/l). Er ist ganz geknickt, dass der Wert trotz der Tablette, die er heute Morgen genommen hat, nicht noch weiter gesunken ist. „Na ja, so schnell geht das wahrscheinlich nicht."

Anneliese will ihn trösten und stellt ihm was Gutes auf den Tisch: Schweinefilet mit Rahmsoße und Champignons, dazu hausgemachte Spätzle. Das Rezept ist von ihrer Schwiegermutter, die aus dem Schwäbischen stammte. Der arme Otto, es ist schon ein Elend, dass er jetzt Zucker bekommen hat – so mir nichts, dir nichts, einfach so. Aber bei ihm liegt das halt in der Familie.

Sensationell!
So ein Blutzucker-
messgerät wäre auch was
für Mama gewesen.

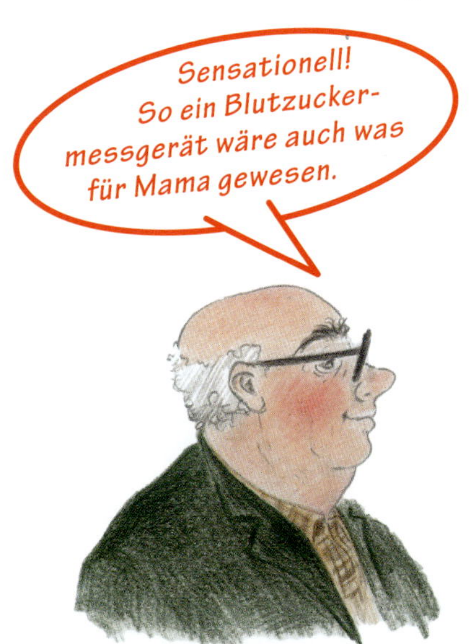

Nach dem Essen ruht sich Otto ein bisschen auf dem Sofa aus, bevor er sich auf den Weg zur Baustelle macht. Arbeit ist Arbeit – und die erledigt sich nicht von alleine. Bevor er losfährt, misst er noch einmal seinen Zucker. Wieder klappt das Messen ganz gut. Jetzt ist der Wert höher: 394 mg/dl (21,9 mmol/l). Otto ist froh, dass er schnell gelernt hat, selbstständig seinen Blutzucker zu messen.

Anneliese schüttelt den Kopf: „Du hast aber auch wieder so viele Spätzle gegessen." Otto wundert sich, ob die Tabletten bei ihm überhaupt wirken. Vielleicht muss er ja doch das Insulin spritzen, wie Dr. Zeit gesagt hat.

Nach der Baustelle fährt er aber nicht direkt ins Büro, sondern legt einen Zwischenstopp zu Hause ein. Er muss ein weiteres Mal seinen Zucker messen, aber das getraut er sich am Anfang noch nicht unterwegs – obwohl das kleine Gerät prima in seine Hosentasche passt. Beim dritten Messen, es ist jetzt früher Abend, fällt ihm auf, dass sich seine Blutzuckerwerte wieder verändert haben und vor einer Mahlzeit niedriger sind als nach dem Essen. Das hätte Otto nicht gedacht!

Am Nachmittag hat Otto beim Beladen des Lkw auf der Baustelle geholfen. Jetzt tut ihm jeder Muskel weh. Er hat viel geschafft und sein Blutzucker ist auf 217 mg/dl (12 mmol/l) gefallen. Die körperliche Arbeit scheint seinen Zucker zu senken. Nur gut, dass er jetzt so gründlich misst. So erhält er einen Überblick wie bei seinen Geschäftsbüchern. Da macht die ganze Quälerei wenigstens Sinn.

Jeder Diabetes ist anders

Mithilfe eines Blutzucker-Tages- und -Nachtprofils kann der Arzt die jeweilige Therapie eines Patienten gut überprüfen und dabei gleichzeitig seine individuelle Stoffwechsellage kennenlernen. Blutzucker-Tages- und -Nachtprofile werden auch angelegt, wenn der Patient krank ist oder sich in einer besonderen Situation befindet.

Nach dem Messen steigt Otto direkt in seinen Mercedes ein und fährt rasch ins Büro. Dort regelt er seine Termine, damit er in den nächsten Tagen an der Schulung teilnehmen kann. Das ist zwar nicht einfach, weil er immer noch sehr beschäftigt ist. Aber Otto hat keine Alternative!

„Zeigt her eure Füße …“

Am nächsten Montag ist Otto kurz vor 8:00 Uhr in der Praxis. Er ist früher da, als er soll, denn er hielt es zu Hause nicht mehr aus. Otto durfte zwar nichts frühstücken, weil er nüchtern kommen sollte, aber das macht nichts. Er ist eh viel zu nervös. Heute soll er Insulin spritzen – oh wei, oh weh!

Als er in der Praxis ankommt, grüßt er in die Runde und winkt Jasmin Blume zu, die in einem kleinen Behandlungszimmer einer Patientin den Blutzucker misst.

Frau Orthaus ist vorne am Empfang. Sie bittet Otto, vor dem Labor Platz zu nehmen, weil ihm noch Blut abgenommen werden soll. Dafür ist wieder Jasmin Blume zuständig. Als er nach ein paar Minuten bei ihr im Labor sitzt, will sie wissen, ob das Messen gut geklappt hat. Otto holt seine Blätter heraus und zeigt ihr ganz stolz sein ausgefülltes Profilblatt. „Super, Herr Kleinschmidt, das ist klasse“, meint Jasmin und strahlt ihn an. Otto ist überglücklich.

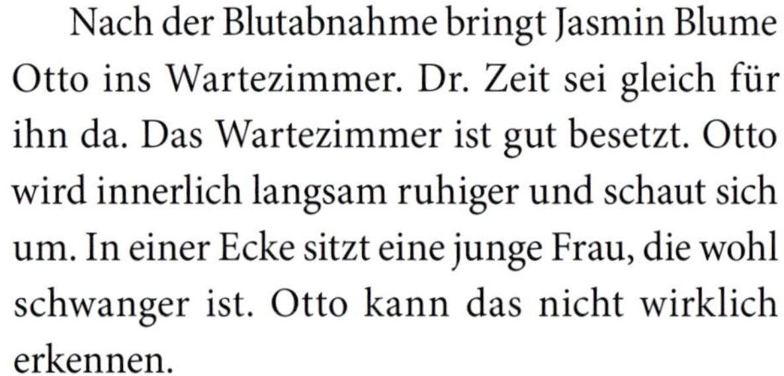

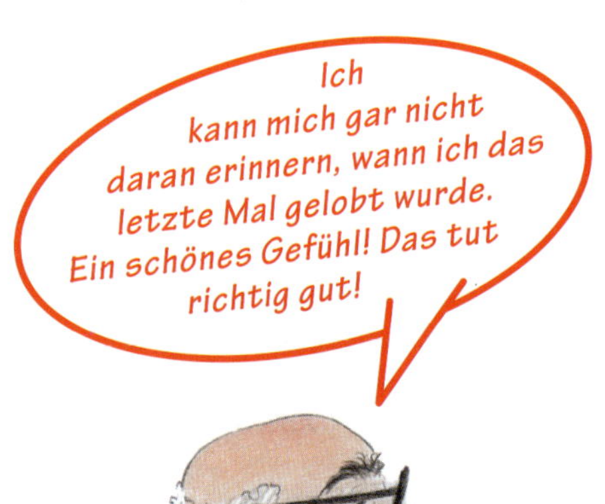

Nach der Blutabnahme bringt Jasmin Blume Otto ins Wartezimmer. Dr. Zeit sei gleich für ihn da. Das Wartezimmer ist gut besetzt. Otto wird innerlich langsam ruhiger und schaut sich um. In einer Ecke sitzt eine junge Frau, die wohl schwanger ist. Otto kann das nicht wirklich erkennen.

Bevor er jedoch die anderen Patienten begutachten kann, holt Frau Orthaus ihn ab und bringt ihn ins Sprechzimmer von Dr. Zeit. Otto ist für einen Moment allein. Als der Arzt den Raum betritt, begrüßt er Otto freundlich: „So Herr Kleinschmidt, ich werde Sie jetzt gründlich untersuchen. Bitte ziehen Sie sich bis auf Ihre Unterhose aus. Haben Sie irgendwo Schmerzen oder hat sich etwas in der letzten Zeit verändert? Kribbelt es vielleicht in Ihren Füßen oder sehen Sie schlechter als sonst?“

„Nein, Herr Doktor, alles paletti. Das Einzige ist mein Bluthochdruck und die Gicht, na ja und der Diabetes. Aber der wurde ja erst vor ein paar Tagen bei mir entdeckt.“ „Gut“, meint der Arzt, „ich schaue Sie mir komplett an und untersuche auch Ihre Füße. Durch erhöhte Blutzuckerwerte kann es zu Nervenstörungen an den Füßen kommen, zu einer peripheren Polyneuropathie. Das ist eine von vielen Folgeerkrankungen des Diabetes, die ganz schleichend stattfindet, sodass man sie am Anfang kaum bemerkt.“

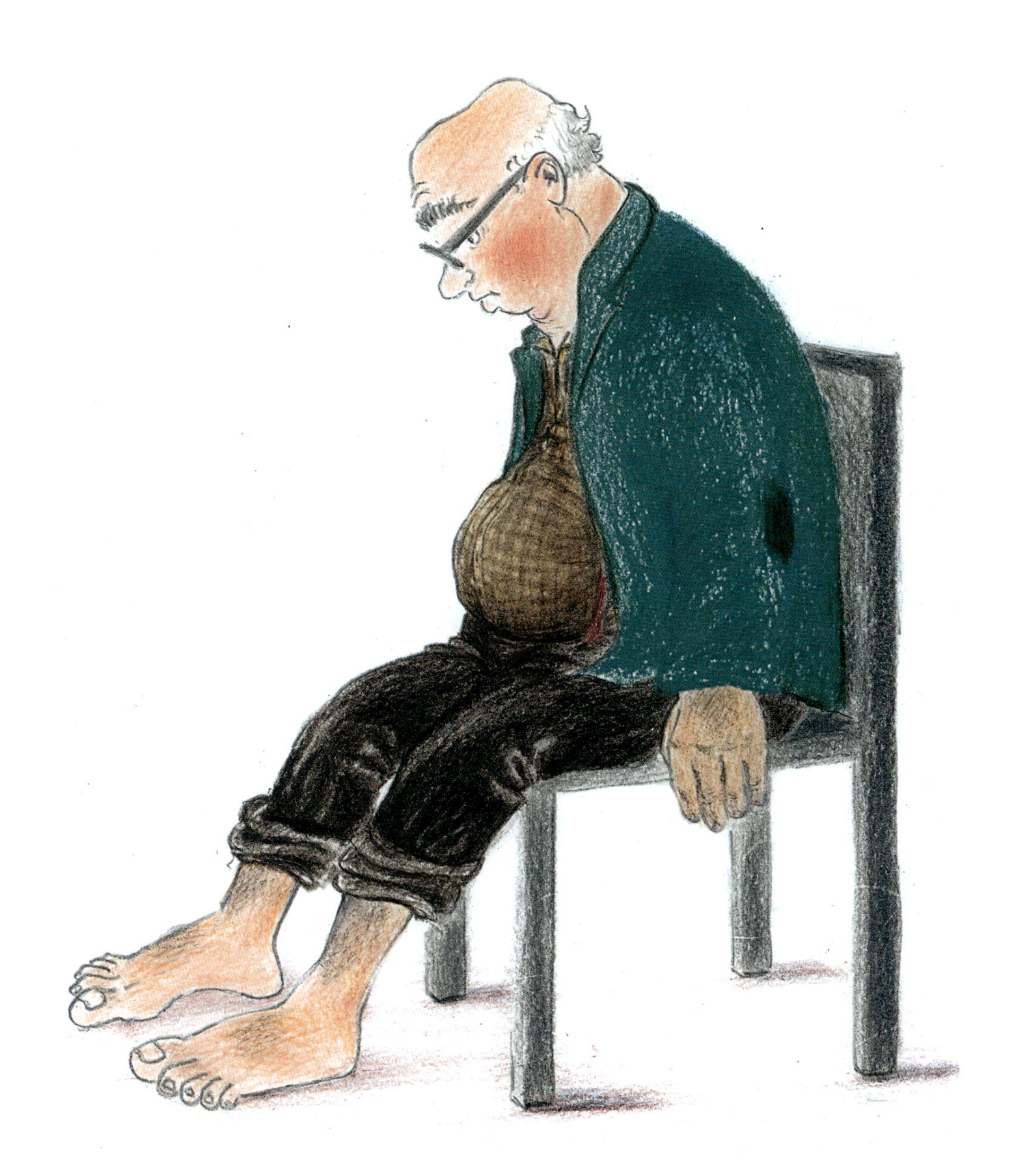

Taube oder pelzige Füße

Eine periphere Polyneuropathie ist eine diabetesbedingte Nervenerkrankung, die an den Füßen eine Empfindungsstörung auslöst – und zwar meistens gleichzeitig an beiden. Die Erkrankung fängt an den Zehen an und geht dann in der Regel aufsteigend in die Beine weiter. Der schleichende Prozess führt zu einem verminderten Temperatur- und Schmerzempfinden. Es kann aber auch zu Missempfindungen kommen, u.a. zu einem Gefühl von Pelzigkeit, Taubheit, Ameisenlaufen, Kribbeln oder Spannung. Auch Schmerzen sind möglich. Zum Feststellen der Erkrankung gibt es einen speziellen Fragebogen sowie verschiedene Tests und Testinstrumente:

- Stimmgabel
- Monofilament
- Spitz-/Stumpf-Test
- Warm-/Kalt-Test
- Reflexhammer

Otto fängt an zu lachen, als Dr. Zeit eine Stimmgabel aus der Schublade holt.

„Herr Dr. Zeit, ich mache ja vieles, aber singen kann ich nicht. Ich bin damals schon aus dem Kinderchor rausgeflogen."

Jetzt muss auch Dr. Zeit lachen. „Nein, Herr Kleinschmidt, bei mir müssen Sie nicht singen. Mithilfe der Stimmgabel messe ich die Empfindlichkeit in Ihren Füßen. Ich fange vorne am großen Zeh an und arbeite mich langsam hoch. Ich schlage die Stimmgabel an, setze sie auf Ihren Fuß und dann sagen Sie mir, an welcher Stelle Sie die Vibration der Stimmgabel nicht mehr spüren."

Von Moll bis Dur

Die Prüfung des Vibrationsempfindens an den Füßen erfolgt mit einer Stimmgabel (128 Hertz), die durch Anschlagen in Schwingungen versetzt wird. Über den Innenknöcheln und Großzehengrundgelenken wird das Vibrationsempfinden gemessen und in einer Skala von 8/8 (volle Empfindung) bis 0/8 (keine Empfindung) angegeben. Die Messwerte sind altersabhängig! Werte unter 4/8 sind aber immer krankhaft.
Die Vibrationsempfindung ist die erste klinisch einfach messbare Sinnesqualität, die bei einer peripheren diabetischen Neuropathie ausfällt.

Das ist aber noch nicht alles: Als Nächstes nimmt Dr. Zeit ein sogenanntes Monofilament, ein neurologisches Untersuchungsinstrument, das aus einem einzelnen relativ steifen Kunststofffaden besteht. Dieser Faden knickt bei einem festgelegten Druck von üblicherweise 10 g ab. Wenn der Patient diesen Druck nicht mehr spürt, ist das ein weiterer Verdacht auf eine diabetische Polyneuropathie.

Dr. Zeit bittet Herrn Kleinschmidt, die Augen zu schließen, damit Otto sich konzentrieren kann. Der Arzt setzt das Monofilament an unterschiedlichen Stellen auf Ottos Füße. Otto spürt jedes Mal den Druck. „Sehr gut", murmelt Dr. Zeit. „Schauen wir mal, was Sie jetzt fühlen. Dieser Plastikstift hier hat eine stumpfe und eine spitze Seite. Damit pikse ich Ihnen jetzt auf die Fußsohlen und Sie sagen mir, was Sie empfinden." Otto wundert sich, was hier alles mit seinen Füßen passiert!

Als Nächstes macht der Arzt einen Warm-/Kalt-Test, um Ottos Temperaturempfinden zu überprüfen. Er trägt Ottos Antworten in einen Fußdokumentationsbogen ein, der später zur Krankenakte gelegt wird. Zum Schluss prüft der Arzt noch die Reflexe und tastet die Fußpulse. Otto hat warme Füße, sehr starke, kräftige Pulse, was für eine gute Durchblutung seiner Füße spricht.

Die Fußinspektion

So wie beim Auto die Reifen regelmäßig auf Abnutzungserscheinungen, Risse, Profiltiefe etc. inspiziert werden, so kontrolliert der Arzt die Füße eines Patienten auf:

- Hautbeschaffenheit
- Druckstellen, Rötungen
- Hornhautbildung, Hornhautplatten (Hyperkeratosen)
- Blasen
- Entzündungszeichen
- Pilzinfektion (Nagelmykose, Interdigitalmykose)
- Wassereinlagerungen (Ödeme)
- Fußdeformationen
- Fußpulse
- Hauttemperatur
- Gelenkbeweglichkeit

Otto schaut interessiert zu. „Herr Kleinschmidt, Ihre Füße sind vollkommen o. k. Alles, was ich finden kann, sind ein paar leichte Druckstellen und da vorne, das sieht mir wie ein eingewachsener Fußnagel aus?"

„Ach Herr Doktor, das mit den Druckstellen, die habe ich schon lange. Das kommt von den Bauschuhen mit ihren elenden Stahlkappen. Und der Fußzeh, das könnte stimmten, der zwickt mich oft." „Wissen Sie was, Herr Kleinschmidt", antwortet Dr. Zeit, „wir haben einen Spezialisten, einen orthopädischen Schuhmachermeister, der kommt einmal in der Woche zu uns in die Praxis. Zeigen Sie ihm bitte Ihre Bauschuhe. Frau Orthaus an der Anmeldung vereinbart einen Termin für Sie."

„Und hier …", der Arzt öffnet seine Schreibtischschublade und holt eine Visitenkarte heraus. „Das ist die Adresse von unserer Podologin, mit der wir zusammenarbeiten. Sie kann Ihnen die kleinen Hornhautstellen entfernen und dafür sorgen, dass Ihr Zehnagel nicht mehr einwächst. Sie erklärt Ihnen auch, wie Sie Ihre Fußnägel schneiden müssen und worauf Sie als Diabetiker bei der Fußpflege besonders achten sollten. Aber keine Angst: Sie haben derzeit keine Nervenstörung an Ihren Füßen. Und damit das so bleibt, passen wir gemeinsam auf. Denken Sie bitte daran, jeden Tag einmal gründlich Ihre Füße zu untersuchen. Und selbst bei einer kleinen Verletzung oder Wunde kommen Sie bitte sofort zu mir, damit es zu keiner Entzündung kommt. Bei den Füßen sollten Patienten mit Diabetes mellitus nicht spaßen!"

Otto bekommt Insulin

„So, Herr Kleinschmidt, und nun können Sie sich wieder anziehen." In der Zwischenzeit schaut sich der Diabetologe in Ruhe Ottos Unterlagen an, vor allem sein ausgefülltes Profilblatt. Wie schon erwartet, verordnet er Otto aufgrund der schlechten Zuckerwerte eine Insulintherapie.

Dr. Zeit erklärt Otto, dass er von nun an zusätzlich zu seinen Tabletten, die den Wirkstoff Metformin enthalten, Insulin spritzen muss. Nur so hat er eine Chance, aus der gefährlichen Stoffwechsellage herauszukommen. Otto bekommt gleich zwei Insuline verordnet: eines, das er zu den Mahlzeiten spritzen soll, und eines für die Nacht.

Aufgrund von Ottos Werten und seiner Lebensweise hat Dr. Zeit sich für ein besonders schnelles Insulin zu den Mahlzeiten entschieden, für ein sogenanntes Kurzzeit-Analoginsulin. Als Nachtinsulin hat der Diabetologe ein Langzeit-Analoginsulin ausgesucht.

Der Arzt nimmt den Telefonhörer ab und ruft seine Diabetesberaterin Frau Fröhlich an, die sich in ihrem Besprechungszimmer, dem „Roten Salon", aufhält. Mit ihr bespricht er kurz Ottos individuelle Therapie, wobei Dr. Zeit die Insulinmengen und die Starttherapie vorgibt. Die Fachworte fliegen nur so hin und her. Man merkt, beide sprechen die gleiche Sprache. Kurz darauf legt Dr. Zeit den Telefonhörer wieder auf und wendet sich Otto zu.

Dr. Zeit erklärt ihm, dass Insuline sorgfältig wie ein Maßanzug angepasst werden müssen. „Herr Kleinschmidt, dazu schaue ich mir regelmäßig Ihre Werte an und passe das Insulin individuell an. Das müssen wir so lange machen, bis Ihre Werte sich wieder stabilisiert haben. Aber ich verspreche Ihnen, gemeinsam schaffen wir das in relativ kurzer Zeit. Denken Sie immer daran: Insulin ist das, was Sie brauchen. Damit ersetzen wir, was von der Natur aus fehlt. Insulin hat keine Nebenwirkungen – außer Sie spritzen zu viel – und es schützt jede Ihrer Zellen. Das brauchen Sie jetzt in Ihrer Situation."

Ganz wichtig sei nur, dass Otto jeden Tag seine Blutzuckerwerte misst und sie ihm mitteilt. An den Tagen, an denen Otto nicht zur Schulung in die Praxis kommt, kann er die Werte gerne auch per Fax durchgeben. Wenn etwas an den Einstellungen geändert werden muss, wird die Praxis ihn zurückrufen.

Selbst ist der Mann

Nach dem Gespräch mit Dr. Zeit geht Otto zurück in das Wartezimmer, um auf Frau Fröhlich zu warten. Sie soll ihm das Insulinspritzen beibringen. Nach ein paar Minuten ist es so weit.

Mensch, das klappt ja hier wie am Schnürchen. Die sind richtig gut organisiert.

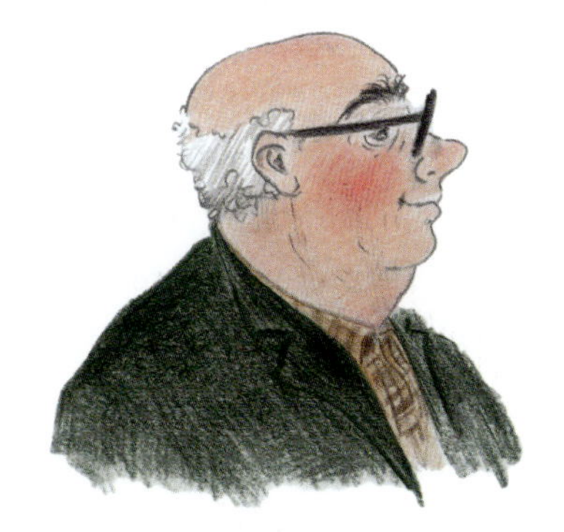

Otto folgt der Diabetesberaterin in den „Roten Salon". Auf dem Tisch ist alles vorbereitet. Ottos Gelassenheit ist mit einem Mal wieder wie weggewischt. Ihm ist richtig mulmig – und am liebsten würde er sofort von hier verschwinden.

Frau Fröhlich trägt heute eine lilafarbene Kette zu ihrer weißen Kleidung. Wie schon gestern ist sie sehr nett und vor allem ganz ruhig. Als Erstes fragt sie ihn, ob mit der Blutzuckermessung alles geklappt hat. Otto holt wieder seine Blätter hervor und zeigt ihr sein Blutzucker-Tages- und -Nachtprofil – letzte Nacht hat er sich dafür extra den Wecker auf 3:00 Uhr gestellt.

Die erfahrene Diabetesberaterin ist begeistert und lobt ihn, wie schnell er die Blutzuckerselbstkontrolle schon umgesetzt hat. Sie meint, er hätte damit schon einen großen Baustein in seiner Diabetestherapie alleine geschafft. Otto strahlt: Es ist noch früh am Morgen und er ist bereits das zweite Mal an diesem Tag gelobt worden. Toll!

Frau Fröhlich schaut sich das Profilblatt genau an. Ottos Blutzuckerwerte liegen zwischen 163 mg/dl (9 mmol/l) und 394 mg/dl (21,8 mmol/l). Sein Morgenwert beträgt 217 mg/dl (12 mmol/l). Er wundert sich. Die Beraterin erklärt ihm, dass jede Bewegung, jede Muskelarbeit hilft, den Zucker zu senken. „Ihre Zellen reagieren dann besser auf das Insulin und Ihre Insulinempfindlichkeit steigt, aber davon erzähle ich Ihnen mehr in der Schulung."

Frau Fröhlich bestätigt – in Ottos Augen leider – die Äußerung von Dr. Zeit: „Herr Kleinschmidt, die Insulintherapie ist die einzige Möglichkeit, wie wir schnell Ihren Blutzucker in den Griff bekommen. Schauen Sie, ich habe schon alles für Sie vorbereitet."

Auf dem Tisch liegen zwei „Kugelschreiber" in unterschiedlichen Farben und eine rote Mappe. Als Erstes reicht ihm die Diabetesberaterin die rote Mappe. Das sei Ottos persönliche Schulungsmappe. Die sei so ähnlich wie die Bedienungsanleitung für seinen Bagger. In der roten Mappe kann er immer alles nachlesen und sich auch Notizen machen.

Alles auf einen Blick: die rote Mappe

Die rote Mappe ist ein DIN-A4-Schnellhefter, in dem die Patienten sämtliche Informationsunterlagen, die sie in der Praxis erhalten, abheften können. Die rote Mappe enthält:

- Deckblatt mit Angaben zur Person und zur Insulintherapie
- Dokumentationsblatt: Hier werden Insulinmengen und Blutzuckerwerte notiert
- Leitfaden zum Insulinspritzen
- Tipps zum richtigen Insulinspritzen
- Fehlerquellen beim Insulinspritzen
- Merkblatt zur Unterzuckerung
- Informationsblatt zum Thema „Autofahren und Insulin"
- Gesundheits-Pass Diabetes für die Kommunikation zwischen Patient und Arzt

Auch die „Checkliste Blutzuckermessen" wird sinnvollerweise in der roten Mappe abgeheftet.
Damit haben die Patienten jederzeit Zugriff auf wichtige Informationen, die sie brauchen.
Dazu gibt es noch ein Notfallkästchen mit Traubenzucker, die sogenannte „Lebensversicherung für Diabetiker".

Dann zeigt Frau Fröhlich ihm die beiden „Kugelschreiber" und erklärt, das seien Insulinpens. Ein Pen ist für sein Essensinsulin, der zweite Pen für sein Nachtinsulin. Beide haben unterschiedliche Farben, damit man sie nicht verwechselt. Otto ist erstaunt. Damit hat er nicht gerechnet.

„Und wo sind die großen Spritzen und die langen Nadeln, die Oma Gertrud immer ausgekocht hat?", fragt er. Otto kann sich noch gut daran erinnern, dass Opa Fritz die Nadeln einmal pro Woche am Badetag selbst geschliffen hat. Für ihn als Feinmechaniker war das kein Problem.

Von der Natur abgeschaut

Das sieht ja aus wie früher in der Schule, wo ich auch immer eine Patrone in einen Füllfederhalter eingesetzt habe. Das kann eigentlich nicht so schwierig sein, auch wenn ich jetzt durch die viele Arbeit so dicke Finger bekommen habe.

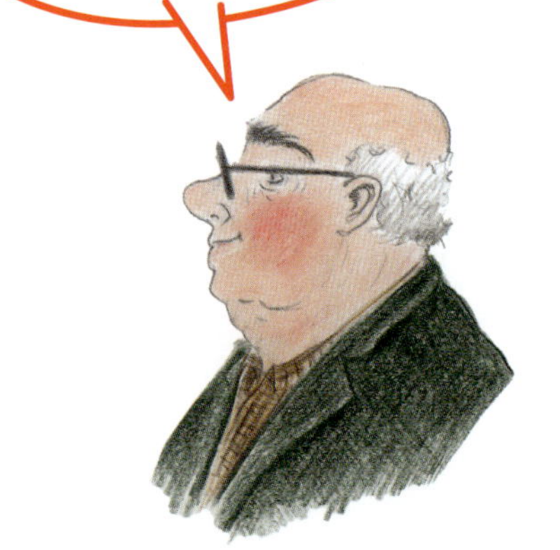

Im nächsten Schritt zeigt Frau Fröhlich Otto, wie die beiden Pens funktionieren. Sie schraubt als Erstes den Pen für das Essensinsulin auseinander und setzt eine Insulinpatrone ein. „Herr Kleinschmidt, das Essensinsulin, das Dr. Zeit für Sie ausgesucht hat, geht ab wie ein Ferrari. Denn: Je molliger ein Patient ist, umso schneller bzw. kürzer muss das Essensinsulin wirken. Dr. Zeit hat für Sie ein Kurzzeit-Analoginsulin ausgesucht, ein sogenanntes ‚Ferrari-Insulin'."

„Dieses Insulin", erklärt Frau Fröhlich weiterhin, „arbeitet fast so schnell wie das Insulin, das der menschliche Körper selbst herstellt." Und wie man weiß, macht es die Natur immer am besten.

„Das Essensinsulin ist für den unmittelbaren Mehrbedarf von Insulin zu den Mahlzeiten. Herr Kleinschmidt, Sie sollten dieses Insulin immer in das Unterhautfettgewebe Ihres Bauchs spritzen. Sonst nirgendwohin. Später, wenn Sie alles im Griff haben, können Sie mit Ihrem Essensinsulin sogar bei Bedarf alle zwei Stunden Ihren Blutzucker korrigieren. Damit werden Sie schnell und zuverlässig ein guter Chef über Ihren Zucker. Aber wie das genau funktioniert, das lernen Sie im Detail in der Schulung."

Nachdem Frau Fröhlich die Insulinpatrone eingesetzt hat, schraubt sie eine Nadel auf und ratzfatz ist der Pen mit Ottos Essensinsulin fertig.

Die Diabetesberaterin hält den gefüllten Pen senkrecht vor Ottos Augen und er muss ihr sagen, was er sieht. Das ist ganz wichtig, denn vor jedem Spritzen muss das Aussehen des Insulins kontrolliert werden.

Durchsicht garantiert

Ein Essensinsulin sieht immer aus wie eine klare Flüssigkeit. Sieht es „flockig/wolkig" aus, ist das Insulin nicht mehr verwendungsfähig. Das passiert immer dann, wenn das Insulin zu warm oder zu kalt wurde bzw. wenn das Haltbarkeitsdatum abgelaufen ist.
Insulin darf nicht wärmer als bei 37 °C gelagert werden und wenn es im Kühlschrank liegt, dann auch nicht in der Nähe der Kühlschrankrückwand. Dort kann es sogar leicht gefrieren.

Im Kühlschrank bewahrt man Insulin am besten im Butterfach oder Gemüsefach auf. Insulin ist ein Eiweiß aus Aminosäure-Bausteinen und das bedeutet: Insulin ist temperaturempfindlich.

Otto schaut sich die Flüssigkeit in seinem Pen genau an. Das Essensinsulin ist ganz klar. „Gut", meint Frau Fröhlich, „jetzt müssen wir den gefüllten Pen entlüften." Dazu spritzt Frau Fröhlich zwei Einheiten in die Luft. So sieht sie auch, ob die Nadel durchgängig ist.

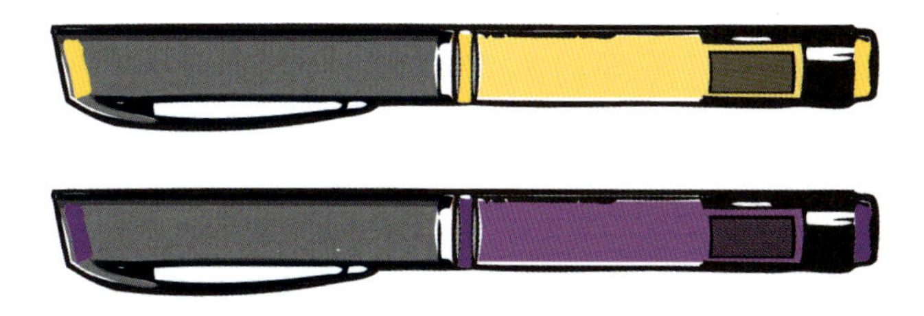

Am falschen Ende gespart

Eine Insulinnadel ist ein Einmalartikel, d. h., sie sollte nur einmal verwendet werden. Wenn man sie mehrmals benutzt, kann sie sich zu einem kleinen Anglerhaken verformen. Was die wenigsten wissen: Die Nadelspitze kann sich bereits nach der ersten Benutzung verbiegen, was mit dem bloßen Auge oft nicht zu erkennen ist. Verwendet man nun die Insulinnadel ein zweites Mal oder sogar mehrmals – sei es aus Gründen der Bequemlichkeit oder um Geld zu sparen – , dann riskiert man erhebliche Konsequenzen am Injektionsort. Die Insulininjektion schmerzt nicht nur, sondern das Gewebe, in das man gespritzt hat, kann sich entzünden. Oftmals entstehen so Verdickungen, die teilweise wie kleine Klöße aussehen.

Ein kleiner Tipp:
Halten Sie es mit den Insulinnadeln wie mit Ihrem Papiertaschentuch – das benutzen Sie ja auch nur einmal und werfen es dann weg.

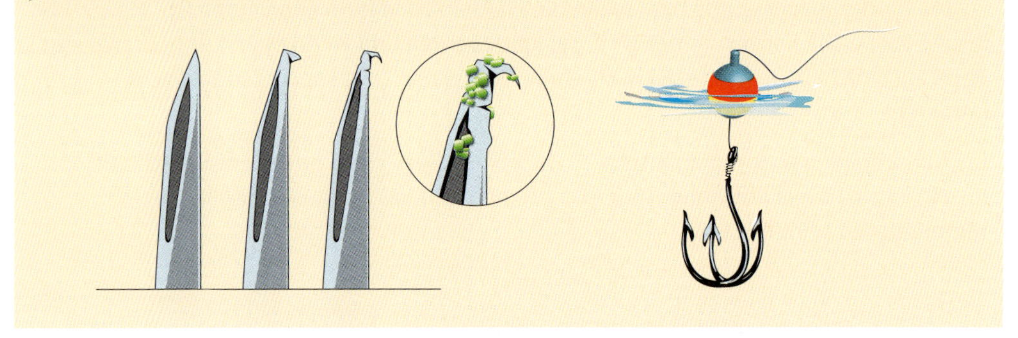

Nachdem der Pen entlüftet ist, stellt die Diabetesberaterin die vom Arzt empfohlene Insulindosis, d. h. die Anzahl der Insulineinheiten, am Pen ein. Damit ist Ottos Pen mit dem Essensinsulin fertig. Frau Fröhlich wendet sich jetzt dem zweiten Pen mit Ottos Nachtinsulin zu.

In diesem Fall hat Dr. Zeit sich für ein neues Langzeit-Analoginsulin entschieden. Es hat eine längere und flachere Wirkkurve und passt damit sehr gut zu Ottos Blutzuckerprofil (nachts relativ gute Werte, am Morgen viel zu hohe Werte). Außerdem fällt bei diesem Insulin – anders als bei den NPH-Insulinen – das Mischen weg. „Und das“, sagt Frau Fröhlich, „war in der Vergangenheit oft eine große Fehlerquelle. Ohne Mischen ist es für die meisten Patienten wesentlich bequemer.“

Frau Fröhlich schraubt nun den zweiten Pen auseinander, legt die Patrone mit Ottos Nachtinsulin ein und entlüftet den Pen. Dann hält sie den Pen in Augenhöhe hoch und schaut nach der Flüssigkeit. Auch das Langzeit-Analoginsulin ist eine klare Flüssigkeit. Otto soll es so spät wie möglich spritzen, d.h. erst wenn er ins Bett geht. In Ottos Fall also zwischen 23:00 und 24:00 Uhr.

Die Stunde der Wahrheit

Beide Pens liegen nun startklar auf dem Tisch und Otto ist erst einmal erleichtert … bis Frau Fröhlich meint: „So, Herr Kleinschmidt, jetzt zerlegen wir alles noch einmal und dann bauen Sie es alleine zusammen." Otto schluckt und holt tief Luft. Aber er schafft es ohne Probleme! „Ich habe es doch gewusst, dass Sie das können, Herr Kleinschmidt." Frau Fröhlich ist von Otto begeistert.

Doch nun wird es ernst. Die Diabetesberaterin will, dass Otto sich das Essensinsulin spritzt, denn es ist kurz vor dem Mittagessen. Dafür soll er den Pen in seinen Bauch stechen. Otto wird ganz blass um die Nase. Frau Fröhlich versucht ihn zu beruhigen: „Herr Kleinschmidt, das tut doch nicht weh!"

Die hat gut lachen. Die muss sich ja nicht in den Bauch stechen.

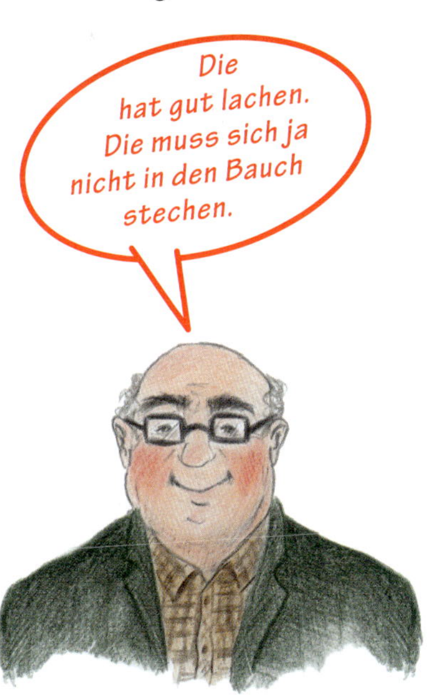

Frau Fröhlich spürt Ottos Probleme und bietet ihm an, das Spritzen gemeinsam zu üben. Sie dreht sich um und holt ein Kissen aus dem Regal: „Schauen Sie, Herr Kleinschmidt, ich habe hier unseren Praxisspecki. Das war einmal ein Stillkissen, das ich verändert habe. Damit üben wir jetzt."

Gesagt, getan. In Windeseile schnallt Frau Fröhlich sich den Praxisspecki um. Er sieht aus wie ein großer Rettungsring, der hinten offen ist. Das letzte Mal, dass Otto so was gesehen hat, war im Schwimmbad.

Das sieht total lustig aus und Otto muss lachen. Die Diabetesberaterin setzt sich neben Otto auf einen Stuhl und zeigt ihm, wie er eine Falte bilden soll. Sie hebt mit ihrem Finger den Praxisspecki um 3–4 cm an und bildet eine Falte. Dann fordert sie Otto auf, die Falte anzufassen. Otto kann es nicht glauben, das Material fühlt sich wirklich wie Speck an.

Aus Sicherheitsgründen hat Frau Fröhlich die Falte circa drei Zentimeter vom Bauchnabel entfernt gebildet. Sie weist Otto darauf hin, dass er das bei seinem Bauch auch so machen soll. Dabei sei es wichtig, auf den richtigen Abstand zum Bauchnabel zu achten. Das Gleiche gilt übrigens auch für Narben. Auch dort soll Otto beim Spritzen einen Sicherheitsabstand von circa drei Zentimetern einhalten.

Otto schaut sich den Praxisspecki näher an. Frau Fröhlich erklärt ihm, dass sie zur besseren Orientierung einen Bauchnabel auf dem Praxisspecki eingezeichnet habe. Ihr sei es wichtig, dass die Patienten lebensnah üben können und ihre Angst vor dem Spritzen verlieren.

Im nächsten Schritt nimmt die erfahrene Diabetesberaterin den Pen, der mit Essensinsulin gefüllt ist, und spritzt ihn in den Praxisspecki. „So Herr Kleinschmidt, jetzt sind Sie dran." Frau Fröhlich drückt Otto den Pen in die Hand. Otto ist ganz verwirrt und hat Angst.

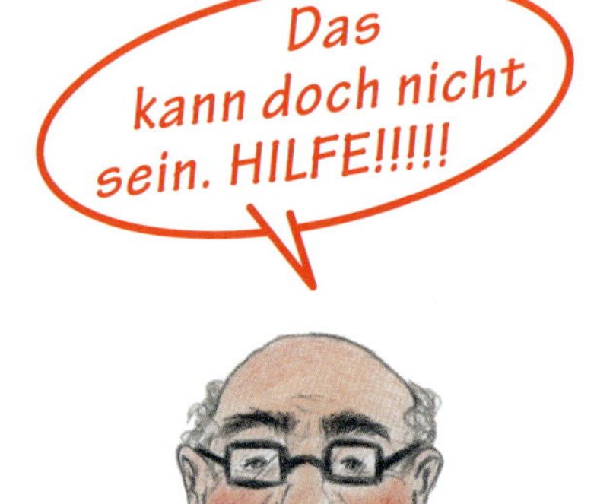

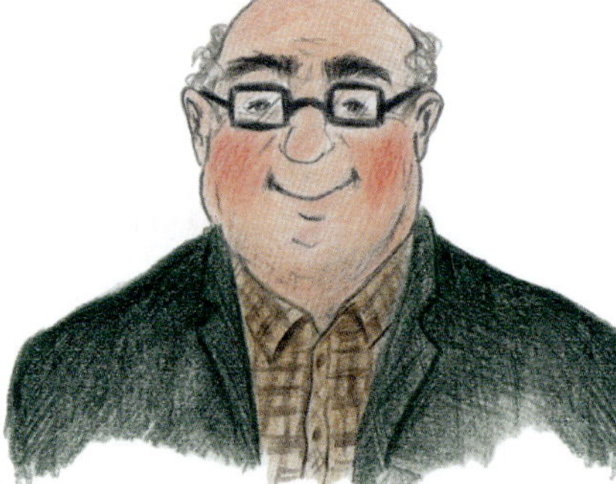

Frau Fröhlich meint unbeirrt: „Herr Kleinschmidt, keine Sorge! Sie müssen sich nicht gleich in Ihren Bauch spritzen. Ich schnalle Ihnen nun unseren Praxisspecki um und dann üben Sie hier in aller Ruhe, wie man richtig spritzt."

Otto holt tief Luft und ist erleichtert. Er macht alles genau nach – denkt er. „Ihre Falte ist zu klein, Herr Kleinschmidt", erklärt ihm Frau Fröhlich.

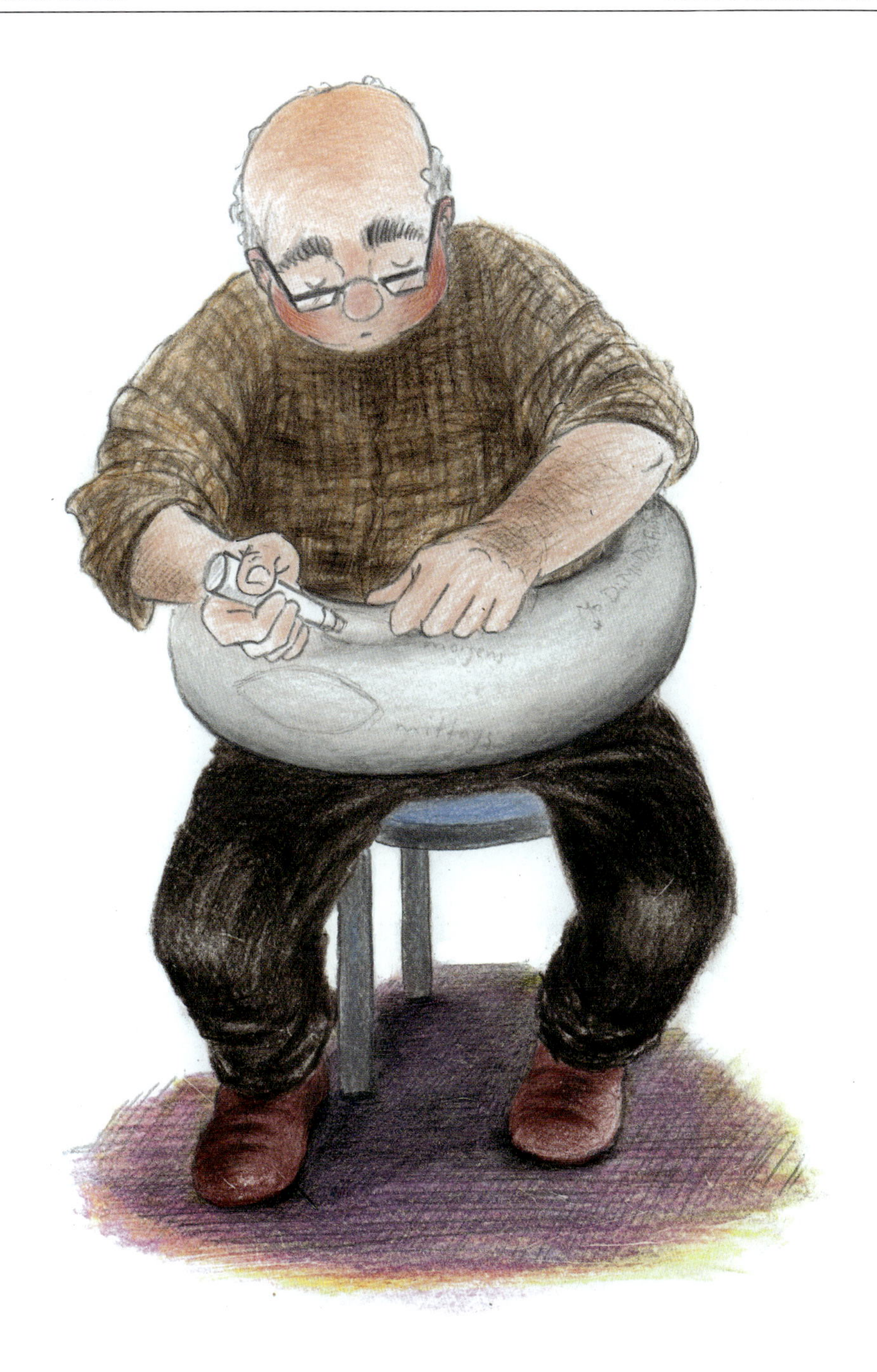
morgens
mittags

„Sie müssen eine größere Falte in den Praxisspecki machen. Sonst läuft das Insulin eventuell aus dem Stichkanal wieder hinaus. Wichtig ist auch, dass Sie nach dem Drücken des Pens bis zehn zählen, bevor Sie die Nadel herausziehen. Nur so hat das Insulin eine Chance, sich zu verteilen."

Otto fängt an zu lachen: „Oh Frau Fröhlich, da werden wir später aber ein Problem bekommen. Ich habe nämlich einen Trommelbauch, der ist ganz fest. Da kann ich überhaupt keine Falte bilden."

„Keine Sorge, Herr Kleinschmidt, das werden wir sehen. Jetzt üben Sie erst den Umgang mit dem Pen und das richtige Injizieren." Der Pen funktioniert super und Otto kommt mit dem Praxisspecki gut klar.

Dann aber schlägt die Stunde der Wahrheit. Otto schraubt eine neue Nadel auf seinen Pen, stellt zwei Sicherheitseinheiten ein, hält den Pen senkrecht nach oben auf Augenhöhe, drückt die Sicherheitseinheiten heraus und sieht, wie klare Flüssigkeit herausperlt. Damit hat er erfolgreich die Durchgängigkeit der Nadel geprüft.

Normalerweise würde er anschließend seine vorgegebene Insulindosis laut Anpassungsplan von Dr. Zeit spritzen und dann direkt essen. Stattdessen übt er jetzt nur den Injektionsvorgang oder, wie Frau Fröhlich meint, das „trockene Spritzen". Otto soll seine Insulintherapie nämlich erst mit dem Mittagessen starten.

Otto öffnet das Hemd und tatsächlich: Er hat eine rosafarbene Kugel, die ganz fest ist. Otto zögert. Die Diabetesberaterin ermuntert ihn: „Herr Kleinschmidt, Sie haben Recht, bei Ihrem Trommelbauch kann man fast keine Falte bilden, aber Sie haben genügend Bauchfett. Was halten Sie davon, wenn wir das jetzt zusammen machen?"

Bevor es losgeht, fragt Otto noch schnell: „Treffe ich beim Spritzen auch kein inneres Organ?"

Frau Fröhlich beruhigt ihn. „Herr Kleinschmidt, es kann nichts passieren. Schauen Sie, es geht so: Sie nehmen den Pen in Ihre rechte Hand." Frau Fröhlich hält inne und korrigiert noch kurz Ottos Handhaltung, denn er braucht viel Kraft im Daumen, um den Pen leichter herunterzudrücken. Dann führt sie seine Hand an den Bauch, um ihm zu helfen.

Otto ist so darauf konzentriert, den Pen richtig zu halten, dass er gar nicht spürt, wie die Nadel in seinen Bauch sticht. Die Diabetesberaterin sagt ihm: „Super, Herr Kleinschmidt, bitte lassen Sie die Nadel in Ihrem Bauch und zählen Sie bis zehn. Dann ziehen Sie ohne großes ‚Herumrühren' die Nadel in einem Rutsch heraus." Er kann es kaum glauben. Otto fallen drei Backsteine von der Seele.

Die Diabetesberaterin antwortet mit einem kleinen Lächeln: „Herr Kleinschmidt, wir waren ja auch sehr zärtlich zu Ihnen. Ich habe ganz feine und kurze Nadeln für Sie ausgesucht. Für Ihren Bauch nehmen Sie 8 mm lange Nadeln, das ist sehr individuell. Und für Ihre Oberschenkel, die sind relativ schlank, da nehmen Sie 4 mm lange Nadeln."

„Und wenn Sie sich in die Oberschenkel spritzen, dann setzen Sie sich am besten ein bisschen schräg hin und spritzen seitlich in die obere Hälfte des äußeren Oberschenkels. Denken Sie bitte dran: Insulin muss unbedingt ins Fettgewebe gespritzt werden! Achten Sie darauf, dass Sie Ihre Nadeln nicht verwechseln. Denn wenn Sie hier am Oberschenkel die lange Nadel nehmen, landet diese wie auch das Insulin im Muskel. Da Insulin wesentlich rascher aus der Muskulatur ins Blut transportiert wird, kann das zu Unterzuckerungen führen."

Ottos Anpassungsplan

Am Ende der Insulineinstellung erhält Otto von Frau Fröhlich den Anpassungsplan, den Dr. Zeit für ihn entworfen hat. Die Diabetesberaterin erklärt ihm, wie der Plan zu lesen ist. Je nach Höhe seines Blutzuckers kann Otto seine individuellen Insulinmengen, die er spritzen soll, berechnen. Aber: Bei einem Blutzuckerwert unter 80 mg/dl (4,4 mmol/l) darf er kein Insulin spritzen. Otto muss den Anpassungsplan in seine rote Mappe legen.

„Herr Kleinschmidt, bitten füllen Sie jeden Tag das Dokumentationsblatt aus und legen Sie es hier in Ihrer roten Mappe ab", sagt Frau Fröhlich. „Anhand dieser

Dokumentationsblätter", erklärt Frau Fröhlich, „wird Dr. Zeit Ihr Insulin Tag für Tag an Ihre individuellen Werte anpassen. Und jedes Mal, wenn Sie zur Schulung kommen, geben Sie bitte Ihre rote Mappe am Empfang ab. Während Sie dann in der Schulung sind, schaut Dr. Zeit sich Ihre Werte an und empfiehlt bedarfsgerecht Ihre Insulindosierung. Am Ende der Schulung gebe ich Ihnen dann Ihre rote Mappe wieder zurück. So schneidern wir gemeinsam Ihren persönlichen Maßanzug."

Was, das war alles? Das Spritzen hat ja gar nicht wehgetan.

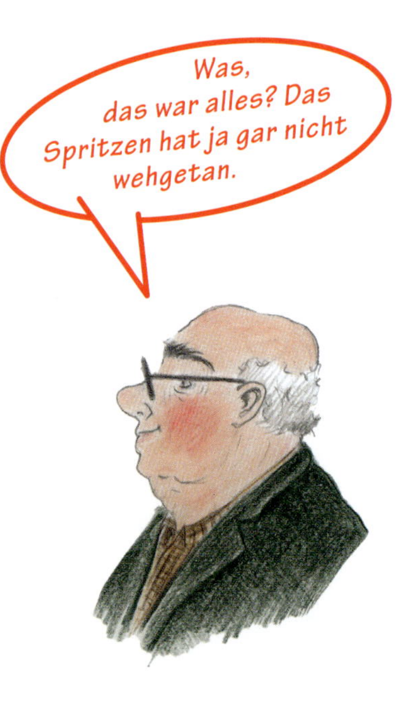

Sicherheit hat Vorfahrt

Am Ende der Insulineinstellung muss Otto noch ein Informationsblatt mit „Regeln zum Autofahren" lesen und das auch unterschreiben. Das ist sehr wichtig. Denn was Otto nicht weiß: Durch Blutzuckerentgleisungen (sehr hoher Zucker oder Unterzuckerungen) kann es zu Sehstörungen und Störungen der Hirnleistung kommen.

Zuckerwerte sollten auch nicht zu schnell abgesenkt werden. Die Augen brauchen ca. 4–6 Wochen, bis sie sich an die neue Stoffwechsellage angepasst haben. Sollte Otto in dieser Zeit zum Augenarzt oder zum Optiker müssen, zum Beispiel wegen einer neuen Brille, muss er auf seine Insulineinstellung hinweisen. Denn bei einer Ersteinstellung auf Insulin werden die Werte bei der Augenprüfung stark beeinflusst.

Frau Fröhlich gibt ihm deshalb den Tipp, idealerweise das Auto während der Insulineinstellung zu Hause stehen zu lassen und stattdessen mit öffentlichen Verkehrsmitteln oder dem Taxi zu kommen. Oder seine Frau, Freunde, Nachbarn und Bekannte bitten, ihn mitzunehmen. Das ist auf jeden Fall die sicherste Lösung. Otto will davon natürlich nichts wissen. Er und kein Auto fahren. Nein, das kommt für ihn nicht in die Tüte!

„So Herr Kleinschmidt, jetzt haben Sie es für heute geschafft!", sagt Frau Fröhlich und strahlt Otto an. „Jetzt vergessen Sie nur nicht, Ihre rote Mappe zu jeder Schulung mitzubringen – und immer schön die Brille mitnehmen", ermahnt sie ihn.

IV. Ottos 1. Schulungstag

- *Vorstellungsrunde*
- *Zielvereinbarung*
- *Die Säulen der Diabetestherapie*
- *Was für ein Diabetes-Typ bin ich?*
- *Insulinresistenz*

Otto fängt mit seinem Diabetes-Führerschein an

Ich habe Autofahren gelernt, ich kann Lkw und Bagger fahren, da werde ich auch meinen Diabetes-Führerschein packen.

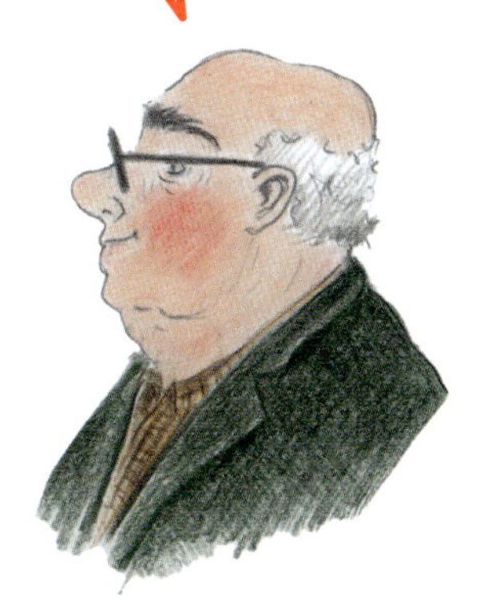

Otto kommt gut gelaunt die Treppe herunter. Es ist kurz vor 8:00 Uhr und er hört Anneliese in der Küche den Frühstückstisch decken. Wenn er an die knusprigen Brötchen und an den frischen Kaffee denkt, läuft ihm schon das Wasser im Mund zusammen. Otto ist leicht nervös.

Um 9:00 Uhr beginnt seine Diabetesschulung bzw. wie Frau Fröhlich es gemeint hat – er fängt jetzt mit seinem Diabetes-Führerschein an. Das sei wie eine erste Fahrstunde.

Otto setzt sich an den Kaffeetisch und nimmt sich ein leckeres Brötchen. Mmh, und frische Hausmacher Leberwurst ist auch da … Anneliese schenkt ihm fürsorglich seinen Kaffee ein. Plötzlich hält er inne: Oh Schreck, er hat vergessen, seinen Blutzucker zu messen. Gut, dass er das ganze Zeug auf die Anrichte gelegt hat, neben den Obstkorb und den Stapel mit den Zeitungen. Er holt sein funkelnagelneues Blutzuckermessgerät, dessen Platin-Farben ihm gut gefallen. Es sieht richtig sportlich aus, so wie ein Audi oder BMW.

Wie schon gestern nimmt er seine Stechhilfe, setzt sie seitlich an der Fingerbeere seines linken Ringfingers an und drückt ab. Nichts passiert. Es kommt kein Blut. Auch das noch, denkt Otto. Gestern hat doch alles so schön geklappt. „Anneliese, bitte hol mir schnell meine rote Mappe. Da ist irgend so ein Blatt drin, wo draufsteht, was ich jetzt machen muss." Anneliese springt auf. Seitdem Otto gesagt bekommen hat, dass er Diabetes hat, ist es mit der Ruhe beim Essen vorbei. Immerzu ist was – aber na ja, er wird sich schon mit der Zeit daran gewöhnen. Und so schnell geht das auch nicht. Otto ist immerhin 69 Jahre alt und kein junger Hüpfer.

In der roten Mappe finden die beiden schnell die „Checkliste zum Blutzuckermessen". Anneliese liest sie ihm laut vor. Au Backe, er hat auch das Händewaschen vergessen. Schnell flitzt Otto ins Bad und wäscht sich seine Hände gründlich. Als er wiederkommt, lässt er seine Hand etwa eine Minute seitlich am Körper herunterhängen, damit das Blut hineinfließen kann. Otto massiert seinen Finger leicht – ohne zu quetschen – von der Handfläche bis zur Kuppe. So, das müsste reichen. Otto probiert es ein zweites Mal. Er hat halt „Arbeiterhände" mit viel Hornhaut drauf. Um auf Nummer sicher zu gehen, verstellt er die Stechtiefe an seiner Stechhilfe. Jetzt klappt es. Wie er es bei Jasmin Blume in der Praxis gelernt hat, führt er den Messstreifen an den Blutstropfen und in kurzer Zeit zeigt das Blutzuckermessgerät seinen aktuellen Blutzuckerwert an: 327 mg/dl (18 mmol/l). Viel zu hoch! Warum ist nur so viel Zucker in seinem Blut, er hat doch gestern Nachmittag und auch am Abend keinen Zucker gegessen! Otto ist frustriert. Er trägt seinen aktuellen Wert auf seinem Dokumentationsblatt ein und nimmt sich vor, Frau Fröhlich zu fragen.

Der Appetit ist ihm zwar nicht vergangen, aber so richtig Spaß am Frühstück hat er nicht mehr. Sein Kaffee ist fast kalt und er nimmt erst einmal einen großen Schluck Orangensaft wegen der vielen Vitamine. Das ist bestimmt nicht verkehrt. Dann greift er zur Butter, die er großzügig auf seinem Brötchen verteilt. Die

Hausmacher Leberwurst soll ja nicht quietschen. Otto braucht eine gute Grundlage für den heutigen Tag. Erst die Schulung und anschließend muss er mit dem Bagger noch auf die Baustelle.

Otto verputzt zwei Brötchen: eins mit Leberwurst, eins mit seiner geliebten Fleischwurst. Und zum Schluss noch ein Croissant mit Marmelade auf der einen Hälfte und Nutella auf der anderen. War doch ganz lecker. Der Ärger beim Blutzuckermessen ist vergessen. Gut gestärkt kann der Tag beginnen.

Wenn man was Gutes isst, sieht die Welt besser aus.

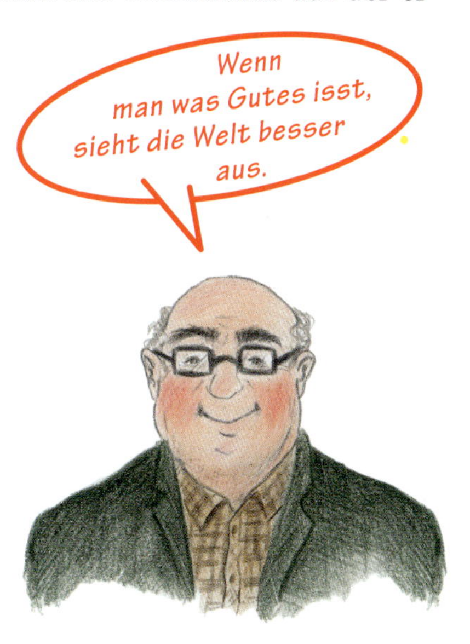

Otto verabschiedet sich von Anneliese, gibt ihr einen dicken Schmatzer auf die Backe, zieht seine Jacke an, holt die Autoschlüssel, packt seine rote Schulungsmappe ein – ach die Brille muss ja auch mit – und fährt zur diabetologischen Schwerpunktpraxis. Er ist zwar immer noch leicht nervös, aber das gute Frühstück hat ihn beruhigt. Otto kennt das von anderen Situationen.

Im „Blauen Salon“

Als Otto die Praxis betritt, wird er von Frau Orthaus freundlich begrüßt. Die Arzthelferin weiß bereits, dass er heute zur Schulung kommt. Wie jeden Patienten, der in die Praxis kommt, fragt sie ihn, ob er noch ein Rezept oder sonst etwas benötigt. Falls ja, dann würde sie es in der Zwischenzeit vorbereiten, damit Otto nicht warten muss. Otto verneint, er hat alles bekommen, was er braucht.

Frau Orthaus schickt Otto in den „Blauen Salon“. Nun, im „Roten“ war er schon, darin befindet sich das Sprechzimmer von Frau Barbara Fröhlich. Er ist gespannt, was ihn nun erwartet und vor allem, wer da ist.

Mit festem Schritt betritt er den „Blauen Salon", einen der Schulungsräume der Praxis, und schaut sich kritisch um. Sieben Personen befinden sich im Raum, die mehr oder weniger schweigsam auf ihrem Platz sitzen und nicht so richtig wissen, was sie hier eigentlich sollen. Otto sucht sich einen freien Platz am Fenster aus, er braucht frische Luft. Kaum dass er sitzt, wird er von der Frau neben ihm angesprochen: „Ja hallo, was willst du denn hier? Wir haben uns ja schon lange nicht mehr gesehen …" Otto ist überrascht. Ein Erkennen geht über seine Gesichtszüge. Die Frau neben ihm ist seine Schulkameradin Wilfriede Gärtner.

Ja, die Wilfriede, mein Gott, wie die sich verändert hat!

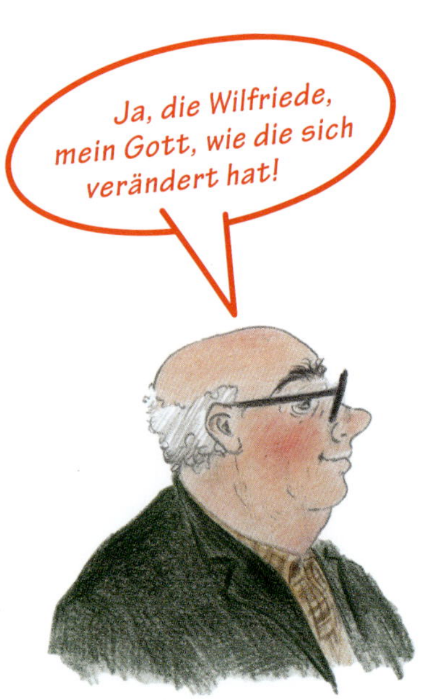

Wilfriedes Oberweite ist enorm und sie hat einen Bauch, der sich wie ein Frankfurter Kranz in Nabelhöhe befindet. Aber ihre Art ist immer noch dieselbe. Wie früher ist sie offen, lustig, lautstark und ihr Mund steht keine Minute still. Wilfriede wusste schon immer alles, sie ist besser als jede Dorfzeitung. Anneliese sagt immer, „Wenn man etwas wissen will, muss man nur Wilfriede fragen."

Otto lässt seinen Blick durch den Schulungsraum schweifen. Gemütlich ist es hier. Man spürt gar nicht, dass man beim Arzt ist. Der Raum ist hell und freundlich, die Stühle haben blaue Sitzpolster. Ach deswegen heißt er „Blauer Salon", kombiniert Otto richtig. An der Wand befindet sich ein Regal mit den unterschiedlichsten Sachen drin: Eine Waage kann er erkennen, ebenso zwei Schwämme, von denen der eine total mit gelbem Bauschaum zugeschmiert ist, und verschiedene rote Kugeln mit aufgeklebten Zuckerwürfeln. Auf einem Stuhl steht sogar eine große Schatzkiste mit einem großen Vorhängeschloss. So etwas hat sein Enkelkind, das Chantalsche, auch. Anneliese hat die Kiste in einem schwedischen Möbelhaus gekauft.

Vorne auf dem Tisch stehen Blumen und im Hintergrund hört man leise Musik. Es sieht ja gerade so aus, als würde jemand Gäste erwarten.

Auf der gegenüberliegenden Seite entdeckt Otto ein weiteres Regal mit der Aufschrift „Barbara Fröhlich – Einkaufsladen“. Darin befinden sich viele Lebensmittelpackungen, künstliche Bananen und auch Getränke. Otto sieht sein Lieblingsbier. Ob die wohl hier manchmal eine Party feiern?

An der Stirnseite gegenüber der Eingangstür des „Blauen Salons“ steht an der Wand eine Schautafel mit einem Willkommensposter. Otto liest leise: „Herzlich willkommen zur Diabetesschulung. Ihr Diabetesteam.“ In der rechten Ecke darüber ist eine große lachende Sonne aufgemalt, die Otto lustig zublinzelt. Daneben steht eine große transportable Magnetwand, an der eine lebensgroße Schulungsfigur hängt. Sehr interessant, was es hier so alles gibt. Ob er wohl auch lernen wird, wie es im Inneren eines Menschen aussieht?

Die Tische im Schulungsraum stehen wie in einem „U“. Das hat den Vorteil, dass jeder den anderen von vorne sieht und man gut miteinander reden kann. Vor der Schautafel steht ein etwas größerer Tisch. Das ist der Platz von Frau Fröhlich.

Als Otto jung war, waren die Plätze in der Schule noch am Boden festgeschraubt. Die Tischplatten waren aus massivem Holz, in dem sich Generationen von Schülern und Schülerinnen verewigt hatten. „Uli liebt Magda, Alfons ist doof“ – heimlich wurden die Worte eingeritzt, denn wenn der Lehrer das sah, gab es richtig Ärger. Damals durften Schüler noch geschlagen werden …

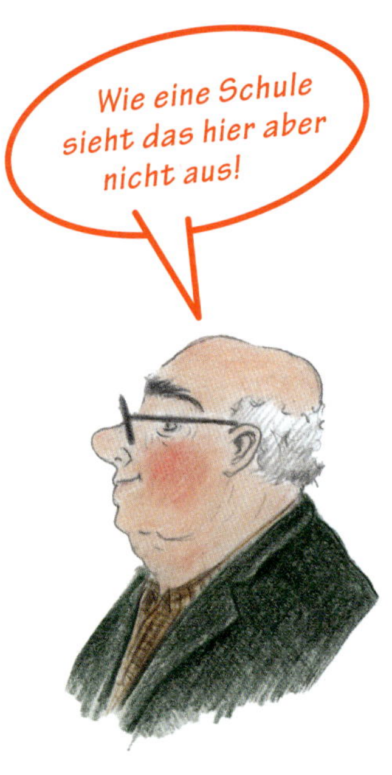

Bei seinen Kindern war das schon anders und erst recht bei seinen beiden Enkeln. Das ist auch gut so, denkt Otto, der nicht die allerbesten Erinnerungen an seine Schulzeit hat. Damals rutschte dem Lehrer schnell mal die Hand aus, zum Beispiel wenn man das Einmaleins nicht vollständig gelernt hatte oder wenn die Schrift nicht schön genug aussah.

Ottos Schulungsrunde

Nachdem er den Schulungsraum intensiv betrachtet hat, widmet Otto sich den weiteren Anwesenden. Auf dem Platz zur Linken sitzt eine ältere Dame, sehr schick, graues Tweedkostüm mit passendem Hütchen, Netzhandschuhe, Stockschirm mit Bernsteinknauf, Perlenohrringe und Perlenkette. Dazu noch ein Seidentuch und eine kleine Krokotasche. Auf ihrem Namensschild steht Frau Hildegard von Buckwitz. Sie wirkt leicht ungeduldig, schaut immer wieder auf ihre goldene Uhr und murmelt vor sich hin ... von wegen sie hätte die Zeit nicht gestohlen und nun müsse ihre Putzfrau ohne Aufsicht arbeiten, was eigentlich nicht ginge, und so schlimm sei das mit ihrem Zucker ja nicht. Sie sei jetzt 86 Jahre, was soll denn da noch passieren? Und eine Schulung in ihrem Alter sei völlig unnötig, alles nur Geldmacherei. Aber Frau von Aalen, mit der sie einmal in der Woche Canasta spielt, hat ihr empfohlen, eine Schulung mitzumachen. Na ja, man will ja mitreden können und wenn der Doktor es auch meint ... Aber Insulin kommt nicht infrage, an ihr werden die sich die Zähne ausbeißen.

Neben Hildegard von Buckwitz nimmt ein normalgewichtiger Mann mit leicht schütterem hellbraunem Haar unauffällig Platz. Er ist sehr korrekt gekleidet, auch wenn sein blauer Anzug mit der dunkelgrauen Krawatte etwas abgetragen wirkt. Nachdem er sich kerzengerade hingesetzt hat, holt er aus seiner Aktentasche einen Schreibblock, mehrere sauber angespitzte Bleistifte und einen weißlichen Radiergummi heraus. Alles zusammen legt er in Reih und Glied vor sich auf den Tisch, so als wären es kleine Zinnsoldaten. Zum Schluss kommt noch eine Thermoskanne mit abschraubbarer Tasse zum Vorschein. Eduard Fleischermann ist Finanzbeamter, wie er später in der Vorstellungsrunde berichten wird. Nachdem er sich im „Blauen Salon" häuslich eingerichtet hat, schaut er erwartungsvoll in die Runde. Von ihm aus kann es losgehen.

Links neben Eduard Fleischermann sitzt eine untersetzte, kräftig gebaute kleine Bauersfrau, die Otto auf Ende Sechzig/Anfang Siebzig schätzt. Auf ihrem

Namensschild steht Frau Kunigunde Ludwig. Sie ist relativ einfach, aber sauber gekleidet, hat eine rosige Gesichtsfarbe und vor allem kräftige Hände.

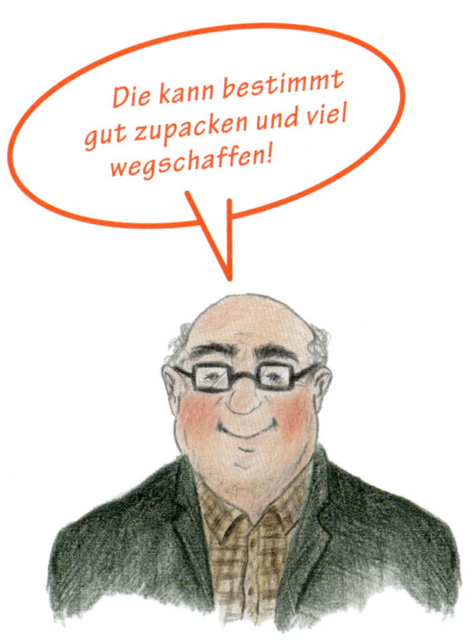

Otto blickt weiter in die Runde. Auf dem Platz neben Kunigunde Ludwig sitzt ein großer, schlanker Mann, der ausgezehrt wirkt. Es ist Dr. Konrad Kraft, Studienrat im Ruhestand. Sein Anzug sieht aus, als wäre er eine Nummer zu groß. Komisch, denkt Otto, was macht denn so ein dünner Hering hier? Ob der Diabetes hat? Der passt doch gar nicht zu uns.

Plötzlich rumort es auf der anderen Seite. Neben Ottos alter Schulfreundin Wilfriede rutscht eine schwer übergewichtige Frau ständig auf ihrem Stuhl hin und her. Sie ist so dick, dass es scheint, als ob sie nicht mehr aus dem Stuhl mit den Armlehnen herauskommt. Und wahrhaftig: Als ein paar Minuten später Jasmin Blume in den „Blauen Salon" kommt, um Unterlagen auf Frau Fröhlichs Tisch zu legen, bittet Emma Herzog – so heißt die Dicke – Jasmin Blume, ihr einen anderen Stuhl zu bringen. Als diese den neuen Stuhl ohne Armlehnen bringt, schafft Emma Herzog es mit Müh und Not, sich zu befreien und den Stuhl zu wechseln. Dabei wird sie ganz rosa im Gesicht. Ihr ist die Angelegenheit sehr peinlich und den anderen im Raum auch.

Später entdeckt Otto, dass sie kaum laufen kann und einen Gehwagen benutzt, den sie draußen im Flur geparkt hat. Emma Herzog ist zwar erst 59 Jahre alt, aber die ehemalige Kinokartenverkäuferin ist schon seit ein paar Jahren Frührentnerin. Sie hat starke Schmerzen beim Laufen und müsste eigentlich an den Knien operiert werden. Aber das sei bei ihrem Gewicht nicht möglich, meint ihr Orthopäde. Außerdem sind ihre Blutzuckerwerte zu hoch und sie nimmt zu viele Tabletten – auch weil sie depressiv ist. Auf Wunsch ihrer Ärzte nimmt sie an der

Schulung teil, um abzunehmen. Aber eigentlich hat sie die Hoffnung schon längst aufgegeben. Das hat doch alles keinen Sinn. Sie seufzt und blickt traurig auf den Platz neben ihr, der noch frei ist.

Es geht los!

Kurz nach 9:00 Uhr betritt Frau Fröhlich, die Diabetesberaterin, mit einem Lächeln den Schulungsraum. Sie nickt nach rechts und nach links und geht zu ihrem Platz vorne an der Tafel.

Als sie gerade „Einen wunderschönen guten Morgen" sagen will, geht die Tür mit Schwung auf und ein Herr mit Handy am Ohr betritt lautstark telefonierend den „Blauen Salon". Mit viel Gepolter setzt er sich auf den freien Platz neben Emma Herzog, steckt umständlich das Handy in die Jackentasche seines Anzugs und blickt herausfordernd in die Gruppe. Auf seinem Namensschild steht Herr Harald Schneider.

Oh, was für ein Typ! Der hat uns gerade noch gefehlt.

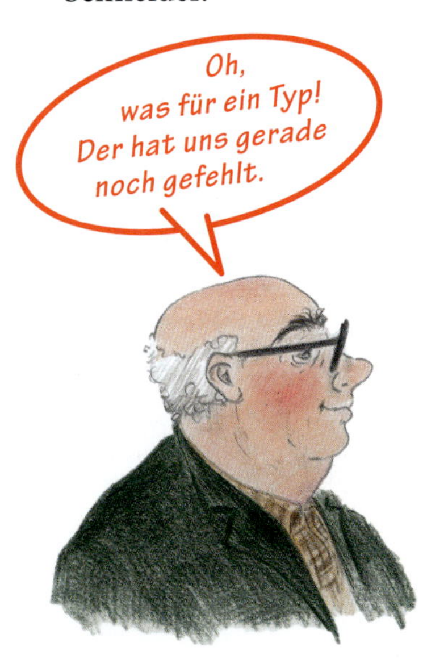

Harald Schneider, seines Zeichens Lebemann und Immobilienmakler, ist Anfang Fünfzig, braun gebrannt, mit aufgedunsenem Gesicht und schwabbeligem Bierbauch. Bei genauerem Schnuppern kann man seine Alkohol- und Nikotinfahne riechen. Na, das kann ja heiter werden – was für ein Mister Wichtig, denkt Otto.

Frau Fröhlich wartet, bis das Gemurmel abebbt, und fängt noch einmal von vorne an. Sie begrüßt die Schulungsrunde auf eine warmherzige Art. Sie erzählt, dass sie schon viele Jahre als Schulungskraft arbeitet und dass ihr das viel Freude bereitet. Überhaupt – viele von ihren Patienten betreut sie schon über mehrere Jahre hinweg. Außerdem sei es ihr Hobby, Schulungsmaterialien zu entwickeln, um den Patienten schwierige medizinische Sachverhalte leichter und einfacher erklären zu können. Vor allen Dingen macht die Schulung damit mehr Spaß.

Auf einen Blick: Ottos Schulungsrunde

1. *Otto Kleinschmidt, 69 Jahre, mollig, Bauunternehmer*
2. *Wilfriede Gärtner, 69 Jahre, große Oberweite, Frankfurter Kranz, Beine überschlank, Hausfrau*
3. *Hildegard von Buckwitz, 86 Jahre, ältere Dame, schlank, Pensionärin*
4. *Eduard Fleischermann, 56 Jahre, normales Gewicht, Finanzbeamter*
5. *Kunigunde Ludwig, 56 Jahre, klein untersetzt, kräftig, Bauersfrau*
6. *Dr. Konrad Kraft, 65 Jahre, sieht schlecht aus, sehr dünn, Studienrat im Ruhestand*
7. *Emma Herzog, 59 Jahre, schwer übergewichtig (ca. 146 kg), depressiv, Frührentnerin*
8. *Harald Schneider, 51 Jahre, braun gebrannt, zu viel Bauch, Lebemann/Makler*

Kennenlernen ist angesagt

Frau Fröhlich nimmt nun eine große Schatzkiste, die die ganze Zeit auf dem Stuhl an ihrer Seite gestanden hat, hoch und stellt sie vor sich auf den Tisch. „Liebe Patienten, ich bin wie das Sandmännchen früher: Ich habe Ihnen etwas mitgebracht.“ Die Diabetesberaterin öffnet das große Vorhängeschloss an der Schatzkiste und erklärt gleichzeitig, das Ganze funktioniere wie bei einer Körperzelle. Man braucht einen (Insulin-)Schlüssel, um sie zu öffnen.

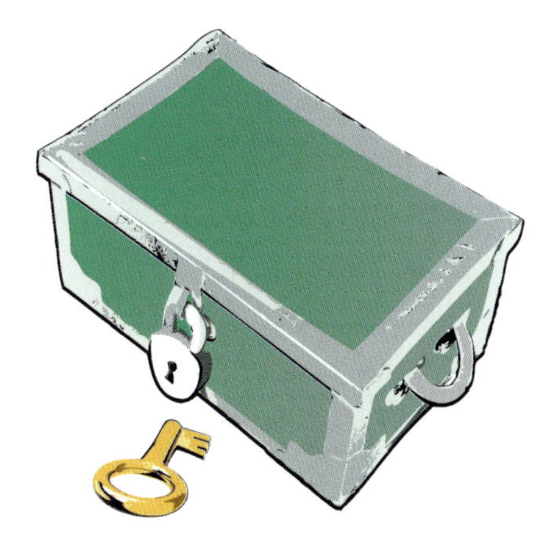

Frau Fröhlich greift in ihre Schatzkiste und holt einen kleinen Ball heraus. „Es ist ein ganz besonderer Ball", sagt sie, „aber das werden Sie gleich sehen, wenn wir ihn vom einen zum anderen weitergeben werden. Es ist ein Vorstellungsball, auf dem sechs Fragen stehen. Jeder von Ihnen beantwortet bitte alle Fragen – aber jeweils nur mit einem Satz."

„Ich fange am besten mit mir an", lächelt Frau Fröhlich, „dann sehen Sie, wie einfach es geht: Mein Name ist Barbara Fröhlich. Ich habe keinen Diabetes, aber in meiner Familie gibt es Diabetes. Mein Lieblingsessen sind Marzipantorte und Mandelhörnchen. Mein Hobby ist Basteln und ich wünsche mir, mehr Zeit für meine kleine Enkeltochter, die süße Lina, zu haben."

Vorstellen leicht gemacht

1. Frage: Name?
2. Frage: Wie lange schon Diabetes?
3. Frage: Welche Therapie/Medikament?
4. Frage: Lieblingsessen?
5. Frage: Hobby?
6. Frage: Wünsche und Ziele?

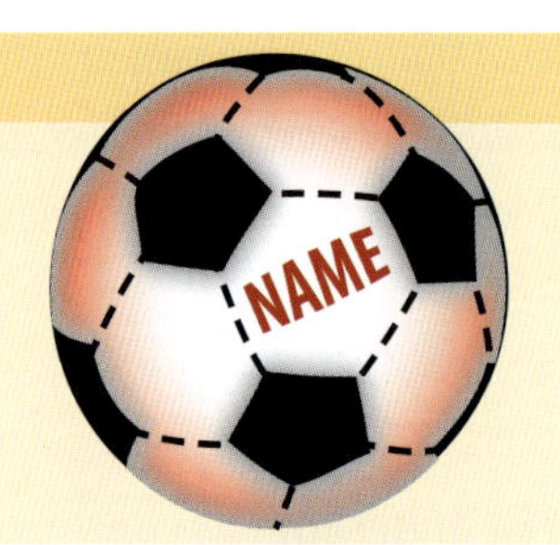

Mit den Worten „So, und nun sind Sie dran", wirft Frau Fröhlich den Ball locker in die Schulungsrunde. Wilfriede Gärtner fängt ihn als Erste auf – wer sonst! Wie lange sie Diabetes hat, weiß Wilfriede nicht. Der Hausarzt hat immer zu ihr gesagt, sie hätte „latenten" Zucker. Und das heißt: Manchmal ist der Zucker da, manchmal nicht.

Frau Fröhlich schaltet sich ein. „Also, das wollen wir gleich mal richtigstellen. Einen ‚latenten' Diabetes gibt es nicht. Das wäre genauso, als würde man sagen, man ist ein bisschen schwanger, und das gibt es auch nicht. Entweder ist man schwanger oder nicht."

„Was heißt denn Therapie? Was meinen Sie damit?", will Wilfriede Gärtner als Nächstes wissen.

„Therapie heißt Behandlung“, erklärt die Diabetesberaterin.

„Dazu kann ich nichts sagen, ich weiß nur, dass ich jeden Morgen Tabletten einnehmen muss. Welche für den Blutdruck und meine Zuckertabletten.“

„Wie heißen Ihre Medikamente?“, will Frau Fröhlich wissen.

Wilfriede Gärtner schüttelt den Kopf …, „Die Namen fallen mir jetzt spontan nicht ein, da muss ich zu Hause nachschauen“, antwortet sie leise. Es ist ihr peinlich. Ausgerechnet sie – wo sie doch sonst immer alles weiß!

Frau Fröhlich schmunzelt: „Frau Gärtner, das macht doch nichts. So wie Ihnen geht es vielen Patienten. Ein kleiner Tipp: Schreiben Sie sich einfach alle Medikamente, die Sie nehmen, auf einen kleinen Notizzettel und stecken Sie ihn in Ihre Geldbörse. Dann haben Sie immer alles bei sich und können auch im Notfall jedem Sanitäter oder Arzt Bescheid geben. Das ist ganz wichtig!“

„Unabhängig davon, Frau Gärtner, brauchen Sie in unserer Praxis keine Bedenken zu haben. Ich habe hier von jedem Patienten eine Karteikarte, auf der alle persönlichen Daten notiert sind, wie zum Beispiel Diagnosen, Medikamente, Allergien, Unverträglichkeiten, Ziele der Therapie von ärztlicher Seite, Grund der Überweisung, wie zum Beispiel der Wunsch des Hausarztes, dass der Patient auf Insulin eingestellt werden soll, oder eine Ernährungsberatung zur Gewichtsreduktion. Schauen Sie, Frau Gärtner: Hier steht, dass Sie die Medikamente Glibenclamid und Metformin einnehmen.“

Wilfriede Gärtner ist erleichtert und als sie die nächste Frage liest, geht ein Lächeln über ihr Gesicht. Das ist leicht, dazu kann sie gut etwas sagen: „Also, mein Lieblingsessen ist Reisbrei mit Apfelmus, Zucker und Zimt. Aber für meinen Anton, das ist mein Mann, ist das kein richtiges Essen. Er will immer etwas Handfestes. Sein Lieblingsessen sind Rippchen, Leberwürstchen und Blutwürstchen mit Kraut und Kartoffelbrei, so eine große Schlachtplatte. Das Lieblingsessen unserer Tante Agathe hingegen …“

„Halt, stopp!“ Die Diabetesberaterin schaltet sich ein, „liebe Frau Gärtner, bitte beantworten Sie doch die weiteren Fragen auf dem Ball.“

Gut, dass Frau Fröhlich die Frau unterbrochen hat, denkt Hildegard von Buckwitz, die würde ja sonst nie aufhören! Fürchterlich!

„Mein Hobby ist Einkaufen", fährt Wilfriede Gärtner fort. „Mein Anton meint, ich hätte die Schaufensterkrankheit und diesen Virus hätte ich auch an unsere Töchter weitergegeben, weil die auch so gerne einkaufen gehen."

Hildegard von Buckwitz fängt an mit den Augen zu rollen, während die Gruppe langsam unruhig wird.

Auf die letzte Frage antwortet Wilfriede Gärtner wider Erwarten kurz und knapp: „Mein Wunsch ist: Ich will gute Zuckerwerte!"

Hildegard von Buckwitz ist erleichtert, der liebe Gott hat sie erhört.

Der Ball geht weiter an Otto Kleinschmidt. „Ich bin Bauunternehmer …", stellt er sich vor. „Ich habe erst seit ein paar Tagen Diabetes. Ich nehme rote kleine Tabletten und lange weiße. Jetzt auch noch Metformin. Zusätzlich muss ich Insulin spritzen. Mein Lieblingsessen sind Semmelknödel, Sauerbraten und Rotkohl und dazu ein gutes Glas Bier. Hobbys habe ich keine. Ich bin selbstständig, deshalb ist meine Firma mein Hobby. Von nix kommt nix. Ich wünsche mir, dass alles so weitergeht."

Nachdem Otto sich vorgestellt hat, drückt er Hildegard von Buckwitz den Ball in die Hand. Sie nimmt ihn sehr zögerlich. So ein Kindergartenkram, das hat sie ja noch nie erlebt. Sie ist schließlich adelig.

„Mein Name ist Buckwitz", sagt sie mit Betonung, „Hildegard von Buckwitz. Alter preußischer Adel. Ich habe schon seit 30 Jahren Diabetes, wie meine Mutter auch. Ich nehme dreimal pro Tag eine Tablette Sulfonylharnstoff. Ich bin immer froh, wenn ich keine Unterzuckerungen habe. Denn das passiert mir sehr oft, vor allem wenn ich meine Sauerkrauttage mache. Ich soll hier Insulin bekommen. Mein Hausarzt meint, die Tabletten würden nicht mehr reichen, sie hätten meine Bauchspeicheldrüse ausgepresst."

„Mein Lieblingsessen?", Hildegard von Buckwitz überlegt. Sie ernährt sich äußerst gesundheitsbewusst und kauft nur Lebensmittel aus biologischem Anbau. In ihrer Nähe gibt es einen Bauernhof, dort holt sie Fleisch, Brot, Käse, Wurst,

Gemüse und Obst. „Ich frühstücke wie ein Kaiser“, berichtet sie, „und esse jeden Morgen Frischkornbrei. Mittags esse ich wie ein König, meist viel Gemüse, zum Beispiel Grünkernbratlinge mit Salat. Abends gibt es dann, wie beim Bettelmann, nur noch ein Schnittchen Vollkornbrot mit Ziegenkäse. Das muss reichen.“

Hildegard von Buckwitz hat ein Hobby – und das ist Canasta spielen. Neben ihrem Wunsch, möglichst oft zu gewinnen, hat sie keinen weiteren, außer: Sie will kein Insulin, denn es gibt doch so viele neue Medikamente.

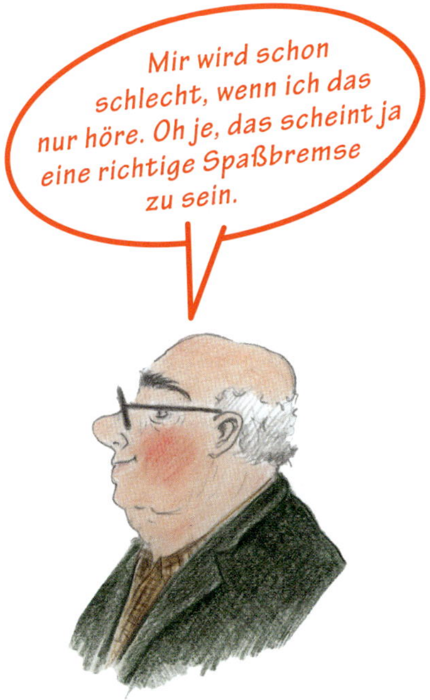

Als Nächstes ist Eduard Fleischermann an der Reihe: Er ist Finanzbeamter und hat seit acht Jahren Diabetes. In seiner Familie gibt es in jeder Generation Diabetes, der Opa, sein Vater, jetzt er – erst haben sie Tabletten eingenommen, dann Insulin gespritzt.

Otto denkt: „Das ist ja genauso wie in meiner Familie.“

Eduard Fleischermann reiht sich nahtlos in seine Familiengeschichte ein. Er ist immer sehr korrekt, was seine Therapie angeht, genauso wie in seinem Beruf … und seinem Leben. Bei ihm läuft alles nach Plan, man könnte sogar die Uhr nach ihm stellen. Eduard Fleischermann hat einen ganz regelmäßigen Tagesablauf mit drei Hauptmahlzeiten und drei Zwischenmahlzeiten. Er nimmt morgens und abends eine Tablette Metformin. Dazu spritzt er sich abends um 22:00 Uhr ein klares lang wirkendes Insulin für die Nacht, damit er einen guten Morgenwert hat. Das funktioniert auch sehr gut. Leider hat er ein Problem: Nach jedem Essen steigt sein Blutzucker rasant an.

Sein Diabetologe hat festgestellt, dass er nur noch über wenig Restinsulin verfügt. Deshalb braucht er zu seinen Mahlzeiten etwas Insulin. Eduard Fleischermann kennt sich sehr gut aus mit dem Diabetes. Er liest seit Jahren die Informationen über Diabetes und besucht regelmäßig die Diabetes-Selbsthilfegruppe. Sein größter Wunsch: ein Blutzucker, der nicht mehr so stark schwankt. Am liebsten wäre ihm ein konstanter Wert um 100 mg/dl (5,6 mmol/l), der so stabil ist wie ein Brett. So wie mit dem Tempomat in seinem Auto. Den stellt er auf die erlaubte Geschwindigkeit ein und gut ist's.

Frau Fröhlich sieht, dass Eduard Fleischermann deswegen ganz verzweifelt ist. Er hat gerne alles unter Kontrolle, aber sein Blutzucker macht, was er will …

Frau Fröhlich erklärt ihm und der Gruppe, dass es einen konstanten Blutzucker nicht gibt und auch nie geben wird. Das sei so – und damit müssten sie sich abfinden. Der Blutzucker sei im Gegenteil wie das Meer. Eine leichte Wellenbewegung sei völlig normal, das bedeutet: wenn er vor der Mahlzeit sinkt und nach der Mahlzeit steigt, also eine leichte Welle bildet. Schlecht sei er nur, wenn es stürmt, d. h., wenn sehr hohe Blutzuckerwerte sich mit sehr niedrigen Blutzuckerwerten abwechseln – oder wenn die Zuckerwerte nur noch oben bleiben und nicht mehr heruntergehen.

Immer in Bewegung: der Blutzucker

Beim Blutzucker gibt es keinen geraden Verlauf. Er bewegt sich immer!

Optimal ist eine leichte Wellenbewegung des Blutzuckers: Vor der Mahlzeit ist er niedriger, nach dem Essen, insbesondere wenn dem Körper Kohlenhydrate zugeführt wurden, steigt er leicht an.

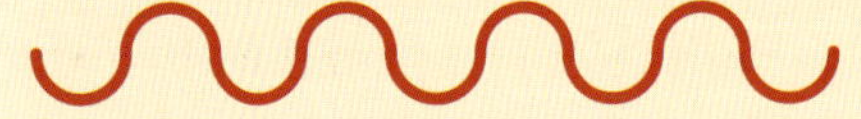

Ungünstig ist es, wenn der Blutzucker hohen Schwankungen unterliegt wie bei starkem Seegang. Falls er ganz oben bleibt und gar nicht mehr fällt, dann liegen häufig ein Insulinmangel und eine schwere Insulinresistenz vor, eine Stoffwechselsituation, die dringend korrigiert werden muss.

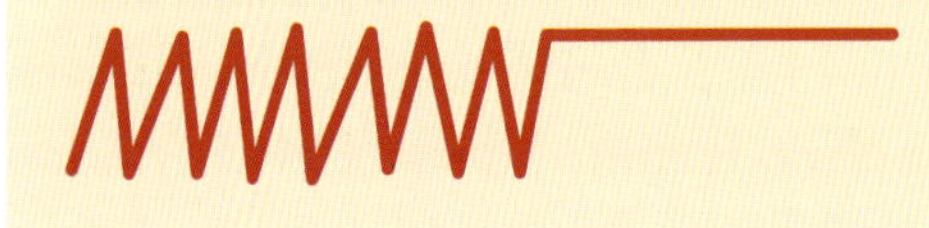

„Wie schaut es denn mit Ihrem Lieblingsessen aus?“, fragt Frau Fröhlich. Eduard Fleischermann druckst etwas herum und läuft rot an. „Ich weiß, dass es nicht gesund ist. Aber wenn ich ehrlich bin, ich liebe Wiener Schnitzel, Pommes und Salat. Und dazu einen Bembel mit Apfelwein.“ Frau Fröhlich schmunzelt und bedankt sich ganz herzlich bei Eduard Fleischermann für seine Offenheit – und sein Vertrauen in die Gruppe. Das sei nämlich ganz wichtig! Hier in der Gruppe kann man sich öffnen und alles sagen, was einem auf dem Herzen liegt, ohne dass jemand gleich eine blöde Bemerkung macht.

Für einen kurzen Moment herrscht absolute Stille im Schulungsraum. Man merkt, jeder geht in sich … und denkt über die letzten Worte von Frau Fröhlich nach. Es tut einfach gut zu wissen, dass man sich hier in einem geschützten Raum bewegt, wo man nicht ausgelacht wird oder dumme, verletzende Bemerkungen gemacht werden. Hier kann man so sein, wie man wirklich ist – ohne Wenn und Aber. Für viele ist das eine ganz neue Erfahrung.

Eduard Fleischermann reicht den Ball weiter an Kunigunde Ludwig. Die Bauersfrau nimmt ihn in ihre kräftigen Hände und schon sprudelt es aus ihr hervor. Kunigunde Ludwig heißt sie, Diabetes hat sie schon lange, mal ist er da, mal ist er wieder verschwunden. Tabletten für den Zucker nimmt sie bereits seit 14 Jahren, immer zum Essen. Ihr Lieblingsessen ist Linsensuppe mit Würstchen aus der eigenen Hofschlachtung.

Otto ist begeistert und fragt gleich nach, ob sie ihm auch etwas von ihrer Wurst verkaufen würde. „Aber selbstverständlich, ich bringe Ihnen das nächste Mal eine kleine Kostprobe mit. Es geht doch nix über einen guten Presskopf, oder?“ Otto atmet auf. Klasse, dass es hier noch jemanden gibt, der gerne Deftiges isst.

Ihr Hobby sei ihr Garten, meint Kunigunde Ludwig. Und Wünsche … na ja, sie freut sich auf ihr viertes Enkelkind, das in sechs Wochen auf die Welt kommt.

Als Nächstes ist Dr. Konrad Kraft an der Reihe. Er sieht nicht gut aus, eigentlich sieht er richtig krank aus, denkt Otto. Dr. Konrad Kraft erzählt, dass er sozusagen frisch aus der Klinik kommt. Er ist an der Bauchspeicheldrüse operiert worden …

Dr. Konrad Kraft schaut in die Runde. Er schluckt und erzählt dann ganz leise, dass er an seiner Bauchspeicheldrüse einen Tumor hat und Teile davon entfernt wurden.

Im Schulungsraum ist es mucksmäuschenstill. Man könnte die berühmte Stecknadel fallen hören.

Mit gebrochener Stimme berichtet Dr. Konrad Kraft, dass er schon in der Klinik Insulin bekommen hat. Er spritzt jetzt sechs- bis achtmal am Tag, aber er fühlt sich mit alldem immer noch sehr unsicher. In der Klinik war seine Insulineinstellung perfekt, aber zu Hause versucht ihn seine Ehefrau Renate aufzupäppeln, was wegen seiner Bauchspeicheldrüsenerkrankung schwierig ist. Er hat stark schwankende Werte, trotz bestmöglicher Insulinanpassung. Dr. Konrad Kraft nimmt an dieser Schulung teil, um den Umgang mit dem Insulin zu vertiefen, vor allem, wenn etwas Unvorhergesehenes passiert.

Frau Fröhlich versichert ihm, mit den modernen Insulinen sei es einfacher, auch mit dieser Krankheit zu leben.

Dr. Konrad Kraft atmet tief durch. Mit einem verzagten Lächeln erzählt er, dass er schon zugenommen hat, seit er zu Hause ist, und dass er langsam fühlt, wie es wieder besser wird. Es geht aufwärts! Sein Lieblingsessen sei Fisch in jeder Form, er stammt ja ursprünglich von der Küste. Was sein Hobby angeht, das war immer sein Beruf: Früher war er mit Leib und Seele Lehrer. Außerdem liebt er seine Briefmarken. Sein größter Wunsch ist, dass er irgendwann wieder gesund wird.

Der Ball geht weiter an Emma Herzog. Sie wirkt sehr traurig und antriebsarm und schaut ganz verlegen auf den Ball. Die Diabetesberaterin ermuntert sie, die Fragen zu beantworten. Emma Herzog murmelt mit leiser Stimme, sie habe seit 21 Jahren Diabetes. Sie habe schon immer Gewichtsprobleme, und irgendwann kam mit dem Gewicht der Zucker. Sie spritzt Insulin in großen Mengen. Mittlerweile sei sie pro Tag bei 180 Einheiten Insulin angekommen, aber ihre Zuckerwerte seien trotzdem schlecht. Deshalb meint ihr Hausarzt, dass sie auf andere Insuline eingestellt werden müsse. Ihr Lieblingsessen? Das gibt es eigentlich nicht. Sie sei seit Jahren auf Diät, und jeder sagt ihr ständig, sie solle an Gewicht abnehmen, aber es klappt nicht. Oft isst sie tagsüber nur ein abgepacktes Sandwich oder einen Schokoriegel – nicht mehr. Abends aber kommt der große Hunger. Da kann sie sich nicht mehr beherrschen. Oft macht sie sich eine Tiefkühlpizza warm und als Nachspeise gibt es noch eine halbe Packung Eiscreme. Leider kann sie das alles nicht wirklich genießen. Kaum hat sie was gegessen, kommt das schlechte Gewissen.

Emma Herzog fängt an zu weinen. Die Diabetesberaterin ist ganz fürsorglich und tröstet sie. „Liebe Frau Herzog, Sie sind doch jetzt bei uns. Sie brauchen nicht mehr traurig zu sein. Wir helfen Ihnen hier. Und ich bin mir sicher: Gemeinsam schaffen wir es." Emma Herzogs größter Wunsch ist es, endlich ihre Kilos loszuwerden. Von wegen Schönheit braucht Platz. Wer läuft schon gerne als kleiner Rollmops durch die Gegend?

Jetzt fehlt nur noch einer: Mister Wichtig. Mit einem breiten Lächeln stellt er sich vor. Harald Schneider sei sein Name und er hat Zucker, aber nicht so viel. Sein Arzt hat ihm Metformin verschrieben, aber er nimmt die Tabletten nur manchmal ein. Er lässt sich nicht gerne was vorschreiben. Er ist der Boss, und sonst niemand. Am liebsten isst er ein blutiges T-Bone-Steak, ohne Beilagen. Deshalb versteht er auch gar nicht, wieso er so zugenommen hat. Abends trinkt er gerne mal ein Gläschen Wein oder auch zwei oder drei ... an manchen Tagen kann es auch schon mal eine Flasche werden. Und wenn er mit Geschäftsfreunden unterwegs ist, gibt es auch noch einen Cognac – natürlich nur den besten. Er verträgt den Alkohol gut. Ihm macht das nichts aus. Deshalb versteht er auch gar nicht, wieso er schlechte Leberwerte haben soll.

Sein größter Wunsch ist es, möglichst schnell wieder nach Spanien zu fliegen, wo er den größten Teil des Jahres lebt. Dort verkauft er Ferienhäuser, und wenn er nicht arbeitet, trifft er sich mit seiner Freundin Conchita. Sie ist 25 Jahre jünger als er und „eine tolle Frau, aber anspruchsvoll, wenn Sie wissen, was ich meine." Da muss er richtig Leistung bringen. Das ist für ihn auch der eigentliche Grund, warum er hier in der Schulung sitzt.

Selbstzufrieden lächelt Harald Schneider in die Runde. Er will sein Sexleben wieder in Schwung bringen. Dafür ist er bereit, alles zu tun, selbst wenn er Insulin spritzen muss. Sein Hausarzt hat ihm gesagt, eine gute Stoffwechsellage stünde an erster Stelle.

Wie es denn zusätzlich mit einem Potenzmittel sei? Das möchte er unbedingt haben. Da gibt es etwas Neues, hat Dr. Zeit ihm verraten.

Deshalb will er sich nach der Schulung auch ausführlich von ihm beraten lassen. Er fühlt sich immer noch wie ein junger Hirsch.

Bei seinen Worten ist es mucksmäuschenstill im „Blauen Salon" geworden. Alle schauen fest geradeaus und versuchen ein unbeteiligtes Gesicht zu machen. Hildegard von Buckwitz weiß gar nicht, wohin sie blicken soll … früher hat man eben über diese Dinge nicht so offen oder gar nicht geredet. Ihr ist das peinlich.

Eine gute Idee. Beim nächsten Mal werde ich Dr. Zeit nach diesen Wunderpillen fragen.

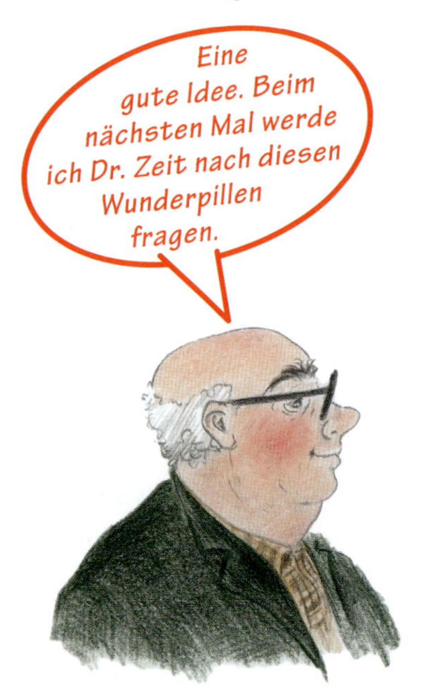

Otto seufzt. Er wäre gern wieder so ein junger Hirsch, zumindest ab und zu – vor allem so spontan wie früher. Mmh, sein Freund Edgar hatte doch letztens auch von diesem neuen Mittel berichtet, das angeblich wie die tägliche Pille für den Mann ist?

Otto findet es gut, dass in der Schulung auch Tabuthemen zur Sprache kommen. Damit hätte er nie gerechnet. Er setzt sich gerade hin und hört aufmerksam zu. Das ist ja auf einmal richtig spannend hier.

Jeder hat andere Ziele

„Prima", sagt Frau Fröhlich, „damit hätten wir den ersten Teil unserer Vorstellungsrunde geschafft. Jetzt kommen wir zum zweiten Teil und der ist sehr wichtig für Sie." Frau Fröhlich steht auf und dreht sich zur Schautafel um, das ist wie eine große Tafel mit einem Zeichenblock. Sie zeichnet darauf einen breiten Weg und schreibt am Ende das Wort „Ziel“ hin.

„So, meine Damen und Herren, jetzt möchte ich, dass Sie mir genau sagen, was Ihre persönlichen Ziele sind. Was möchten Sie in Ihrem Leben noch erreichen? Was liegt Ihnen am Herzen und was ist Ihr Ziel in der Diabetestherapie?“

„Dies sind für Sie und für mich ganz wichtige Fragen. Denn nur wenn Sie Ihr Ziel kennen, können Sie es auch durchsetzen. Nehmen Sie mich als Beispiel. Ich liebe Marzipantorte und die beste gibt es in einem Café im Taunus. Mein Ziel ist es, am nächsten Sonntag dort ein Stück Torte zu essen. Wenn ich jedoch mein Ziel und den Weg nicht kenne, dann finde ich weder das Café im Taunus noch komme ich zu meiner Marzipantorte.“

Die Frau hat Recht, denkt Otto, und ruft spontan in die Runde: „Ich will mir einen neuen Bagger kaufen.“ Das ist vor lauter Begeisterung aus ihm herausgesprudelt. Er schaut sich um und wird erst einmal rot, das war ihm doch etwas peinlich eben.

Dr. Konrad Kraft meldet sich: „Mein Ziel ist es, an Gewicht zuzunehmen, damit es mir wieder besser geht. Außerdem will ich gut mit meiner Insulintherapie klarkommen.“ Nacheinander verkündet jeder sein individuelles Ziel.

Wilfriede Gärtner will gute Zuckerwerte haben, ohne viel Aufwand. Auch Eduard Fleischermann will gute Werte haben und das Kribbeln und Bitzeln in seinen Füßen soll besser werden. Kunigunde Ludwig will weiter auf dem Hof mitarbeiten und mit ihrem jüngsten Enkelkind spazieren gehen können.

Otto hat sein Ziel zwar schon laut verkündet, er hebt aber noch einmal die Hand: „Das mit dem neuen Bagger habe ich ja gerade schon genannt. Aber ich habe noch ein Ziel: Ich möchte gut weiterleben, weiter in meinem Geschäft arbeiten, Geld verdienen und meine Kinder unterstützen können.“

Als Emma Herzog an der Reihe ist, druckst sie herum. „Ich habe kein Ziel. Denn alles, was ich mir vornehme, klappt doch nicht. Ich habe schon vor Jahren aufgegeben, mir etwas zu wünschen.“ Die Diabetesberaterin ist besorgt und rät ihr: „Wissen Sie was, Frau Herzog, vielleicht müssen wir Ihr Ziel in kleinere

Etappenziele aufteilen. Sie haben uns doch vorhin gesagt, dass Sie liebend gerne Gewicht verlieren möchten. Ich denke, das erste Etappenziel für Sie wäre, dass Sie sich hier bei uns in der Gruppe wohlfühlen. Wenn Sie neue Insuline spritzen, bin ich mir sicher, wirken die sich günstig auf Ihr Gewicht aus. Es gibt neuerdings auch ein Medikament, das so ähnlich wirkt wie Insulin und das bei den meisten Menschen zur Gewichtsabnahme führt. Im nächsten Schritt werden wir beide dann eine gezielte Ernährungsumstellung für Sie ausarbeiten – und ich verspreche Ihnen, wenn Sie das umsetzen können, werden Sie Gewicht verlieren. Gemeinsam werden wir das schaffen und jeder hier in der Gruppe wird mithelfen. Ist das für Sie so in Ordnung, Frau Herzog?"

Die Patientin nickt. Sie fühlt sich mit einem Mal besser. Es wird nicht einfach werden, das ist schon klar. Aber sie sieht wenigstens wieder einen Hoffnungsschimmer – und das ist mehr, als sie in den vergangenen Monaten hatte. Es war doch gut, dass sie sich heute Morgen aufgerafft hat, um hierher zu kommen. Es war zwar anstrengend, vor allem die Fahrt mit den öffentlichen Verkehrsmitteln, so viele Menschen und überhaupt, die Blicke.

Hildegard von Buckwitz hebt die Hand. Auch sie möchte ihr Ziel der Gruppe mitteilen: „In meinem Alter habe ich nur ein Ziel: Ich möchte einen schönen Lebensabend erleben und vor allem nicht auf fremde Hilfe angewiesen sein."

Die Diabetesberaterin schreibt die Ziele der einzelnen Schulungsteilnehmer auf die Schautafel. Nun ist Harald Schneider an der Reihe. „Ich will wieder die spanische Sonne auf meinen Bauch scheinen lassen und fit sein für meine junge Freundin. Deshalb bin ich hier. Mein Hausarzt hat mich zu Ihnen geschickt, damit Sie meinen Zucker gut einstellen", er lehnt sich breitbeinig zurück, „nun machen Sie mal, Frau Fröhlich."

Frau Fröhlich lässt sich von ihm nicht aus der Ruhe bringen. Solche Mister Wichtigs hat sie immer wieder mal in ihrer Praxis. Sie weiß schon, wie sie mit ihnen klarkommt. Da hilft oft nur eine freundliche klare Ansprache. „Herr Schneider, wir sind hier nicht in einer Autowerkstatt, wo Sie Ihr Auto, sprich Ihren Körper, montags in Reparatur geben, gemütlich nach Hause gehen, um ihn dann mittwochs komplett runderneuert wieder abzuholen. So läuft das hier nicht!"

„Dr. Zeit und das gesamte Diabetesteam, wir helfen Ihnen bei der Reparatur, keine Frage. Aber – und das ist entscheidend – Sie müssen schon selbst kräftig mitarbeiten. Ich sage Ihnen zwar, welchen Schraubenschlüssel Sie benutzen sollten, und unterstütze Sie. Aber es waren Sie, der Ihren Wagen fast zu Schrott gefahren hat. Also ist auch Ihre Leistung gefragt. Nur dann haben Sie eine Chance, Ihren Körper wieder flottzumachen."

Die Diabetesberaterin holt tief Luft. „Und eins ist auch klar, Herr Schneider. Nur mit Insulin geht das nicht. Sie müssen vor allem Ihre Lebensweise verändern, weniger Alkohol trinken, gesünder essen und sich mehr bewegen. Erst wenn Sie optimale Blutzuckerwerte haben, macht es Sinn, dass Sie potenzunterstützende Medikamente einnehmen."

Otto Kleinschmidt schmunzelt, das war eine klare Ansage. Diese Frau Fröhlich wird ihm immer sympathischer, die nennt das Kind beim Namen, sie hat ja auch Recht. Jetzt versteht er auch, warum er die Schulung machen muss und nicht Anneliese.

Frau Fröhlich erklärt der Gruppe, warum sie die einzelnen Ziele auf die Schautafel geschrieben hat. Sie reißt das Blatt vom Bogen und hängt es für alle gut sichtbar mit Tesafilm an der Wand auf: „Ihre Ziele bleiben die ganze Schulung über hier hängen. Damit haben Sie sie vor Ihren Augen. Am Ende der Schulung werden wir dann nach drei Monaten Inventur machen und mal schauen, wie weit wir gekommen sind."

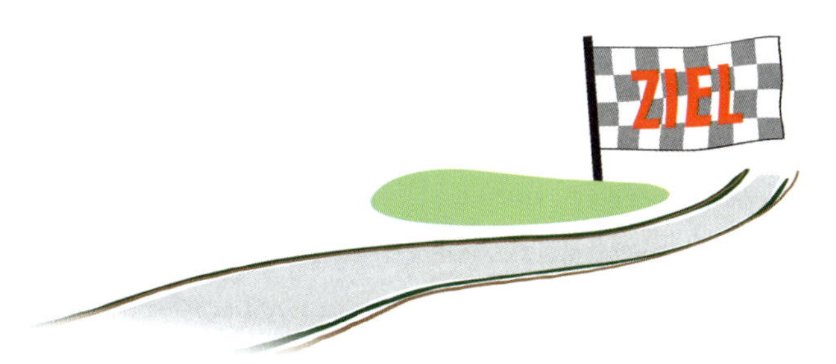

Die Säulen der Diabetestherapie

Kaum hat Frau Fröhlich die letzten Worte gesprochen, betritt Dr. Zeit wie auf Kommando den Schulungsraum. Er begrüßt die Patienten ganz herzlich zu ihrer ersten Schulungsstunde und versichert ihnen, dass er gemeinsam mit Frau Fröhlich versuchen wird, für jeden Patienten eine für ihn passende Einstellung zu erarbeiten. Ab sofort sei Frau Fröhlich hier in der Schulung die Frontfrau.

Dr. Zeit erklärt: „Ich komme immer nur zu ganz bestimmten Themen in die Schulung, zum Beispiel, wenn die einzelnen Diabetesmedikamente vorgestellt werden. Ihre individuelle Insulineinstellung und -anpassung findet in Einzelgesprächen mit mir statt. Gleichzeitig haben Sie in jeder Schulungsstunde die Möglichkeit, Ihre Blutzuckerwerte mit der Gruppe zu diskutieren. In der Schulung von Frau Fröhlich lernen Sie, mit Ihrem Insulin umzugehen. Zusätzlich hat jeder der hier Anwesenden, je nach Krankheitsbild und Schwere der Folgeerkrankungen, noch separate Termine in der Praxis."

Dr. Zeit erklärt noch einmal, wie wichtig es sei, dass Schulung der wichtigste Teil der Therapie des Diabetes sei und dass Schulungskräfte und Mediziner kontinuierlich zusammenarbeiten. Er verspricht jedem Patienten, das Möglichste für ihn zu tun. Mit diesen Worten verlässt der Diabetologe die Schulung.

„Diabetestherapie – das ist ein Wort, aber was hat man darunter zu verstehen?"

„Am besten", erklärt Frau Fröhlich, „Sie stellen sich einen griechischen Tempel vor mit vielen einzelnen Säulen. Warten Sie, ich male ihn hier auf unsere Schautafel."

„Schauen Sie, wir haben ein Dach, wir haben Säulen und wir haben, wie bei jedem Haus, ein Fundament, auf dem das ganze Gebäude stabil ruht. Genauso ist es auch bei der Diabetestherapie. Das Allerwichtigste, was ich als Diabetesberaterin brauche, sind Ihr Kopf, Ihre Seele und vor allen Dingen Ihr Herz. Ohne die läuft nichts! Weitere wichtige Bausteine in unserem Fundament sind Schulung, Wissen und praktische Fertigkeiten. Sie stabilisieren das Ganze. Eine Schulung wie diese braucht gegenseitiges Vertrauen und eine harmonische Atmosphäre. Hier wird niemand ausgelacht oder heruntergemacht. Wir begegnen uns mit Respekt und Wertschätzung."

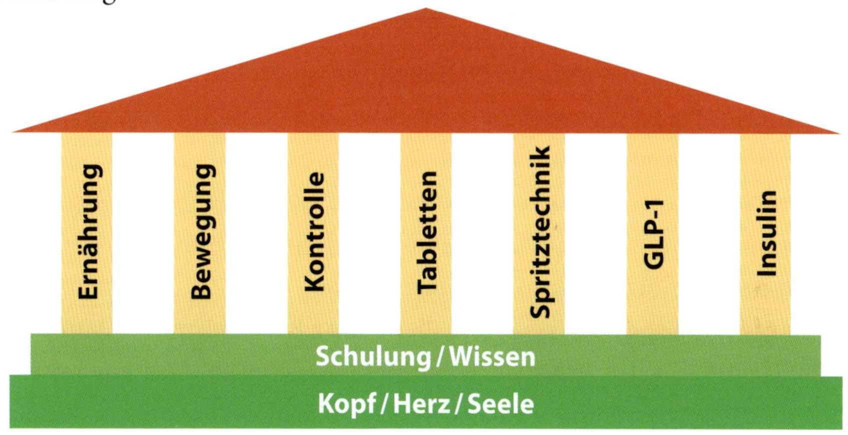

„Alles, was hier besprochen wird, bleibt auch in diesem Raum. Darum bitte ich Sie. Es ist immer möglich, Fragen zu stellen. Es ist auch kein Problem, dass der Unterricht unterbrochen wird. Das Allerwichtigste ist, dass Sie alles verstehen. Denken Sie immer daran, jede Ihrer Fragen hilft auch Ihrem Nachbarn weiter. Vielleicht hat er oder sie sich einfach nur nicht getraut, die Frage zu stellen, und ist Ihnen sehr dankbar. Was auch ganz wichtig ist!!! Es gibt keine schlechten oder dummen Fragen. Alles bringt uns weiter. Und wenn Sie mich unterbrechen, ist das auch kein Problem. Es ist Ihre Schulung – und keine Angst, ich verliere den roten Faden schon nicht!"

„Schauen Sie sich als Nächstes bitte einmal die einzelnen Säulen unseres Tempels an. Alles, was Sie dort sehen, lernen Sie hier in dieser Schulung: Ernährung, Bewegung, Selbstkontrolle, Spritztechnik, Tabletten/GLP-1-Analoga/Insulin. Wenn wir damit durch sind, sollten Sie Ihren Diabetes weitgehend managen können. Es ist wie bei unserem Herrn Kleinschmidt hier: Er ist in seiner Baufirma der Chef im Ring. In ein paar Wochen werden auch Sie Chef sein, und zwar Chef über Ihren Diabetes. Sie werden lernen, eigenverantwortlich mit Ihrer Diabeteserkrankung umzugehen, sodass Sie in jeder Situation eine Lösung kennen. Bisher war es vielleicht so, dass die Zuckerkrankheit Sie beherrscht hat, ab sofort fangen Sie an, Ihre Krankheit zu beherrschen."

Ein Raunen geht durch die Gruppe. Frau Fröhlich strahlt unglaublich viel Optimismus aus. Das tut gut und beflügelt. Es herrscht eine gute Atmosphäre und die Stimmung ist schon viel lockerer. Alle sind gespannt, wie es weitergeht.

Otto hebt die Hand: „Frau Fröhlich, sagen Sie mal, als ich zu Hause meiner Anneliese erzählt habe, dass ich Diabetes habe, wollte sie gleich wissen, welche Art? Sie hat da was von Typ-2-Diabetes in ihrer Rentner-Bravo aus der Apotheke gelesen. Ich wurde plötzlich ganz unsicher. Ich hab doch Alterszucker – oder?"

„Gut, dass Sie diese Frage gestellt haben, Herr Kleinschmidt. Damit sind wir mitten im Thema unserer heutigen Schulung. Diabetes ist eine ‚chronische Stoffwechselstörung', wobei – und da hat Ihre Frau Recht – Diabetes nicht gleich Diabetes ist. Beim Typ-1-Diabetes ist der Körper nicht mehr in der Lage, eigenes Insulin zu produzieren. Wer diese Form des Diabetes hat, muss sein Leben lang Insulin spritzen."

Typ-1-Diabetes

Beim Typ-1-Diabetes bildet der Körper durch eine Fehlsteuerung des Immunsystems Antikörper, die die eigenen insulinproduzierenden Zellen in der Bauchspeicheldrüse zerstören. Betroffen sind meist Menschen, die schlank und jünger als 35 Jahre alt sind, weswegen man früher oft von einem Kinder- und Jugenddiabetes gesprochen hat. Man kann jedoch auch im höheren oder hohen Alter einen Typ-1-Diabetes bekommen.
Die Ursachen für den Ausbruch des Typ-1-Diabetes sind heute immer noch nicht ganz geklärt. Neben einer genetischen Veranlagung können bestimmte Virusinfektionen oder Umweltfaktoren einen Typ-1-Diabetes auslösen. Typische Anzeichen eines beginnenden Typ-1-Diabetes sind starker Durst, gesteigertes Wasserlassen, Müdigkeit/Erschöpfung, Antriebslosigkeit, Sehstörungen und Gewichtsverlust. Die Erkrankung beginnt sehr häufig ziemlich plötzlich.

Frau Fröhlich fährt fort: „Mehr als 90 % aller Menschen mit Diabetes haben einen Typ-2-Diabetes, das ist die häufigste Form der Zuckerkrankheit. Dazu gehören auch Sie, Herr Kleinschmidt. Beim Typ-2-Diabetes kann das körpereigene noch vorhandene Insulin nicht richtig wirken. Dies nennt man Insulinresistenz. Menschen wie Sie haben am Anfang meist hohe Insulinspiegel, die im Laufe der Krankheit immer geringer werden. Später wird häufig aus einem relativen ein absoluter Insulinmangel."

Typ-2-Diabetes

Beim Typ-2-Diabetes kann der Körper meist noch Insulin produzieren, aber die Insulinwirkung ist herabgesetzt und es herrscht eine Insulinresistenz bzw. Insulinunempfindlichkeit. Bei dieser Form des Diabetes gibt es eine starke erbliche Komponente. Wobei nicht die Erkrankung selbst, sondern nur das Risiko dazu vererbt wird.
Das ist ganz wichtig, denn für den Ausbruch des Typ-2-Diabetes braucht es sogenannte „auslösende Faktoren" wie Übergewicht, Bewegungsmangel und zunehmendes Lebensalter. Betroffen sind häufig stark übergewichtige Menschen, deren Verwandte 1. Grades Diabetes haben und die älter als 40 Jahre alt sind. Früher nannte man diesen Diabetes deshalb oft Altersdiabetes. Diese Bezeichnung trifft nicht mehr zu. Denn zunehmend erkranken auch jüngere Menschen. Die Gefahr, einen Typ-2-Diabetes zu bekommen, besteht bereits bei extrem dicken Kindern und Jugendlichen.

„Übrigens", fährt Frau Fröhlich fort, „Sie haben sich vielleicht schon gewundert, dass Sie immer mal wieder schwangere Frauen bei uns in der Praxis sehen. Eine Sonderform des Diabetes ist der Schwangerschafts-(Gestations-)Diabetes, ein erstmals in der Schwangerschaft auftretender Diabetes."

„Aber bleiben wir bei Ihnen, Herr Kleinschmidt. Wie Sie ja wissen, haben die Untersuchungen bei Ihnen ergeben, dass Ihr Körper noch eigenes Insulin produziert. Aber es reicht nicht aus, weil Ihre Körperzellen nicht mehr so empfindlich darauf reagieren, d. h., die ‚Pforten' Ihrer Körperzellen lassen sich immer schlechter öffnen. Das nennt man eine Insulinresistenz oder auch Insulinunempfindlichkeit."

Schwangerschaftsdiabetes

Ca. 4–5 % der schwangeren Frauen bekommen in der zweiten Hälfte ihrer Schwangerschaft einen Diabetes, wobei in den meisten Fällen nach der Geburt die Zuckerwerte wieder im Normalbereich sind. Allerdings kann diese Form des Diabetes bei einer erneuten Schwangerschaft wieder auftreten. Leider entwickeln etwa 35–60 % der Frauen, die einen Gestationsdiabetes hatten, in ihrem späteren Leben einen Prädiabetes oder Diabetes. Besonders gefährdet sind Frauen, die während der Schwangerschaft mit Insulin behandelt wurden, ebenso diejenigen, die ein erhebliches Übergewicht haben oder deren Eltern und Geschwister an Diabetes erkrankt sind. Ein erhöhtes Risiko besteht auch, wenn ihre Babys ein Geburtsgewicht von über 4.500 g hatten und Fehlgeburten vorausgingen.

Insulinresistenz = scheinbarer Insulinmangel

Ursache von Insulinresistenz ist in vielen Fällen eine angeborene Unempfindlichkeit wichtiger Zellsysteme (Leber, Fettgewebe, Muskulatur) gegenüber Insulin. Mit ihr kommt der Körper am Anfang in der Regel zurecht, weil die insulinproduzierenden Betazellen der Langerhansschen Inseln in der Bauchspeicheldrüse durch Freisetzung größerer Mengen Insulin (kompensatorische Hyperinsulinämie) diese Resistenz durchbrechen (kompensieren) können.

Mangelnde Bewegung und vor allem Übergewicht bringen das System des Körpers im Lauf des Lebens aus dem Gleichgewicht: Die Unempfindlichkeit der Körperzellen gegenüber Insulin nimmt häufig weiter zu. Anfänglich kann die Bauchspeicheldrüse diesen relativen Insulinmangel durch eine vermehrte Insulinproduktion ausgleichen (d. h., die Insulinspiegel steigen an). Nach längerer Zeit (wahrscheinlich Jahre; individuell wohl sehr unterschiedlich!) sind die Inselzellen in der Bauchspeicheldrüse jedoch nicht mehr in der Lage (auch dies ist genetisch bedingt und damit individuell sehr unterschiedlich in der Ausprägung), genügend Insulin ins Blut abzugeben, und es kommt zu einem tatsächlichen (absoluten) Insulinmangel.

Ein Typ-2-Diabetes manifestiert sich immer durch das Zusammenspiel von Insulinresistenz und einem relativen bis absoluten Insulinmangel.

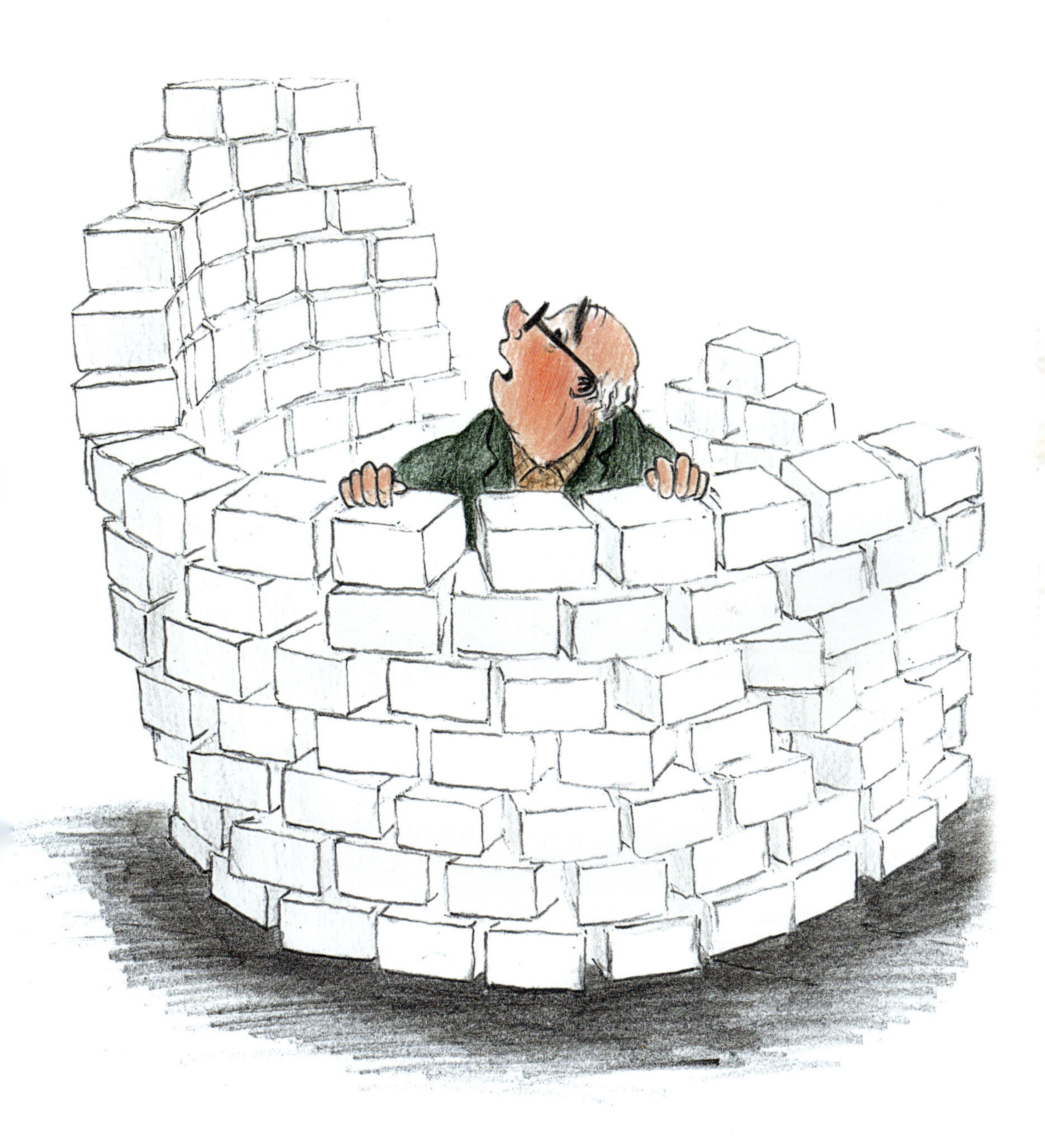

Insulin ist der Schlüssel des Lebens

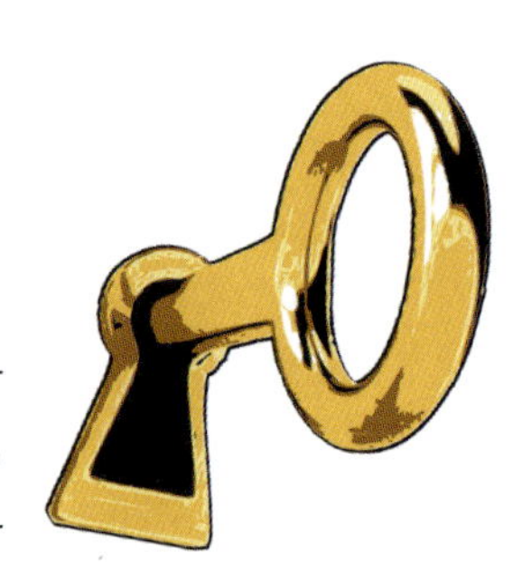

Frau Fröhlich nimmt einen großen Eisenschlüssel aus ihrer Schatzkiste

„Dieser Schlüssel ist wie das Insulin", erklärt sie. „Mit ihm kann man die Körperzellen öffnen. Dann kann der Zucker, der im Blut kreist, in die Zellen eingeschleust werden und ihnen die Energie und das Baumaterial liefern, die sie brauchen. Dadurch nimmt der Zucker in der Blutbahn ab und die Blutzuckerwerte sinken. Fehlt jedoch der Schlüssel Insulin oder klemmt das Schlüsselloch, wie das beim Insulinmangel und bei der Insulinresistenz der Fall ist, kommt zu wenig Zucker aus dem Blut in die Zelle. Das hat zur Folge, dass die Zellen hungern. Wir brauchen Insulin: Es ist der Schlüssel des Lebens."

Das ist aber noch nicht alles: Frau Fröhlich greift noch einmal in ihre Schatzkiste. Jetzt holt die Diabetesberaterin drei unförmige gelbe Teile heraus und legt sie vor sich auf den Tisch. Das sind doch Schwämme, denkt Otto. Aber was ist denn das Dicke drumherum? Er schaut genauer hin.

Mensch, na klar, das ist ja Bauschaum. So leicht kann man mir nichts vormachen. Ich bin immerhin vom Fach!

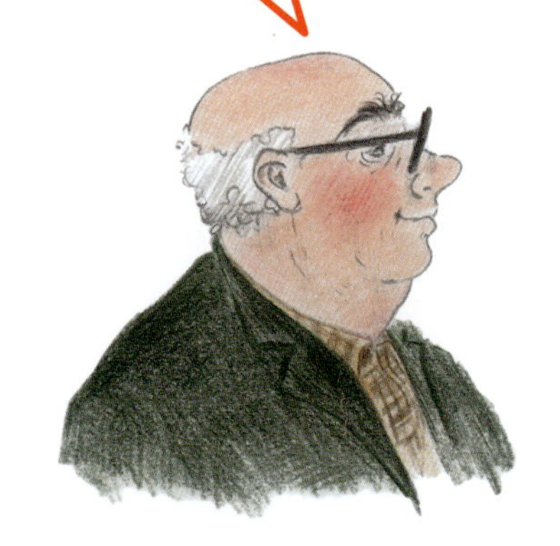

„Die Körperzellen sind nicht gleich; sie haben einen unterschiedlichen Aufbau und sehr unterschiedliche Aufgaben. Wie kann es nun sein, dass das Insulin einige Körperzellen leichter öffnen kann als andere?", Frau Fröhlich schaut sich fragend um: „Kennt jemand von Ihnen die Antwort?" Keine Reaktion. Alle Schulungsteilnehmer schütteln den Kopf, selbst Otto muss passen. Daraufhin nimmt die Diabetesberaterin einen Schwamm in ihre Hand und hält ihn hoch.

„Stellen Sie sich vor, dieser Schwamm mit seinen vielen offenen Poren sei eine Körperzelle, die über das Blut versorgt wird. Was, glauben Sie, passiert, wenn ich diesen Schwamm in eine Schüssel mit einer roten Flüssigkeit werfe? Stellen Sie sich bitte vor, die rote Flüssigkeit ist Blut und darin befinden sich die Nährstoffe und das Insulin."

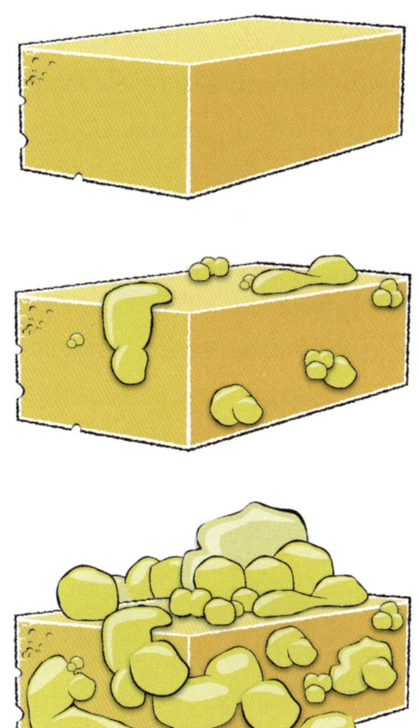

Harald Schneider meldet sich. „Ist doch klar, der Schwamm saugt sich voll."

„Genauso ist es, Herr Schneider. Und so ähnlich geht es der Körperzelle, die über das Blut versorgt wird. Unser Darm, der wie ein Kaffeefilter funktioniert, gibt alle Nährstoffe ins Blut ab und die Körperzelle holt sich von dort, was sie braucht: Fett, Eiweiß und Kohlenhydrate. Damit die Kohlenhydrate überhaupt in die Körperzelle hineinkommen können, muss die Körperzelle zuvor mithilfe von Insulin aufgeschlossen werden.

Als Nächstes hält Frau Fröhlich einen zweiten Schwamm hoch. Dieser sieht aus wie der erste, nur dass er mit Bauschaum verklebt ist. Die Diabetesberaterin erklärt, das sei das Körperfett, das die Poren verstopft. Deshalb habe dieser Schwamm viel weniger Öffnungen. „Herr Schneider, was glauben Sie, was passiert nun mit diesem Schwamm in unserer roten Flüssigkeit?"

„Ei, das ist doch ganz klar", Harald Schneider lehnt sich entspannt zurück, während die anderen auf seine Antwort warten. „Dieser Schwamm wird zwar immer noch Flüssigkeit aufnehmen können, aber viel weniger als der erste."

„Prima", Frau Fröhlich lobt Harald Schneider, der sich darüber freut. Auch einem Mister Wichtig tut Anerkennung gut.

„So, und nun, meine Damen und Herren, schauen Sie sich mal diesen Schwamm an. Was fällt Ihnen hier auf?" Eduard Fleischermann hebt die Hand. Er räuspert sich ... „Der ist ja völlig mit Bauschaum verklebt, da ist ja keine Pore mehr offen." „Genau", sagt Frau Fröhlich, „was wir hier haben, ist eine extrem veränderte Körperzelle. Sie ist voller Fett. Und wissen Sie was: So sieht die Körperzelle eines Patienten aus, der starkes Übergewicht hat. Die Zelle ist prall gefüllt mit Fett und verstopft somit ganz viele Poren."

Genau.
Das ist wie auf der Baustelle, wenn ein Kanalrohr verstopft ist. Da geht nix mehr rein und nix mehr raus!

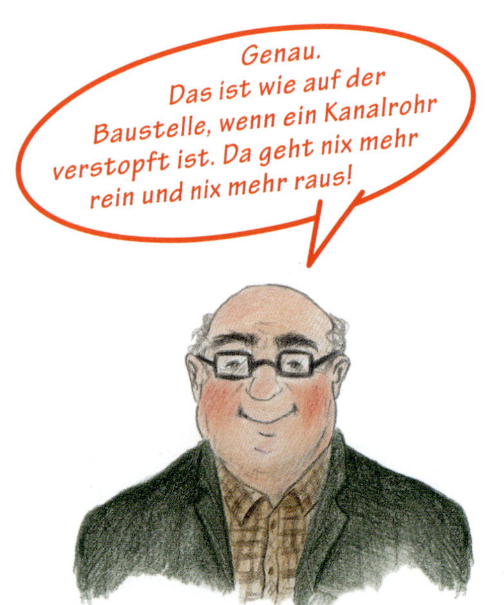

„Unser Schlüssel Insulin kann so eine Körperzelle nur ganz schlecht öffnen. Viele Schlüssellöcher sind verschlossen oder die Scharniere klemmen. Die Folge davon: Alles, was die Körperzelle an Kohlenhydraten braucht, bleibt im Blut und die Körperzelle muss hungern. Denn die Kohlenhydrate sind einer der wichtigsten Energielieferanten des Körpers."

Otto blickt an sich herunter. So ganz dünn ist er nicht. Ob das bei ihm auch so ist, dass seine Körperzellen hungern? Bei dem Gedanken wird ihm ganz schwummrig, von wegen bei lebendigem Leib verhungern. Er kann sich was Besseres vorstellen. Aber das würde erklären, warum er in den letzten Monaten insgesamt doch recht müde war. Abends schläft er oft schon bei der Tagesschau vor dem Fernseher ein. Später weckt ihn Anneliese, damit er zum Schlafen ins Bett geht. Dort wird dann weitergeschnarcht, solange, bis ihn die Blase drückt. Und das kommt leider in der letzten Zeit relativ oft vor.

Morgens ist er trotz des vielen Schlafens nicht richtig fit. Im Gegenteil, wie oft würde er gerne noch ein bisschen länger im Bett bleiben. Senile Bettflucht – das kennt er nicht!

Otto hört mit halbem Ohr zu, was Frau Fröhlich noch so alles sagt … „Wissen Sie, was das Allerschlimmste bei den verfetteten Körperzellen ist? Um sie doch noch aufschließen zu können, produziert unsere Bauchspeicheldrüse immer mehr Insulin, wodurch die Menschen immer dicker werden. Irgendwann – das kann Jahre später sein – kann die Bauchspeicheldrüse nicht mehr und es kommt zu einem Insulinmangel."

Eigentlich könnte ich auf dem Klo übernachten. Aber seitdem ich Insulin spritze, ist es damit schon viel besser geworden.

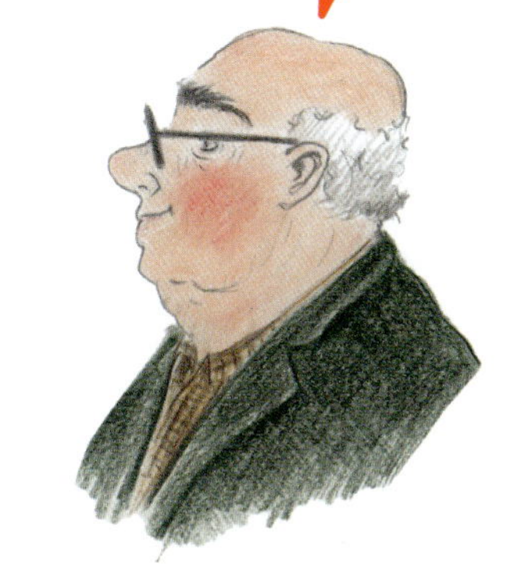

„Haben Sie alles verstanden oder gibt es noch Fragen?" Keiner antwortet, die Köpfe sind randvoll mit neuen Informationen, die erst einmal verdaut werden wollen. Frau Fröhlich sagt, damit wäre die erste Schulungsstunde zu Ende. „Und falls Ihnen zu Hause noch etwas einfällt, schreiben Sie es bitte auf und bringen Sie es zur nächsten Stunde mit."

Die Schulungsgruppe ist zufrieden. Die Zeit ging rasend schnell vorbei und es war überhaupt nicht so schlimm wie früher in der Schule, denkt Otto. Frau Fröhlich bedankt sich fürs Zuhören und verabschiedet die Teilnehmer, die nacheinander den Schulungsraum verlassen. „Bis zum Freitag dann", sagt Wilfriede zu Otto und drückt ihn am Arm, „und liebe Grüße an Anneliese."

V. Ottos 2. Schulungstag

- *Fragestunde*
- *Diabetesweg*
- *Geschichte des Diabetes*
- *Nierenschwelle*
- *Mit dem Zuckerexpress zu Bauchspeicheldrüse und Leber*

Fragen über Fragen

Es ist Freitagmorgen 8:50 Uhr. Otto sitzt wieder im „Blauen Salon". Heute ist sein zweiter Schulungstag in der diabetologischen Schwerpunktpraxis. Auch die anderen Schulungsteilnehmer sind entweder schon da oder kommen gerade. Die Sitzordnung ist die gleiche wie beim ersten Mal, sprich, Otto sitzt neben Wilfriede Gärtner, die munter mit ihm plaudert.

Ein paar Minuten später bringt Jasmin Blume einen Schwung Karteikarten herein und legt sie vorne auf Frau Fröhlichs Tisch. Auf diesen Karteikarten stehen alle wichtigen Daten zu dem Krankheitsbild des Patienten wie Unverträglichkeiten, Allergien, letzte Laborwerte, Medikamentenplan, die Diabetestherapie, die der Patient vorher gemacht hat, sowie die aktuelle Diabetestherapie, die der Diabetologe gemeinsam mit der Diabetesberaterin erarbeitet hat und dem Patienten empfehlen will. Auch die Pens und Blutzuckermessgeräte sind vermerkt. Damit kann Frau Fröhlich auf Fragen der Schulungsteilnehmer ganz gezielt antworten.

Um 9:00 Uhr ist es so weit: Alle sind da, bis auf … natürlich fehlt wieder Mister Wichtig …

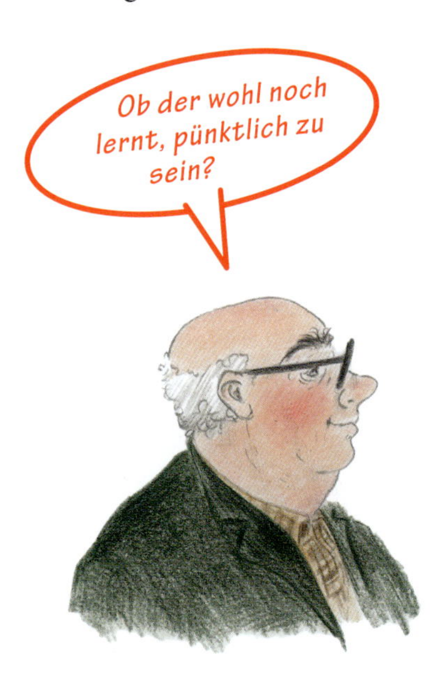

Frau Fröhlich betritt voller Schwung den Raum und wünscht allen einen schönen guten Morgen. „Liebe Schulungsteilnehmer, noch schnell eine wichtige Information für Sie: Die Insulin-Neueinstellungen und die Insulin-Umstellungen haben in den letzten Tagen in Einzelschulungen stattgefunden. Ich hoffe, Sie haben alle heute Morgen Ihre rote Mappe an der Anmeldung abgegeben? Das ist wichtig, denn Dr. Zeit schaut sich jedes Mal Ihre Zuckerwerte an und empfiehlt – wenn nötig – eine Insulinanpassung. Am Ende unserer Schulung bekommen Sie Ihre rote Mappe wieder zurück, eventuell mit einem neuen Insulinanpassungsplan. Bitte schauen Sie deshalb immer nach, ob etwas Neues drin ist. Je nachdem, in welcher Situation Sie sich befinden, kann es sein, dass Dr. Zeit noch ein Einzelgespräch mit Ihnen führen wird. Die Damen an der Anmeldung wissen Bescheid und werden Sie darauf ansprechen. Übrigens: Wenn Sie Fragen zu Ihrem Insulinanpassungsplan oder zur Dosierung haben, können Sie gerne auch mich fragen. Das Gleiche gilt, wenn Sie Probleme mit der Blutzuckermessung haben oder mit der Insulininjektion."

Eduard Fleischermann ist unruhig. Er hat die ganze Nacht nachgedacht und will jetzt eine Antwort auf seine brennende Frage: „Frau Fröhlich, ich habe einen Bruder, der ist rappeldürr und hat trotzdem einen Typ-2-Diabetes. Wie kann das sein?"

Die Diabetesberaterin antwortet ruhig, man merkt ihr die jahrelange Erfahrung an: „Herr Fleischermann, es gibt unterschiedliche Krankheitsbilder beim Typ-2-Diabetes. Bei dünnen Patienten kann es zum Beispiel sein, dass sie eine

Insulinresistenz haben, genau wie die übergewichtigen Typ-2-Diabetiker. Eventuell spielen noch weitere Stoffwechselstörungen wie zum Beispiel die der Fette eine Rolle. Das ist ein komplexes medizinisches Feld."

Pens für unterschiedliche Bedürfnisse

Kunigunde Ludwig meldet sich: „Ich habe auch eine Frage. Es geht um meinen neuen Pen. Als ich gestern bei meiner Schwester zu Besuch war, wollte sie meinen Pen auseinanderbauen. Meine Schwester hat auch Zucker, wir sind halt eine süße Familie. Aber das Auseinanderbauen hat nicht funktioniert. Meine Schwester hat sich total gewundert, dass ich keine Patrone zum Auffüllen des Insulins besitze."

Die Diabetesberaterin erklärt ihr, sie habe sich in ihrem Fall für einen Fertigpen entschieden. Fertigpens haben den großen Vorteil, dass sie sehr einfach in der Handhabung sind. Der Patronenwechsel entfällt und wenn der Pen leer ist, wird er komplett entsorgt. Das erleichtert für viele Patienten die Therapie.

Kunigunde Ludwig atmet auf: „Da bin ich aber beruhigt. Das werde ich heute Nachmittag gleich meiner Schwester erzählen. Die hatte mich schon ganz schockelig gemacht."

„Wissen Sie, Frau Fröhlich", Kunigunde Ludwig berichtet weiter, „ich komme nämlich mit dem Pen und der Insulininjektion sehr gut zurecht, und das, obwohl ich Gichthände habe. Ich hatte ja solche Angst vor der Technik. Aber ich kann meinen Pen leicht herunterdrücken und sogar die Anzeige kann ich gut lesen. Ich bin froh, dass Sie diesen Pen für mich ausgesucht haben."

„Ja", erwidert Frau Fröhlich, „es ist schon klasse, dass es so viele Pens für die unterschiedlichsten Bedürfnisse gibt. Was ganz neu ist: Es gibt jetzt Pens mit Gedächtnisfunktion (d. h., man kann abrufen, wann man wie viel Insulin gespritzt hat). Die sind gerade für ältere Menschen eine Erleichterung. Das macht doch vieles einfacher."

„Hat noch jemand eine Frage?“, die Diabetesberaterin schaut in die Runde. Plötzlich geht mit einem lauten Rums die Tür zum Schulungsraum auf. Alle schauen hoch … tja, wer wird denn das sein? Mister Wichtig, sprich Harald Schneider, kommt mal wieder zu spät. Immerhin telefoniert er heute nicht mit dem Handy, sondern murmelt sogar ein leises „Entschuldigung“. Man darf noch Hoffnung haben …

Torte ist erlaubt!

Nach ein paar Sekunden Unruhe hebt Wilfriede Gärtner die Hand und meldet sich zu Wort. „Also ich war gestern auf dem Geburtstag meiner Nachbarin, und die hat extra für mich zwei Stück Diabetikertorte beim Konditor gekauft. Da musste ich ein Stück von essen, aber ehrlich gesagt, das hat mir nicht so gut geschmeckt. Darf ich denn kein normales Stück Kuchen oder Torte essen? Ich bin ganz verunsichert.“

Da bin ich aber mal gespannt, was die Diabetesberaterin jetzt meint. Bestimmt darf Wilfriede überhaupt nichts Süßes mehr essen …

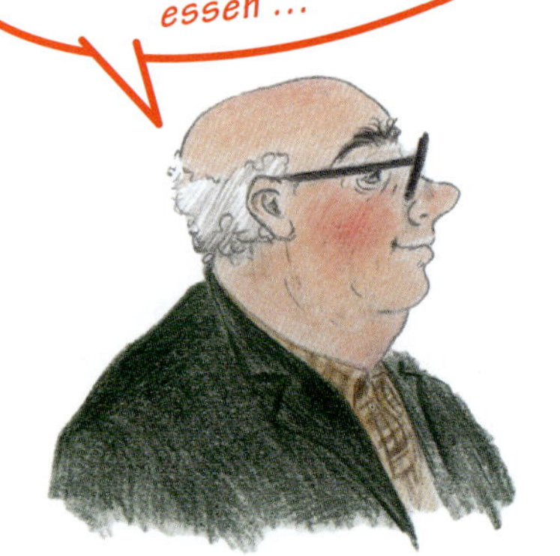

Frau Fröhlich schmunzelt: „Liebe Frau Gärtner, jetzt hören Sie gut zu. Sie haben von mir ausdrücklich die Erlaubnis, ein ganz normales Stück Torte zu essen. Diabetikerkuchen brauchen Sie nicht.“

„Mögen Sie Käsesahnetorte? Die ist nämlich gerade für Diabetiker gut geeignet, weil der Blutzucker nicht so schnell ansteigt. Natürlich sollten Sie nicht jeden Tag ein Stück Torte essen, denn davon wird man nicht unbedingt schlanker. Zu dem Thema Kuchen kommen wir aber noch ausführlich, wenn wir das Kapitel Ernährung durchnehmen.“

„Aber wenn wir schon beim Thema Essen sind“, fährt Frau Fröhlich fort, „was glauben Sie, Frau Gärtner, ist die Ursache für Ihren Diabetes?“

Der Weg zum Diabetes

„Also wenn Sie schon so fragen“, Wilfriede Gärtner ist ein bisschen pikiert, „ganz bestimmt ist es mein Gewicht. Ich bin ein bisschen pummelig, aber das hängt auch mit meinen schweren Knochen zusammen. Alle in unserer Familie haben schwere Knochen.“

Frau Fröhlich schmunzelt, dieses Argument hat sie schon tausend Mal von ihren Patienten gehört. Aber leider kann man als Patient damit nur ein bis zwei oder drei Kilo entschuldigen, aber kein Übergewicht von 15, 20 oder 30 kg.

Schwere Knochen

Ein Skelett macht in der Regel 12 Prozent des Körpergesamtgewichts aus. Bei einem 75 kg schweren Menschen wiegen die Knochen etwa nur 9 kg. Selbst wenn man einen stabileren Knochenbau hat mit „dichten" Knochen, macht das bei einem Gewicht von 75 kg maximal 2 kg mehr aus. Wer damit 30 kg Übergewicht erklären will, hat schlechte Karten.

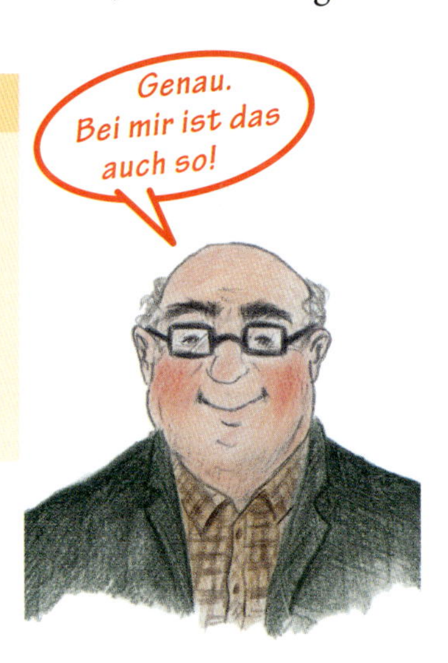

Frau Fröhlich öffnet wieder ihre Schatzkiste. Sie holt eine bunte Dose mit der Aufschrift „Gewicht“ heraus und stellt sie auf den Tisch.

„Frau Gärtner, wie glauben Sie, ging es bei Ihnen weiter?“ „Ei, ganz einfach. Mit jedem Kilo mehr auf den Rippen habe ich beim Treppensteigen noch mehr geschnauft. Irgendwann war mir selbst ein kleiner Spaziergang am Sonntag zu viel.

Ich habe keine Lust mehr, mich überhaupt noch zu bewegen. Seitdem fahre ich jeden Meter mit dem Auto und habe selbst beim Ein- und Aussteigen Probleme."

Frau Fröhlich stellt jetzt eine zweite Dose mit der Aufschrift „Bewegung" auf den Tisch. „Sehen Sie, Frau Gärtner, und genau hier haben wir Ihr Grundproblem. Zumal das alles nicht von heute auf morgen passiert ist – im Gegenteil. Dieser Prozess aus mehr Gewicht und immer weniger Bewegung ging bestimmt über einige Jahre. In dieser Zeit entstand in Ihrem Körper eine Glukoseverwertungsstörung."

Zu viel von allem

Glukose-
verwertungs-
störung? Keine
Ahnung. Das Wort habe
ich im Leben noch nie
gehört.

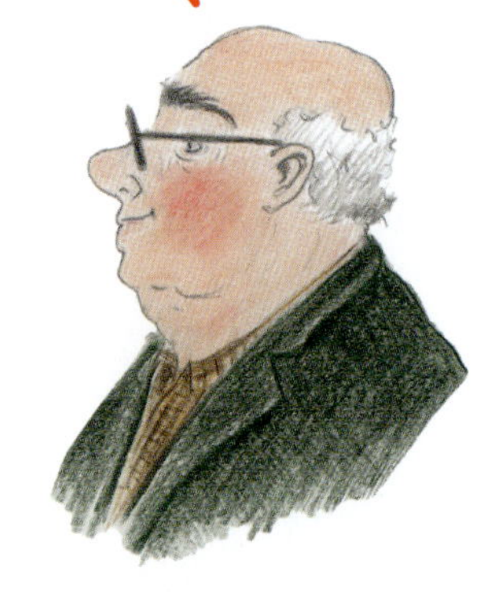

Die Diabetesberaterin wendet sich an die Schulungsteilnehmer: „Weiß jemand von Ihnen, was eine Glukoseverwertungsstörung ist und was das bedeutet?" Alle zucken mit den Schultern.

„Gut, dann versuche ich Ihnen das so einfach wie möglich zu erklären. Bei einer Glukoseverwertungsstörung schwimmt der gelöste Zucker sehr lange im Blut, weil er schlecht in die Körperzellen eingeschleust werden kann. Letzte Stunde haben wir ja am Beispiel unserer Schwämme gelernt, dass man Insulin als Türöffner für die Körperzelle braucht. Das weiß auch unsere Bauchspeicheldrüse. Sie reagiert auf den vielen Zucker im Blut, indem sie noch mehr Insulin ausschüttet. Diese hohe Insulinmenge reicht dennoch nicht aus, dass der Zucker in die Zellen transportiert wird. Dies nennt man Insulinresistenz und gleichzeitig einen relativen Insulinmangel. Die Folge: Jetzt hat man von beidem zu viel – zu viel Zucker im Blut und gleichzeitig zu viel Insulin. Und genau das, liebe Frau Gärtner, ist auch bei Ihnen passiert."

„Durch die Insulinresistenz kommt es aber zu einem vermehrten Fettaufbau und zu einer Verfettung von wichtigen Körperzellen (z. B. in der Leber, der Muskulatur und natürlich auch im Fettgewebe). Über Jahre hinweg entsteht so der Diabetes mellitus. Schauen Sie, Frau Gärtner, so sieht Ihr persönlicher Diabetesweg aus."

Diabetes mellitus
Insulinresistenz, Insulinfreisetzungs-störung
Glucose-verwertungsstörung
Zu wenig Sport/ Bewegungsmangel
Fehlernährung/ Übergewicht

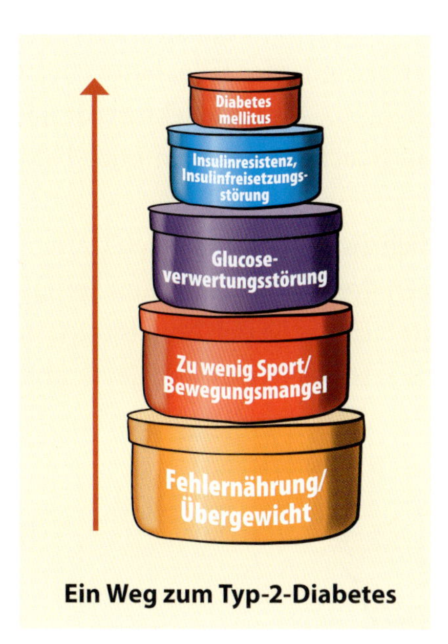

Ein Weg zum Typ-2-Diabetes

Es ist ganz still im „Blauen Salon". Alle sind betreten und versuchen, ihre Nachbarn nicht anzuschauen. Jeder denkt sich seinen Teil. Frau Fröhlich erklärt weiter: „Wissen Sie, das Schlimme am Diabetes ist, dass er sich wie das Phantom der Oper an jeden von Ihnen herangeschlichen hat. Keiner merkt etwas, denn Diabetes tut erst einmal nicht weh. Am Anfang spürt man keine Schmerzen, man hat kaum andere Beschwerden und oft sind auch die Blutzuckerwerte im Fastenzustand noch normal; sie steigen erst nach einer kohlenhydratreichen Mahlzeit. Deshalb wird ein Typ-2-Diabetes häufig spät entdeckt."

Dem Teufel den Garaus machen

„Wie so oft im Leben, Frau Gärtner, ist aber nichts in Stein gemeißelt, sprich, zu jedem Hinweg gibt es auch einen Rückweg. Können Sie sich denn irgendwie vorstellen, wie Ihr persönlicher Rückweg aussieht, damit Sie Ihre Situation verbessern können? Vielleicht hat ja auch die Gruppe eine Idee, wie man Ihnen helfen kann?"

Hildegard von Buckwitz hört sehr interessiert zu und meldet sich: „Frau Fröhlich, das liegt doch auf der Hand. Die Dame muss ihr Gewicht reduzieren, dann klappt das auch bestimmt besser mit der Bewegung. Da zählt jedes Pfund weniger."

Emma Herzog seufzt. Wenn das alles nur so einfach wäre. „Wissen Sie, Frau von Buckwitz. Sie haben leicht reden. Ich schaffe es einfach nicht abzunehmen. Was habe ich nicht schon alles versucht. Sämtliche Diäten kenne ich in- und auswendig. Und was habe ich ein Geld ausgegeben für die ganzen Diätwunderpillen und -kuren, die in den Illustrierten angeboten werden. Und das Ergebnis: NICHTS! Alles, was ich mühsam abgenommen habe, die zwei, drei, vier Kilo, hatte ich in Nullkommanix wieder drauf. Ich bin ganz verzweifelt … Im Endeffekt werde ich von Jahr zu Jahr immer dicker. Wenn ich so weitermache, kann man mich bald als Mozartkugel durch die Landschaft rollen."

Frau Fröhlich hört sich interessiert das Gespräch zwischen den beiden Damen an. Dann öffnet sie ihre Schatzkiste und holt einen großen Weidenkranz heraus. „Frau Herzog, schauen Sie mal, ich habe da was für Sie! Das ist der Teufelskreis, in dem sich viele Patienten befinden … und auch Sie, so wie Sie es uns heute und auch in der letzten Stunde geschildert haben."

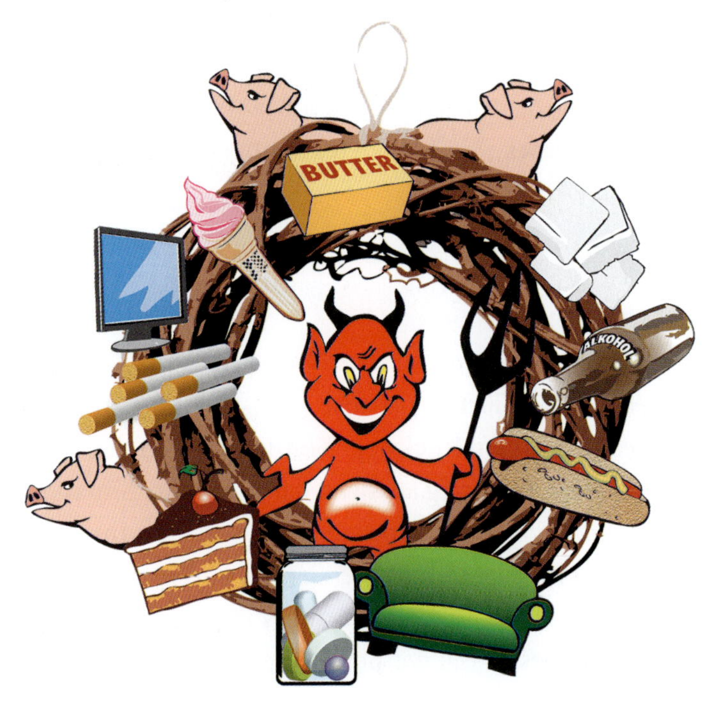

Die Diabetesberaterin übergibt den Weidenkranz Emma Herzog mit der Bitte, ihn weiterzureichen. „Schauen Sie sich in Ruhe unseren Teufelskreis an. Herr Kleinschmidt, was sehen Sie?“ Otto ist erst einmal von den Socken. Das ist ja wie ein Überfall. Er räuspert sich kurz, um ein paar Sekunden Zeit zu gewinnen.

„Also, ich sehe Zuckerwürfel, Zigaretten, einen riesengroßen Teufel in der Mitte, Medikamente, Butter, Torte, einen Fernsehapparat, dicke Würste … och, und das sieht aus wie eine frische Fleischwurst vom Metzger Weber“. Hildegard von Buckwitz ist ganz aufgeregt. „Ich habe eine bessere Brille. Ich kann noch viel mehr erkennen, da ist ja auch Eis, ein Sofa, Alkohol und ganz viele Schweinehunde.“

„Genauso ist es“, antwortet Frau Fröhlich, „in diesem Teufelskreis befinden sich sehr viele Patienten mit Typ-2-Diabetes. Dort ist alles versammelt, was ungesund ist – aber auch Medikamente, die die Patienten brauchen und die ihren Stoffwechsel ungünstig beeinflussen können. Glauben Sie mir, es ist nicht einfach, daraus auszubrechen!“

Emma Herzog nickt: „Genauso ist es, Frau Fröhlich. Ich bin ja richtig froh, dass Sie das ansprechen. Ich war immer der Meinung, ich sei dick, undiszipliniert und unfähig, etwas zu verändern. Ich bin richtig froh, dass das hier mal zur Sprache kommt. Ich sehe jetzt, dass es anderen auch so geht. Das ist unglaublich befreiend.“ Emma Herzog holt ganz tief Luft und … zum ersten Mal schaut sie selbstbewusst in die Runde.

„Ich frage mich nur“, fährt sie fort, „wie ich aus diesem Teufelskreis bloß wieder herauskomme?“

Frau Fröhlich ist ganz optimistisch: „Frau Herzog, ich habe Ihnen bereits gesagt: Wir schaffen das gemeinsam! Wir alle helfen Ihnen: das Praxisteam und Ihre Schulungsgruppe. Machen Sie sich keine Sorgen.“

Anschließend hängt Frau Fröhlich den Teufelskreis für alle gut sichtbar im Schulungsraum auf. „Bitte denken Sie immer daran, dass Sie nicht Opfer Ihrer Krankheit sind. Als Typ-2-Diabetiker haben Sie sehr viele Möglichkeiten, an Ihrem Krankheitsbild zu arbeiten und etwas zu verändern. Jeder kleine Schritt in die richtige Richtung ist schon ein großer Erfolg. Rom wurde auch nicht an einem

Tag erbaut – und so, wie es Jahre gebraucht hat, dass Ihr Diabetes sich entwickelt hat, so braucht es auch etwas Geduld und Durchhaltevermögen, um etwas zu verändern. Dr. Zeit und ich, wir helfen Ihnen nach Kräften!“

„Ja, und wie ist das bei mir?“, will Otto wissen. „Herr Kleinschmidt“, antwortet die Diabetesberaterin, „Sie haben einen Typ-2-Diabetes wie Frau Gärtner. Das gleiche Krankheitsbild haben übrigens auch Herr Fleischermann, Frau Ludwig, Frau Herzog und Herr Schneider.“ Frau Fröhlich lacht: „Sie können praktisch eine Kleingruppe bilden. Und wenn wir hier bei der Deutschen Bahn wären, bekämen Sie Gruppenermäßigung.“

Auch wenn es sich um ein ernstes Thema handelt, ist Otto froh, dass Frau Fröhlich ab und zu eine witzige Bemerkung macht. Das lockert die Stimmung auf und man kann sich anschließend wieder besser konzentrieren.

Keine schlechte Idee! Vielleicht sollten wir alle gemeinsam einen Ausflug machen …

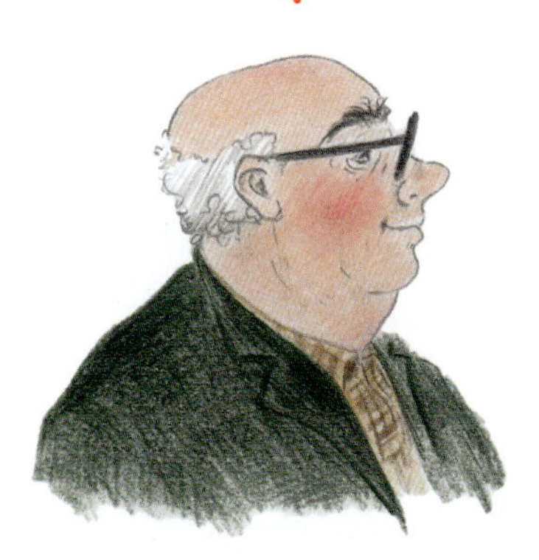

Dünn und doch Diabetes

Nun meldet sich Dr. Konrad Kraft: „Aber bei mir ist das nicht so wie bei den anderen. Ich habe kein Übergewicht, ich habe eher Untergewicht. Ich habe sogar schon im Internet nachgeschaut.“

Hildegard von Buckwitz hebt die Hand und sagt ganz pikiert: „Also, Frau Fröhlich, ich kann mich Herrn Dr. Kraft nur anschließen. Ich habe noch nie Übergewicht gehabt. Ich achte schon seit Jahren auf meine Figur. Disziplin ist alles! Selbst früher auf meinen Kreuzfahrten habe ich nie zugenommen. Man lässt einfach ein paar Menügänge aus oder isst von allem nur ein Löffelchen.“

Frau Fröhlich lässt Hildegard von Buckwitz in Ruhe aussprechen, bevor sie auf die Frage von Dr. Konrad Kraft antwortet: „Ja, Herr Dr. Kraft, Sie haben Recht, bei Ihnen kommt der Insulinmangel nicht durch ein zu hohes Gewicht oder durch zu wenig Bewegung, sondern durch Ihr Krankheitsbild."

Dr. Konrad Kraft ist noch etwas unsicher: „Wissen Sie, ich hatte ja einen Tumor an der Bauchspeicheldrüse. Das war eine große Operation."

Frau Fröhlich klinkt sich ein: „Genau, Herr Dr. Kraft. Sie hatten eine wirklich große OP. Hut ab! Dadurch wurde ein großer Teil Ihrer Bauchspeicheldrüse entfernt. Das bedeutet, dass Sie damit alle Ihre insulinproduzierenden Betazellen verloren haben. Infolgedessen leiden Sie unter einem absoluten Insulinmangel und sind leider für den Rest Ihres Lebens auf die Zufuhr von Insulin angewiesen. Deshalb wurden Sie in der Klinik schon auf eine Intensivierte Insulintherapie (ICT) eingestellt. Was das genau bedeutet, erkläre ich Ihnen später, wenn wir in unserer Schulung zu den Grundlagen der Insulintherapie kommen."

„Schauen Sie, Herr Dr. Kraft, so sieht Ihr persönlicher Diabetesweg aus." Die Diabetesberaterin greift wieder in ihre Schatzkiste und holt ein paar Dosen heraus, die sie auf dem Nachbartisch aufbaut. „Das Gleiche gilt übrigens auch für Frau von Buckwitz."

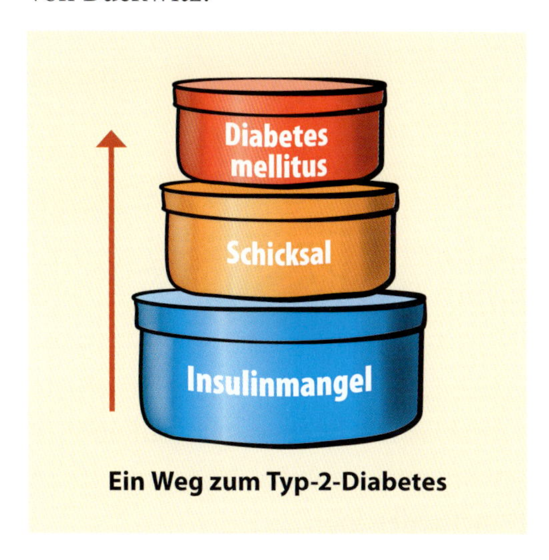

Ein Weg zum Typ-2-Diabetes

Hildegard von Buckwitz rutscht ungeduldig auf ihrem Stuhl hin und her. Sie meldet sich noch einmal. „Frau Fröhlich, bin ich nun ein Typ-1-Diabetiker?"

„Nein, Sie haben zwar einen ausgeprägten Insulinmangel wie ein Typ-1-Diabetiker, aber Sie bleiben dennoch ein Typ-2-Diabetiker. Man nennt das auch einen ‚ausgebrannten' Typ-2-Diabetes, der oft bedingt ist durch eine lange Diabetesdauer und eine lange Einnahmezeit von bestimmten Medikamenten.

Tabletten wie zum Beispiel Sulfonylharnstoffe ‚brennen' oder ‚pressen' die Bauchspeicheldrüse aus. Dazu kommt natürlich noch Ihr Alter, Frau von Buckwitz, das heißt, Ihre Bauchspeicheldrüse wird über die Jahre hinweg langsam schwächer. Das ist ein natürlicher Vorgang."

Hildegard von Buckwitz schluckt. Wenn es um ihr Alter geht, ist sie ganz empfindlich. Am liebsten würde sie ihr Geburtsjahr ausradieren. Sie fühlt sich einfach noch nicht so alt, wie es in ihrem Pass steht.

„Honigsüßer Durchfluss"

Die alte Dame ist in ihrem Element. Endlich kommen die Themen dran, die sie interessieren. „Frau Fröhlich", fragt sie, „Wie lange gibt es eigentlich schon Diabetes? Meine Mutter hatte nämlich auch die Zuckerkrankheit."

Die Geschichte des Diabetes

Der Begriff Diabetes mellitus kommt aus dem Griechischen. Früher wurde die Zuckerkrankheit auch „honigsüßer Durchfluss" genannt. Bekannt ist sie seit ca. 1500 v. Chr. Auf alten Schriftrollen in Ägypten hat man Aufzeichnungen entdeckt, die dieses Krankheitsbild beschreiben. Damals untersuchten die Ärzte den süßen Geschmack des Urins.

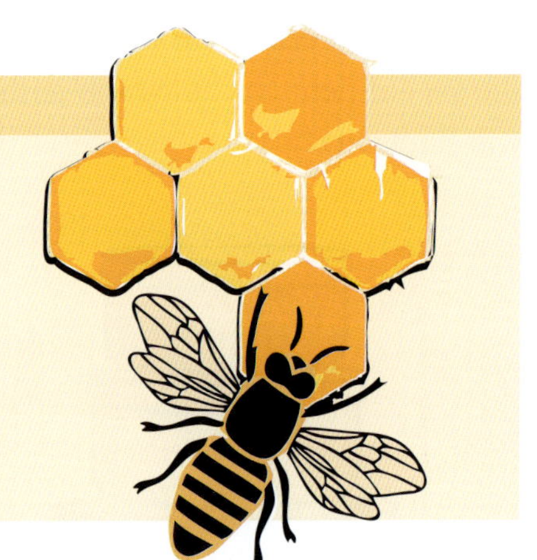

Die Diabetesberaterin erklärt, dass bei hohen Zuckerwerten im Blut auch oftmals Zucker im Urin gemessen werden kann. Das macht eben den „süßen" Geschmack aus. „Aber gut, dass wir nicht mehr im alten Ägypten leben und es für die Ärzte heutzutage andere Untersuchungsmethoden gibt."

„Wissen Sie, im Blut muss immer Zucker vorhanden sein, um den Körper mit Energie versorgen zu können. Im Urin hingegen gibt es nur Zucker, wenn die Blutzuckerwerte im Körper erhöht bzw. zu hoch sind. Das hängt mit der Niere bzw. der Nierenschwelle zusammen."

Nierenschwelle

Bis zu Blutzuckerwerten um 180 mg/dl (10 mmol/l) sind die Nieren in der Lage, den Zucker zurückzuhalten (sog. Nierenschwelle). Übersteigt die Blutzuckerkonzentration diesen Wert, wird der Zucker über die Nieren im Urin ausgeschieden.

Bei Patienten mit Nierenfunktionsstörungen kann die Nierenschwelle höher oder tiefer liegen. Bei Jugendlichen und Schwangeren ist die Nierenschwelle herabgesetzt.

„Gerade hatten wir es von der Niere. Immer wieder haben wir in dieser wie auch in der letzten Stunde von der Bauchspeicheldrüse gesprochen. Wissen Sie denn, wo die in Ihrem Körper liegt?" Frau Fröhlich ist nicht erstaunt, dass keine Antwort kommt. Das kennt sie auch von ihren anderen Schulungen her. Kein Problem!

Ein perfekter Mann für alle Fälle

Die Diabetesberaterin zieht eine große Schautafel hervor. Sie lacht und sagt: „Nun stelle ich Ihnen den dritten Mann in meinem Leben vor. Mit dem ersten bin ich seit 37 Jahren verheiratet, mit dem zweiten, unserem Dr. Zeit, arbeite ich seit 20 Jahren zusammen, und mit dem dritten habe ich gerade eine leidenschaftliche Affäre. Und diese neue Leidenschaft möchte ich Ihnen nun vorstellen. Es ist der perfekte Mann für alle Fälle. Wenn man ihn braucht, holt man ihn aus seiner Ecke, aber wenn man keine Lust mehr hat, rollt man ihn zusammen und dann ab in den Schrank mit ihm."

Frau Fröhlich dreht nun die Schautafel langsam um. „Ta-ta!" – es ist ein bisschen wie im Kabarett. Zum Vorschein kommt ein lebensgroßes grünes menschliches Wesen. Es ist eine Schulungsfigur mit Namen „Otto".

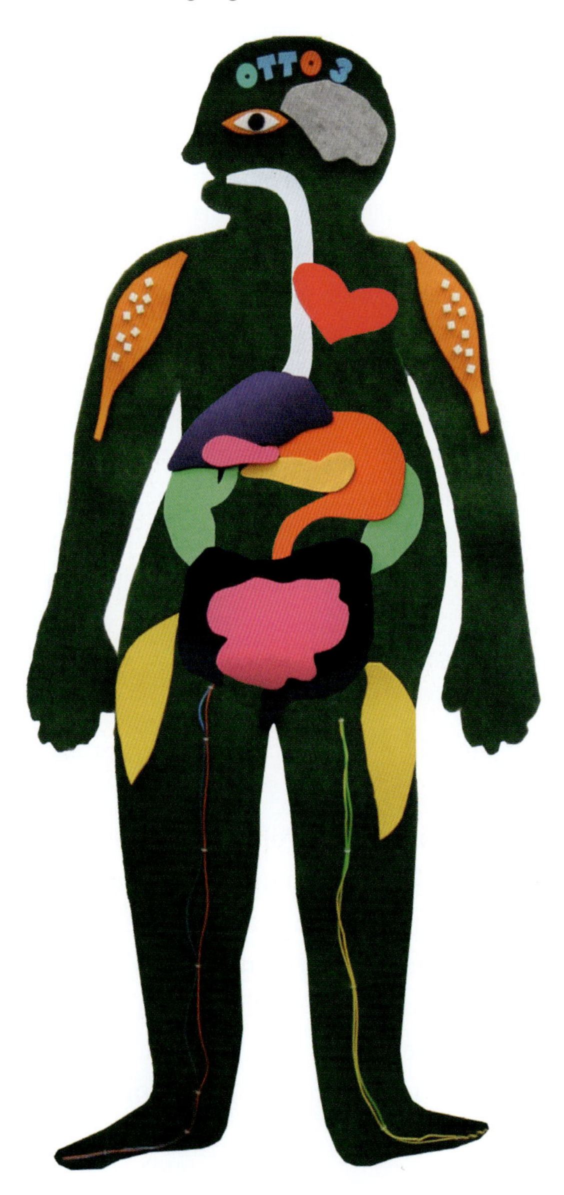

Otto lächelt … der heißt ja wie ich. Er freut sich über seinen Namensvetter. Frau Fröhlich erzählt, dass sie ihn selbst hergestellt hat, um ihren Patienten schwierige medizinische Themen besser erklären zu können. „Unser Otto wird Sie von nun an durch die weiteren Schulungsstunden begleiten. An ihm lernen Sie die Lage der Organe, die Wirkorte der Medikamente und die Stellen kennen, wo Folgeerkrankungen des Diabetes entstehen können."

Mit dem Zuckerexpress zur Bauchspeicheldrüse

„Stellen Sie sich vor, wir machen jetzt gemeinsam eine Reise mit dem Zuckerexpress durch den Körper von ‚Otto'. Es wird sehr spannend werden", verspricht die Diabetesberaterin. „Ich bin Ihre Reiseleiterin und der Zuckerexpress ist wie eine Eisenbahn mit verschiedenen Haltestellen."

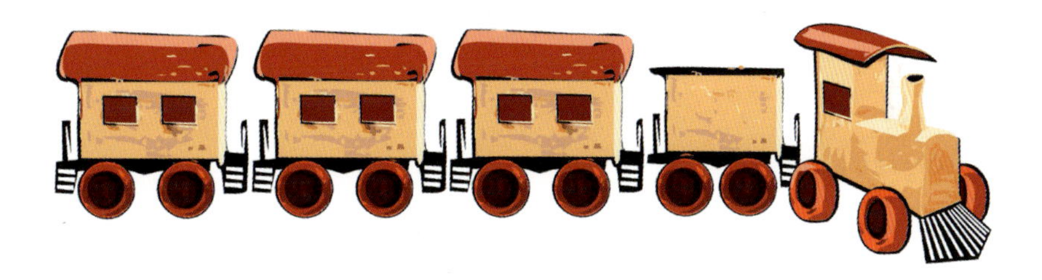

„Unser erstes Reiseziel ist die Bauchspeicheldrüse. Bei vielen Diabetikern produziert die Bauchspeicheldrüse zu wenig oder kein Insulin und häufig ist die Insulinwirkung gestört. Lassen Sie uns deshalb die Bauchspeicheldrüse genauer anschauen."

Die Diabetesberaterin bittet alle Patienten, im Zuckerexpress Platz zu nehmen. Sie, Frau Fröhlich, sei die Reiseleiterin. „Der Zuckerexpress legt ab und nimmt volle Fahrt auf. Tüt, tüt … Achtung, Achtung, es geht in Richtung oberer Bauchraum, hinter dem Magen, oh, das ist aber ein riesiger Beutel, schnell vorbei, da rumpelt es gefährlich und gluckert in einer Tour. Puh, gleich haben wir diesen Engpass geschafft. In ein paar Minuten ist es so weit: Wir nähern uns der Bauchspeicheldrüse", erklärt Frau Fröhlich.

„Sie ist gerade mal 8–10 cm groß und liegt quer im Oberbauch hinter dem Magen, mit dem Kopf in einer Kurve des Zwölffingerdarms, denn sie hat einen Kopf, einen Körper und einen Schwanz."

„Warten Sie einmal, ich habe noch etwas für Sie." Die Diabetesberaterin holt aus den Tiefen ihrer Schatzkiste ein rosafarbenes Sofakissen mit weißen Punkten heraus.

„Schauen Sie, so sieht das Gewebe der Bauchspeicheldrüse aus. Die Punkte sind wie kleine Inseln, und so müssen Sie sich die Inseln der Bauchspeicheldrüse vorstellen. Die hat ein Dr. Langerhans Ende des 19. Jahrhunderts entdeckt, weshalb man sie Langerhanssche Inseln nennt. In diesen Inseln – von denen es in der Bauchspeicheldrüse beim Gesunden ca. 1 Million gibt – gibt es eine Reihe von Zellen."

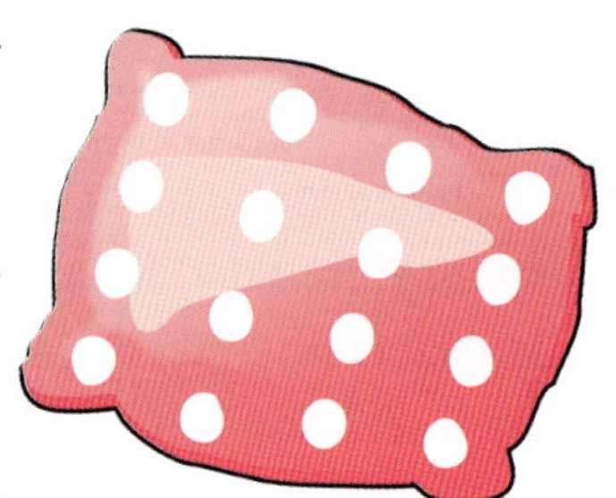

Wo das Insulin zu Hause ist

In den Langerhansschen Inseln gibt es unterschiedliche Gruppen von Zellen, wobei die für den Diabetes wichtigen die Alpha- und die Betazellen sind. Beide sprechen miteinander.

Die Aufgabe der **Alphazellen** ist die Produktion von Glukagon. Glukagon ist der Gegenspieler des Insulins. Es ist ein Hormon der Bauchspeicheldrüse, das zur Aktivierung der körpereigenen Zuckerproduktion aus den Speichern der Leber und der Nieren benötigt wird. Ist der Zucker im Blut zu niedrig, dann setzt die Bauchspeicheldrüse Glukagon frei und signalisiert der Leber und den Nieren, den Blutzucker zu erhöhen.

Die **Betazellen** hingegen produzieren das Insulin. Es ist, wie Glukagon, ebenfalls ein Hormon der Bauchspeicheldrüse. Insulin hat viele wichtige Funktionen, unter anderem den Blutzucker zu senken.

Frau Fröhlich geht zu einem Regal im Schulungsraum und holt eine Waage heraus. Sie stellt sie gut sichtbar mitten auf den Tisch und erklärt: „Die Aufgabe von Glukagon und Insulin ist es, für einen ausgeglichenen Zuckerstoffwechsel zu sorgen. Diese Waage ist das Symbol für die Balance der beiden Hormone."

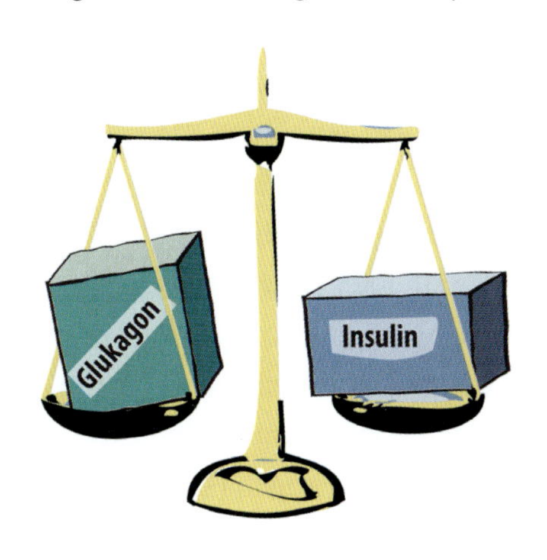

Frau Fröhlich fährt fort: „Die Bauchspeicheldrüse orientiert sich immer an den Blutzuckerwerten. Wie ein Messfühler hängt sie im Blut, und wenn der Zucker steigt, gibt sie mehr Insulin ab. Wenn der Zucker aber fällt – das passiert immer dann, wenn Sie fasten, kein kohlenhydrathaltiges Essen zu sich nehmen, wenn Sie sich viel bewegen, im Garten arbeiten oder mit dem Hausputz beschäftigt sind –, werden die Zuckerreserven (in Form von Stärke) der Leber und der Nieren angegriffen."

„Ist die Insulinwirkung vermindert (d. h., es liegt eine Insulinresistenz vor), produziert die Bauchspeicheldrüse zum Ausgleich immer mehr Insulin. Diese Mehrbelastung führt (erblich bedingt) auf Dauer zur ‚Erschöpfung' der körpereigenen Insulinproduktion und damit letztendlich zu einem Insulinmangel."

„Aber das ist noch nicht alles. Die Bauchspeicheldrüse hat auch die Aufgabe, Verdauungsenzyme herzustellen, die dann in den Zwölffingerdarm abgegeben werden. Tagtäglich produziert die Bauchspeicheldrüse zwischen 1,5 und 2 Litern Bauchspeichel. In ihm befinden sich die Verdauungsenzyme, die unserem Körper helfen, den Nahrungsbrei aus dem Magen in noch kleinere Bausteine zu zerlegen. Außerdem neutralisiert die Bauchspeicheldrüse die im Nahrungsbrei enthaltene Salzsäure, die sonst den Zwölffingerdarm schädigen würde."

Auf dem Weg zum „Supermarkt"

„Tüt, tüt … Achtung, Achtung, bitte steigen Sie wieder schnell in unseren Zuckerexpress ein", ruft die Reiseleiterin Frau Fröhlich. Die Türen schließen und der Zug rattert weiter. „Unser nächster Halt ist die Leber. Dort treffen wir auch zwei ‚alte' Bekannte wieder: die beiden Bauchspeicheldrüsenhormone Insulin und Glukagon, die vom Blut direkt zur Leber transportiert werden. Denn die Leber ist die biochemische Fabrik des Körpers."

„Frau Gärtner, Sie gehen doch gerne einkaufen, haben Sie uns erzählt", sagt die Diabetesberaterin mit einem Lächeln. „Bei der Leber können Sie sich voll austoben. Denn die Leber muss man sich wie einen großen Supermarkt vorstellen. Dort werden Produkte im Regal eingelagert, die zu einem späteren Zeitpunkt ganz nach Bedarf wieder abgegeben werden. In der Leber befindet sich deshalb eine entsprechende Menge Speicherzucker – in Form von Glykogen (Leberstärke)."

„Kommt nun eine große Konzentration Glukagon im Blut an, öffnet unsere Leber ihre Tore und gibt im Bedarfsfall, d. h. bei Gefahr auf Unterzuckerung, sofort Glukose ins Blut ab. Das passiert z. B. an einem anstrengenden Arbeitstag, wenn man nicht zum Essen gekommen ist, oder auch nachts, wenn wir schlafen und der Körper keine Nahrung erhält. Unser Körper greift dann gerne auf den Vorratsspeicher in der Leber zurück – und das ist auch gut so! Die Natur hat damit einen zuverlässigen Schutzmechanismus eingebaut."

„Leider ist dieser Vorgang bei Diabetespatienten oft gestört. Ihre Leber gibt in den frühen Morgenstunden viel Glukose aus dem Vorratsspeicher ins Blut ab, ohne dass gleichzeitig eine ausreichende Insulinausschüttung erfolgt."

Otto Kleinschmidt hört aufmerksam zu. Das ist ja spannend. Vielleicht erklärt das seine hohen Werte morgens? Er will es wissen, weil er doch so gerne Semmelknödel, Sauerbraten und Rotkraut isst, das Anneliese mit selbst eingekochter Johannisbeermarmelade verfeinert. Anneliese glaubt nun, das sei ungesund für Otto, jetzt wo er doch Diabetes hat.

Hat Anneliese Recht? Frau Fröhlich erklärt es ihm: „Die Semmelknödel, die Sie so gerne essen, Herr Kleinschmidt, enthalten Stärke und werden in Ihrem Körper in Traubenzucker umgebaut. Wäre Ihre Bauchspeicheldrüse gesund, würden die Betazellen sofort reagieren und reichlich Insulin ins Blut abgeben, um den Zucker zu verringern."

Ich wusste es. Irgendwann würde Anneliese mir die Knödel verbieten wollen. Das sei nichts für Zuckerkranke, meint sie.

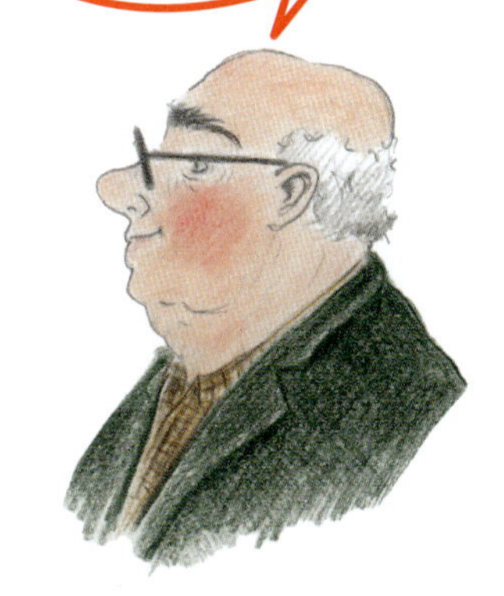

„Bei einem Diabetespatienten ist das aber nicht so einfach. Je nach Diabetestyp reagiert die Bauchspeicheldrüse sehr unterschiedlich. Aber das werde ich mit Ihnen besprechen, wenn wir in der Schulung das Thema Ernährung haben."

„Kommen wir nochmals zu einem gesunden Menschen zurück. In dem Moment, wo die Bauchspeicheldrüse Insulin abgibt, stellen die Alphazellen weniger Glukagon her. In der Leber passiert jetzt Folgendes: Die Leberzellen reagieren auf das Insulin im Blut. Daraufhin nehmen die Leberzellen (aber auch andere Zellen wie Muskelzellen) Glukose aus dem Blut auf und stellen daraus Glykogen, den bereits erwähnten Speicherzucker der Leber, her."

„Diese Informationen sind für Sie sehr wichtig, liebe Patienten. Durch dieses Wissen können Sie später besser mit Ihrer Insulintherapie umgehen. Aber jetzt beenden wir erst einmal den Rundgang durch die Bauchspeicheldrüse und die Leber. Sie haben schon zwei sehr wichtige Organe kennengelernt – das reicht für heute!"

Damit ist auch dieser Teil der Schulungsstunde vorüber. Nun gibt Frau Fröhlich ihnen ihre roten Mappen zurück und bespricht kurz die einzelnen Insulinänderungen, die Dr. Zeit empfohlen hat. Es kommt zu vielen unterschiedlichen Rückfragen, die Frau Fröhlich geduldig erklärt.

Es ist ja auch eine schwierige Materie und man kann nicht alles auf einmal behalten. Frau Fröhlich hat dafür viel Verständnis. Sie ist vor allem froh, dass sich bereits bei allen Schulungsteilnehmern die Blutzuckerwerte verbessert haben.

Die tägliche Insulinanpassung ist ein wichtiger Baustein in der Diabetestherapie. Damit kann man auf die individuelle Stoffwechsellage optimal reagieren und der Patient fühlt sich schon nach relativ kurzer Zeit deutlich wohler. Das erhöht die Akzeptanz der Therapie wie auch des Diabetes. Auch bei Otto ist das der Fall. Er ist froh, dass er das Insulinspritzen gelernt hat.

VI. Ottos 3. Schulungstag

- *Übersicht Diabetesmedikamente*
- *Ketoazidose*
- *Diabetesmanagement/Selbstkontrolle*
- *Ausnahmesituationen*
- *Messzeitpunkte*
- *HbA_{1c}*

Otto kommt zu spät

Es ist kurz vor 8:30 Uhr. Otto muss sich beeilen. Heute Morgen läuft irgendwie alles schief. Er hat verschlafen und Anneliese auch. Der Wecker hat nicht geklingelt, anscheinend ist die Batterie leer … Was eine Hektik, und das alles nur wegen der Schulung. Otto stöhnt innerlich. Es ist ja schon toll, was er da alles erfährt. Auch wenn er ein Frühaufsteher ist, aber an so einem Tag wie heute wäre er lieber noch ein bisschen im Bett liegen geblieben. Mit 69 Jahren ist nicht jeder Tag wie der andere. Der Körper zeigt einem, dass man älter wird.

So ein Ferrari wäre auch nicht schlecht … hm, aber was soll's. Träume sind was Schönes. Ach ja, wie viel Insulin muss ich spritzen?

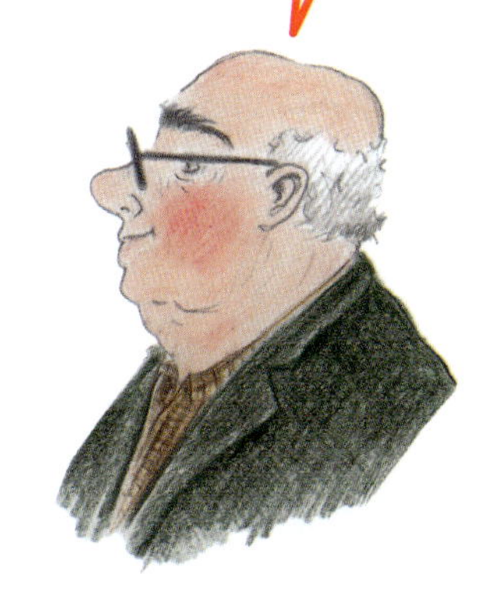

Otto hat keine Zeit mehr zu duschen, geschweige denn in Ruhe zu frühstücken. Anneliese macht ihm schnell ein Brot mit Käse und Gurken, während er seinen Blutzucker misst. Er hat einen Wert von 154 mg/dl (8,5 mmol/l). Anschließend ist die Spritze dran oder besser der Pen mit seinem Ferrari-Insulin. Otto lächelt in sich hinein …

Er schaut auf seinen Anpassungsplan und spritzt sich die entsprechenden Einheiten Essensinsulin. Gut, dass das wenigstens wie am Schnürchen klappt. Jetzt aber nichts wie weg in die Schulung.

Anneliese stellt sich ihm in den Weg: „Nein, Otto, du kannst jetzt nicht gehen. Du weißt doch, wenn du Insulin spritzt, musst du direkt danach essen. Das hast du mir erst neulich erzählt und es steht auch in deiner roten Mappe. Dort habe ich es nachgelesen. Setz dich jetzt bitte hin. Die paar Minuten mehr machen den Kohl auch nicht mehr fett."

Otto fügt sich in sein Schicksal. Anneliese hat Recht. Während Otto kaut, fährt Anneliese fort: „Stell dir mal vor, du bekämst im Auto eine Unterzuckerung. Nicht auszudenken, was dir alles passieren könnte. Ganz abgesehen von deinem neuen Mercedes, den du eventuell zu Schrott fahren würdest." „Aber Anneliese, ich habe im Auto alles, was ich brauche: meinen Traubenzucker, die Schokokekse und ein Fläschchen Apfelsaft."

Anneliese ist beruhigt … bis ihr plötzlich noch etwas einfällt: „Otto, hast du deinen Traubenzucker bei dir?" Otto schmunzelt und zeigt ihr vier Traubenzucker-Täfelchen, die er seit Neuestem immer in seiner Hosentasche bei sich trägt. Das ist seine „Lebensversicherung", wie Frau Fröhlich es immer nennt.

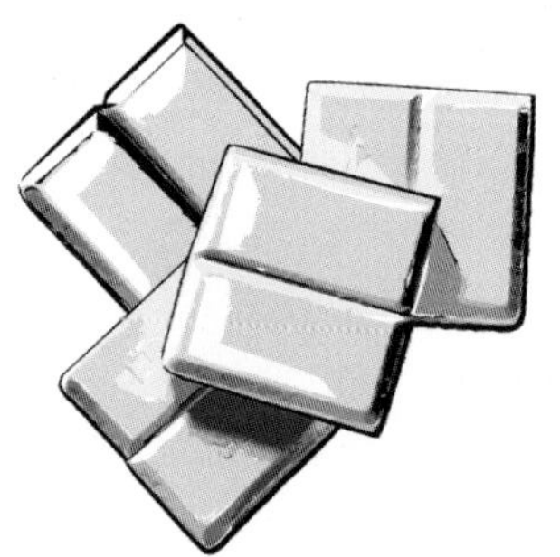

Nach einem hastigen Frühstück spült Otto zu guter Letzt seine Blutdrucktabletten mit einem Schluck Kaffee herunter. Nun kann es losgehen. Voller Elan und mit fliegenden Fahnen eilt er zu seinem Mercedes.

Als er eine halbe Stunde später den Schulungsraum in der diabetologischen Schwerpunktpraxis betritt, ist er zehn Minuten zu spät. Mist! Aber zum Glück ist sein

Platz frei geblieben. Er huscht schnell hinein, murmelt „Entschuldigung" und lässt sich auf seinen Stuhl fallen. Das wäre geschafft! Nachdem er kurz durchgeatmet hat, fällt ihm auf, dass Frau Fröhlich ja noch gar nicht da ist.

Die Diabetesberaterin sei, so erfährt er von seinem Tischnachbarn, bei einem Notfall in der Praxis. Otto ist sichtlich geschockt und berichtet seiner Schulungsgruppe, dass ihm heute Morgen beinahe auch eine schlimme Situation passiert wäre. Und das eventuell sogar im Auto. Gut, dass seine Anneliese eingegriffen hat. Deswegen ist er auch erstmals zu spät in der Schulung!

Wilfriede Gärtner, seine alte Schulfreundin, ist aufgewühlt. „Mensch, Otto, mir ist so was Ähnliches vorgestern passiert. Ich hatte gerade mein Insulin gespritzt, als meine Freundin Liselotte anrief. Das ist die aus Bremen. Sie schwätzt immer stundenlang am Telefon, unglaublich, und erzählt von Gott und der Welt. Sie kennt die neuesten Geschichten aus sämtlichen Königshäusern. Dass Kate einen kleinen Hund von William geschenkt bekommen hat, dass Prinz Johan Friso beim Skifahren verunglückt ist und ‚uns Victoria' ein kleines Mädchen bekommen hat."

„Bei all dem ganzen Gerede habe ich glatt vergessen zu essen", fährt Wilfriede fort. „Auf einmal wurde mir ganz flau im Magen und ich fing an zu schwitzen. Mein ganzer Körper zitterte. Ich konnte mich überhaupt nicht mehr konzentrieren und weitertelefonieren. Das Telefon sah ich nur noch verschwommen. Plötzlich fiel mir auf, dass ich eine ganze Stunde zu spät dran war mit dem Essen. Oh je, oh je. Das Insulin hatte voll in meinem Körper gewirkt und ich war in einer richtigen Unterzuckerung. So etwas hatte ich vorher noch nie erlebt. Kein Wunder, ich habe auch noch nie so gute Zuckerwerte wie in den letzten Tagen gehabt. Mir wurde Angst und Bange. Was tun? In meiner Not habe ich Apfelsaft getrunken und alle Mohrenköpfe vernichtet, die bei mir noch im Vorratsschrank waren. Weißt du, Otto, ich liebe Mohrenköpfe über alles und habe immer eine kleine ‚Notration' im Haus. Das war meine Rettung."

Emma Herzog hat die ganze Zeit zugehört. Es ist schon interessant, was man hier so alles von den einzelnen Schulungsteilnehmern lernt. Sie lächelt. Auch sie kennt das mit der „Notration". Ihre Lieblingssüßigkeit sind Mozartkugeln.

Während die Gruppe munter Erfahrungen austauscht und damit – ohne es zu merken – voneinander lernt, geht die Tür auf und Frau Fröhlich und Dr. Zeit betreten den Schulungsraum.

Mit einem „Wunderschönen guten Morgen" begrüßt die Diabetesberaterin die Schulungsteilnehmer. „Liebe Patienten, ich sehe, Sie sind ja schon mitten drin im Thema. Ich habe Ihnen heute wieder Dr. Zeit mitgebracht. Gemeinsam werden wir das Thema Diabetesmedikamente bzw. die Kombination von Diabetesmedikamenten und Insulin besprechen."

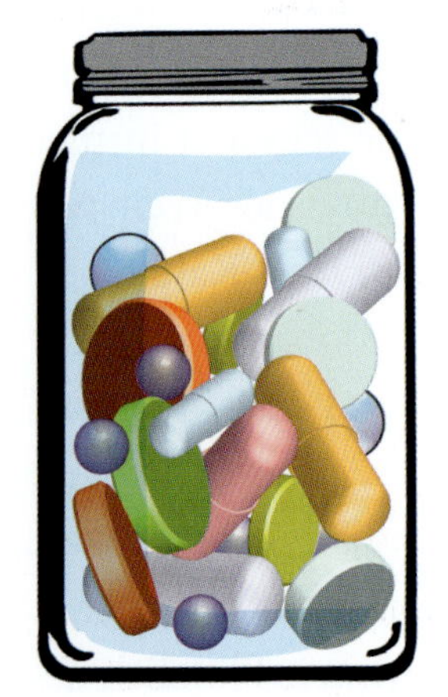

Frau Fröhlich öffnet ihre Schatzkiste und holt ein großes dickes Glas mit vielen bunten Tabletten heraus. Otto sieht große dicke und kleine längliche, in Rot, Gelb, Grün, Blau …

Die Diabetesberaterin schüttelt das Glas. „Schauen Sie, viele Patienten nehmen ein ganzes Sammelsurium von Tabletten. Und genau in diesen Medikamentendschungel wollen wir heute ein bisschen Licht hineinbringen. Alleine schon bei den Diabetesmedikamenten gibt es ganz viele unterschiedliche, wie zum Beispiel Acarbose, Metformin, DPP-4-Hemmer, Sulfonylharnstoffe, Glinide, Glitazone und neuerdings auch die GLP-1-Agonisten und Insulin zum Spritzen. Sie alle sehen nicht nur unterschiedlich aus, sie wirken auch auf unterschiedliche Weise im Körper."

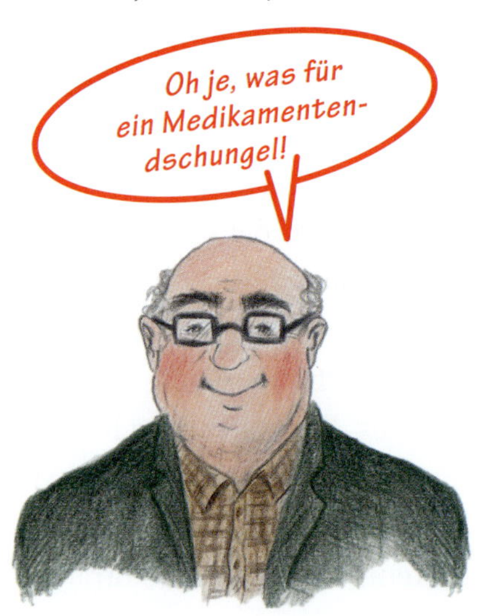

„Wie schaut es denn bei Ihnen aus, Herr Fleischermann: Welche Diabetesmedikamente kennen Sie oder haben Sie selbst schon eingenommen?"

„Ich habe früher Acarbose genommen und hatte oft Blähungen", antwortet Eduard Fleischermann, „aber warum das so war, weiß ich nicht."

Dr. Zeit schaltet sich in die Diskussion ein: „Durch den Wirkstoff Acarbose wird die Zuckeraufnahme in Ihrem Darm verzögert. Dieses Medikament hemmt kohlenhydratspaltende Verdauungsenzyme, wodurch die mit der Nahrung aufgenommenen Kohlenhydrate nicht bis zum Traubenzucker gespaltet werden können. Das hat zur Folge, dass Ihr Blutzuckerspiegel nach dem Essen nur langsam ansteigt. Der Nachteil dieses Medikamentes ist jedoch, dass die im Darm verbliebenen Kohlenhydrate zu Blähungen, Bauchkrämpfen und Durchfall führen können. Acarbose wirkt vor allem bei Menschen, deren Blutzucker nach einer kohlenhydratreichen Mahlzeit besonders hoch ansteigt. Ein Vorteil ist, dass es unter diesem Medikament zu keinen Unterzuckerungen kommt."

Alpha-Glucosidase-Inhibitoren/Acarbose

- Die Tabletten verlangsamen die Zuckeraufnahme über die Darmwand
- Sie werden direkt vor dem Essen eingenommen
- Nebenwirkungen sind Übelkeit, Blähungen, Völlegefühl – aber auch Durchfall und Bauchschmerzen

Als Nächstes meldet sich Otto: „Herr Dr. Zeit, etwas verstehe ich überhaupt nicht. Wieso reicht es nicht, dass ich Insulin spritze? Warum muss ich zusätzlich diese Tabletten nehmen, das Metformin?"

„Herr Kleinschmidt, das hängt mit Ihrem Krankheitsbild zusammen", erklärt der Diabetologe. „Ihre Bauchspeicheldrüse produziert zwar noch Insulin, aber Sie haben eine Insulinresistenz und auch einen leichten Insulinmangel. Das heißt: Ihre Bauchspeicheldrüse schüttet insbesondere zu Beginn eines Blutzuckeranstiegs nicht genügend Insulin aus – es fehlt die erste Insulinantwort." Otto runzelt die Stirn – wieder etwas, das er nicht versteht.

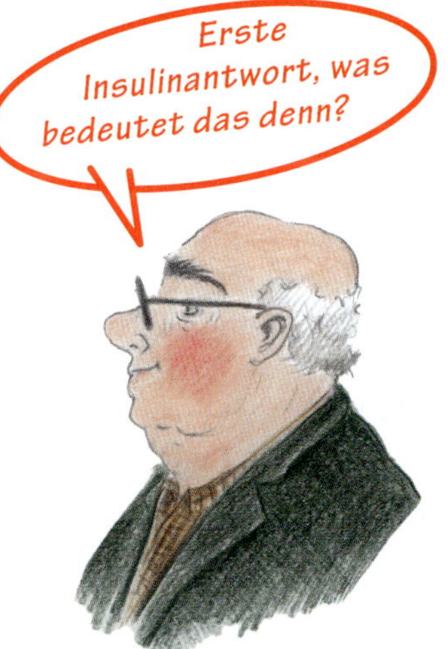

Dr. Zeit bemerkt Ottos fragenden Blick. „Herr Kleinschmidt, wie bei vielen Typ-2-Diabetikern reagiert Ihr Insulin nicht so schnell wie es sollte und der Körper braucht mehr Insulin (das nennt man Insulinresistenz). Genau an dieser Stelle setzt der Wirkstoff Metformin, der zu der Gruppe der Biguanide gehört, ein. Er wirkt wie ein kleiner Hilfsmotor, der Ihr eigenes Insulin und das Fremdinsulin, das Sie sich spritzen, schneller an Ihre Körperzellen bringt und so die Zuckeraufnahme in die Zellen verbessert. Dazu kommt, dass Metformin die nächtliche Zuckerneubildung in Ihrer Leber bremst."

„Ja", fügt Frau Fröhlich hinzu, „deshalb wird es auch oft abends eingenommen: passend zum Blutzucker-Morgenwert manchmal früher am Abend oder erst direkt vor dem Schlafengehen. Und wissen Sie was, Herr Kleinschmidt?", Frau Fröhlich lächelt verschmitzt, „Ein nicht zu unterschätzender Vorteil von Metformin ist, dass es sich günstig auf die Gewichtsreduktion auswirkt. Das heißt: Sie können damit leichter abnehmen." Otto ist zufrieden. Das wird er zu Hause gleich Anneliese erzählen.

Dr. Zeit schaut in die Runde: „Insulin und Metformin ist eine Kombination, die Patienten oft erhalten. Wichtig dabei ist: Wer Probleme mit der Leber oder Niere hat, darf kein Metformin nehmen. Aber das bespricht man am besten mit seinem Arzt."

Biguanide/Metformin

- Die Tabletten hemmen die Zuckerneubildung in der Leber
- Sie erhöhen die Insulinwirkung und führen damit unter anderem zu einer verbesserten Glukoseaufnahme in Muskulatur und Fettgewebe
- Sie verbessern die Insulinwirkung
- Sie werden nach den Mahlzeiten eingenommen und können am Anfang zu Magen-Darm-Beschwerden führen

Wichtig: Wenn im Rahmen einer Röntgenuntersuchung ein Kontrastmittel gespritzt werden soll oder eine Vollnarkose ansteht, muss Metformin vorher abgesetzt werden. Informieren Sie deshalb Ihren Arzt immer, wenn Sie Metformin einnehmen und eine Röntgenuntersuchung geplant ist (Notfälle ausgenommen!).

Kaum ist Dr. Zeit fertig, hebt Harald Schneider schnell seine Hand. Er hat eine ganz wichtige Frage auf dem Herzen: „Dr. Zeit, bestimmt können Sie mir das mit der Tablette DPP-4 erklären. Es ist so: Bevor ich von Ihnen Insulin verordnet bekam, hat mir mein Hausarzt immer eine Tablette mit einem DPP-4-Hemmer gegeben. Er meinte, dieses Medikament könne man mit Metformin, aber auch mit Insulin kombinieren."

Dr. Zeit nickt: „Ja, Herr Schneider, Ihr Hausarzt hat Recht. DPP-4-Hemmer sind neuere Medikamente. Sie hemmen den Abbau des Darmhormons GLP-1 in Ihrem Körper. Außerdem erhöhen sie bei Bedarf Ihren Insulinspiegel und verhindern damit, dass Ihre Leber zu viel Zucker ins Blut abgibt. DPP-4-Hemmer können mit allen anderen blutzuckersenkenden Tabletten und auch mit Insulin kombiniert werden. DPP-4-Hemmer (alleine gegeben) führen nicht zu Unterzuckerungen und sind meist gewichtsneutral."

DPP-4-Hemmer

- Die Tabletten hemmen den Abbau des Darmhormons GLP-1
- Sie erhöhen bedarfsgerecht den Insulinspiegel, d. h., sie wirken umso stärker, je höher der Blutzuckerspiegel ist
- Sie verhindern bei Bedarf, dass die Leber Zucker ins Blut freisetzt
- Sie können nicht zu Unterzuckerungen führen
- Sie sind gewichtsneutral

Hildegard von Buckwitz ist schon ganz unruhig. Auch sie hat eine Frage: „Wissen Sie, Herr Dr. Zeit, meine Mutter und auch ich haben lange Zeit Sulfonylharnstoffe genommen. Können Sie mir dazu bitte etwas sagen?"

„Sulfonylharnstoffe greifen direkt an den insulinproduzierenden Inselzellen der Bauchspeicheldrüse an und bewirken dort eine vermehrte Ausschüttung von Insulin. Das ist ganz wichtig. Denn Insulin ist das einzige Hormon im menschlichen Körper mit einer blutzuckerspiegelsenkenden Wirkung. Insulin schleust den Zucker in die Zellen und senkt dadurch den Zuckergehalt des Blutes", erklärt der Arzt.

„Ja, aber meine Mutter hatte oft Unterzuckerungen beim Hausputz und als Kind hatte ich deswegen viel Angst. Meine Mutter rief dann immer: ‚Kind, bring mir Zucker!', Hildegard von Buckwitz ist ganz verstört. Man merkt ihr an, dass sie nicht gerne an diese Zeit zurückdenkt.

„Sulfonylharnstoffe regen die Insulinproduktion an", führt Dr. Zeit weiter aus. „Wenn aber der Patient vergessen hat, dass er bei einer körperlichen Belastung zusätzlich Kohlenhydrate essen muss, dann kann es zum starken Absinken des Blutzuckerspiegels auch unter 50 mg/dl (2,8 mmol/l) kommen und damit zu einer Unterzuckerung. Aus diesem Grund müssen bei einer Therapie mit Sulfonylharnstoffen 5 x täglich Kohlenhydrate (Kartoffeln, Reis, Nudeln, Früchte oder Brot) gegessen werden. Am besten, man isst 3 Hauptmahlzeiten und 2–3 Zwischenmahlzeiten."

Sulfonylharnstoffe

- Alle Sulfonylharnstoffe erhöhen die Ausschüttung von körpereigenem Insulin aus der Bauchspeicheldrüse
- Die Tabletten werden vor dem Essen eingenommen
- Sie können auch zu schweren und lang anhaltenden Unterzuckerungen führen; besonders wenn der Patient eine Nierenfunktionsstörung hat (Dosis reduzieren oder Tabletten ganz absetzen)
- Sie führen häufig zum Gewichtsanstieg oder erschweren eine gewollte Gewichtsabnahme

„Wichtig ist auch, dass man als Patient weiß, dass sportliche Aktivitäten und körperliche Belastungen wie zum Beispiel Gartenarbeit oder Hausputz den Blutzuckerspiegel senken. In Kombination mit Sulfonylharnstoffen, die von sich aus bereits den Blutzuckerspiegel senken, kann es zu Unterzuckerungen kommen. Um dem vorzubeugen, sollte man vor dem Sport oder vor dem Hausputz zusätzliche ‚Sport-BEs'- oder ‚Hausputz-BEs' in Form von Müsliriegeln, Schokokeksen oder

Bananen essen. Kommt es trotzdem zu einer Unterzuckerung, muss die Dosierung überdacht werden. Aber das bespricht man dann besser mit seinem Arzt."

Von „Sport-BEs" und „Hausputz-BEs"

Für Patienten, die Sulfonylharnstoffe einnehmen, gibt es folgende Faustregel:

- Pro 30 Min. körperliche Belastung, z.B. durch Gartenarbeit, Hausputz oder Sport mit einer mittleren Kraftanstrengung, muss zusätzlich 1 BE gegessen werden
- Dabei gilt: Je untrainierter ein Mensch ist, umso höher ist seine körperliche Anstrengung
- Falls man die körperliche Belastung planen kann, ist es sinnvoll, die zusätzlichen BEs im Voraus zu essen. Dafür eignen sich besonders die sogenannten „langsamen BEs" wie z.B. Bananen, Schokokekse, Brot mit Butter und Käse. Die Kombination von Kohlenhydraten plus Fett hält den Blutzuckerspiegel konstant und schützt vor einer Unterzuckerung
- Dauert die körperliche Belastung länger als geplant, weil man z.B. zusätzlich die Fenster putzt oder das Wetter so schön ist, dass man eine Runde länger im Wald läuft, dann helfen die sogenannten „schnellen BEs" wie z.B. Cola, Apfelsaft, Traubenzucker oder flüssiger Traubenzucker

„Übrigens", fährt Dr. Zeit fort, „Unterzuckerung (Hypoglykämie) ist ein ganz bedeutsames Thema für Patienten mit Diabetes. Frau Fröhlich wird Ihnen davon später mehr berichten." Die Diabetesberaterin nickt zustimmend. „Aber bleiben wir jetzt noch bei den Medikamenten."

Frau Fröhlich schaut in die Runde. „Hat noch jemand von Ihnen eine Frage? Ansonsten würde Dr. Zeit Ihnen die Substanzgruppe der Glinide vorstellen." Kunigunde Ludwig schaltet sich ein, „Ja, ich glaube, die habe ich schon mal genommen. Das hat eigentlich ganz gut geklappt."

Dr. Zeit nickt Kunigunde Ludwig zu: „Mit der Substanzgruppe Glinide wird, wie bei den Sulfonylharnstoffen, die Insulinausschüttung angeregt – allerdings wirken diese nur kurz, d.h. weniger als vier Stunden. Das hat den Vorteil, dass man sehr flexibel auf Veränderungen im täglichen Leben reagieren kann. Wer beruflich viel unterwegs ist oder nicht immer regelmäßig essen kann, kann damit gut eine

Kohlenhydratmahlzeit (mit Brot, Reis, Nudeln, Früchten ...) auslassen, ohne eine Unterzuckerung befürchten zu müssen. Glinide werden als Tabletten nur direkt vor einer Mahlzeit eingenommen. Also: keine Mahlzeit – keine Tablette. Das Gleiche gilt auch beim Sport oder beim Hausputz. Da wird die Dosis entweder reduziert oder gegebenenfalls sogar weggelassen."

Kunigunde Ludwig wirft ein: „Wenn ich mal Lust hatte auf eine große Portion Pellkartoffeln mit gebackener Leberwurst, habe ich vorher einfach eine Tablette mehr eingenommen. Das hat super funktioniert." „Ja", lächelt Dr. Zeit, „mit den Gliniden kann man die unterschiedlichen Kohlenhydratmengen beim Essen ebenso wie die körperliche Aktivität gut steuern. Patienten, die zwei Stunden nach dem Essen stark erhöhte Blutzuckerwerte haben, können ebenfalls von diesen Tabletten profitieren."

Glinide

- Die Tabletten erhöhen die Ausschüttung von körpereigenem Insulin
- Sie werden jeweils vor den Mahlzeiten eingenommen
- Optimal für eine flexible Lebensweise
- Sie können zu Unterzuckerungen führen, wenn der Patient seine Tabletten nimmt und keine Kohlenhydrate isst
- Bei Nierenfunktionsstörungen kann das Glinid Repaglinide bis zu einer höhergradigen Einschränkung eingesetzt werden. Danach Dosis reduzieren oder am besten Tabletten ganz absetzen
- Sie führen eher zur Gewichtszunahme oder machen eine gewollte Gewichtsabnahme schwieriger

Dr. Konrad Kraft meldet sich, „Herr Dr. Zeit, ich habe nochmals eine Frage. Ein Bekannter von mir hat von seinem Arzt eine Diabetesspritze (Fertigpen) verschrieben bekommen. Aber er sagte mir, es sei kein Insulin, es wäre ein GLP-1-Analogon. Seine Tabletten hätten nicht mehr ausgereicht, aber er habe noch viel eigenes Insulin. Und deshalb bekäme er jetzt das GLP-1-Präparat. Was ist das denn für ein Medikament?"

„Die Diabetesspritze, wie Ihr Bekannter es genannt hat, Herr Dr. Kraft", erklärt Dr. Zeit, „ist ein neues Medikament, das wie Insulin ins Unterhautfettgewebe gespritzt werden muss. Es ist wie das Insulin ein aus Aminosäuren aufgebautes Eiweiß. Und Eiweiße werden durch die Magensäure zerstört. Deshalb kann man es nicht als Tablette schlucken, sondern es muss wie ein Insulin gespritzt werden. Das GLP-1 erhöht bei Bedarf den Insulinspiegel. Je nachdem wie es verordnet wird, spritzt man es zweimal oder einmal täglich. Seit Kurzem gibt es auch eine Depotspritze, die wird nur einmal pro Woche gespritzt. Das ist eine Erleichterung für die Patienten."

Der Diabetologe fährt fort: „Übrigens hat Ihr Bekannter Recht, wenn er sagt, dass GLP-1 kein Insulin sei. Es ist ein dem Körper abgeschautes nachgebautes Darmhormon (GLP-1-Analogon). Es erhöht bei Bedarf, das heißt, wenn der Blutzucker im Blut ansteigt, den Insulinspiegel und verhindert, dass die Leber zu viel Zucker ins Blut freisetzt. Hinzu kommt, dass GLP-1 die Betazellfunktion in der Bauchspeicheldrüse verbessern kann. Außerdem kann GLP-1 beim Abnehmen helfen. Für viele Patienten ist das ein wichtiger Vorteil. Ebenso die Tatsache, dass bei guter Einstellung später die ständigen Blutzuckerkontrollen entfallen. Denn bei GLP-1 kommt es zu keinen Unterzuckerungen. Ein sehr interessantes Medikament."

GLP-1-Agonisten

- Nachgebautes Darmhormon (Aminosäurekette), das gespritzt wird
- Erhöhen den körpereigenen GLP-1-Spiegel
- Erhöhen bei Bedarf den Insulinspiegel
- Verhindern bei Bedarf, dass die Leber Zucker ins Blut freisetzt
- Können die Betazellfunktion in der Bauchspeicheldrüse verbessern
- Verzögern die Magenentleerung
- Führen im Gehirn zur Anregung des Sättigungszentrums (früheres Sättigungsgefühl)
- Helfen in der Regel, Gewicht zu reduzieren
- Helfen den Blutdruck zu senken

Dr. Konrad Kraft hebt noch einmal die Hand: „Herr Dr. Zeit, entschuldigen Sie, ich habe noch eine Frage. Als Studienrat bin ich ein wissbegieriger Mensch. Ich war gestern im Internet und bin durch Zufall auf ein neuartiges Medikament gestoßen, eine Tablette, die kurz vor der Zulassung steht. In dem Artikel ging es um das Ausscheiden von Zucker im Urin. Wissen Sie darüber Bescheid?"

Dr. Zeit hört aufmerksam zu. „Ja, Herr Dr. Kraft, ich habe davon auf dem letzten Diabeteskongress gehört. Es handelt sich um einen SGLT-2-Hemmer. Normalerweise wird der Traubenzucker in den Nieren erst filtriert (Primärharn), dann kommt es über komplizierte Stoffwechselprozesse zur Wiederaufnahme des Zuckers durch ein Transportsystem, das abgekürzt SGLT-2 genannt wird. Wird dieses durch ein Medikament gezielt gehemmt, verliert die Niere Traubenzucker, der mit dem Urin ausgeschieden wird. Dies führt nicht nur zur Senkung des Blutzuckers, sondern auch zum Verlust von Kalorien. Damit soll das Medikament die Gewichtsabnahme unterstützen."

„Wissen Sie, Herr Dr. Kraft, die Forschung hat viele Medikamente und Insuline für eine moderne Diabetestherapie in Vorbereitung. Denn der Typ-2-Diabetes ist so vielfältig und häufig, dass man für eine individuell maßgeschneiderte Behandlung viele Therapiemöglichkeiten haben sollte. Einer der SGLT-2-Hemmer, nämlich Dapagliflozin, wurde von der Europäischen Arzneimittelbehörde (EMA) zur Zulassung freigegeben."

„Und was ist mit dem Insulin?", will Otto wissen. „Das haben Sie uns noch nicht erklärt, Dr. Zeit." „Ja, das stimmt, aber das würde heute den Rahmen dieser Schulung sprengen", antwortet der Arzt. „Dafür nimmt sich Frau Fröhlich zu einem späteren Zeitpunkt extra viel Zeit."

„Zum Schluss noch eine kleine Bitte. Denken Sie daran: Jeder Körper ist unterschiedlich, ebenso ist es mit dem Diabetes. Was für den einen Typ-2-Diabetiker gilt, passt noch lange nicht für den anderen, weder für Ihren Nachbarn hier oder für Freunde und Verwandte. Deshalb stellen wir Sie ja mit Ihrer Hilfe und Ihren Bedürfnissen und Wünschen in unserer Praxis individuell ein. Und wenn Sie bei irgendetwas Zweifel oder Fragen haben, dann kommen Sie zu mir oder zu Frau Fröhlich. Bitte machen Sie keine Experimente und therapieren Sie sich nicht selbst!" Dr. Zeit verabschiedet sich und verlässt den Schulungsraum.

Bisher habe ich alles gut verstanden. Aber hier wird ja auch Deutsch geredet und kein Fachchinesisch.

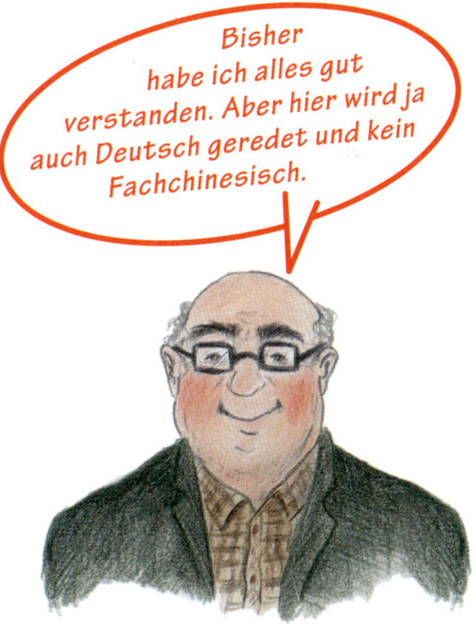

Ein weiteres Medikament (wurde von Dr. Zeit nicht erwähnt) sind die Glitazone

- Die Tabletten vermindern die Insulinresistenz
- Sie verbessern die Insulinempfindlichkeit von Leber, Muskulatur und Fettgewebe
- Die Einnahme erfolgt unabhängig von den Mahlzeiten
- Sie führen häufig zu einer Gewichtszunahme
- Sie sind bei Menschen mit jeder Form der Herzschwäche nicht gestattet

Otto soll Chef werden

Frau Fröhlich holt tief Luft. „Die Medikamente waren ein sehr wichtiges Thema, aber lassen Sie uns nun mit der Selbstkontrolle anfangen." Sie blickt in die Runde und fragt: „Was glauben Sie, was Sie als Patient bei sich alles kontrollieren können?"

Es herrscht einen Stimmenwirrwarr. „Blutdruck, Puls", ruft Eduard Fleischermann. Wilfriede Gärtner wirft ein: „Ich kontrolliere jeden Tag mein Gewicht. Dabei frage ich mich regelmäßig, ob die Waage meine Freundin oder meine Feindin ist!" Hildegard von Buckwitz hat beim Thema Nierenschwelle gut aufgepasst und ruft enthusiastisch: „Urinzucker!" Auch Dr. Konrad Kraft fällt etwas ein. In der Klinik wurden bei ihm Ketonkörper im Urin kontrolliert. Man hat ihm zwar erklärt, Ketonkörper werden bei Insulinmangel messbar, und zwar dann, wenn der Körper Fette aus dem Fettgewebe abbaut. Aber so richtig hat er es nicht verstanden. Frau Fröhlich erklärt es ihm.

Ketoazidose: wenn das Blut sauer wird

Wenn infolge eines Insulinmangels oder bei starkem Stress die Körperzellen zu wenig Zucker zur Verfügung haben, aus dem sie Energie gewinnen können, dann holen sie sich die Energie unter anderem durch den Abbau von Fett. Während dieses Prozesses entstehen freie Fettsäuren, die zu einer Übersäuerung des Blutes führen können. Aus diesen Fettsäuren entstehen Ketonkörper, die im Urin mit einfachen Teststreifen auch vom Patienten selbst nachgewiesen werden können. Eine Übersäuerung des Blutes, auch Ketoazidose genannt, tritt vor allem bei Menschen mit Typ-1-Diabetes auf. Sie ist aber auch bei den sogenannten „ausgebrannten" Typ-2-Diabetikern möglich, die einen schweren Insulinmangel haben.

Dr. Konrad Kraft nickt zufrieden. Jetzt hat er es endlich verstanden. Es war doch eine gute Entscheidung, hier an der Schulung teilzunehmen, auch wenn er in der Klinik schon viel gelernt hat. Aber man vergisst ja auch so manches …

Als Nächstes hebt Otto die Hand. Er ist stolz, weil auch er etwas zum Thema Selbstkontrolle weiß. „Ich kontrolliere seit ein paar Tagen meinen Blutzucker."

„Genau, Herr Kleinschmidt, und warum messen Sie Ihren Blutzucker?"

Otto ist verwirrt: „Ei Frau Fröhlich, Sie haben mir doch gesagt, dass ich das machen soll!"

Die Diabetesberaterin schmunzelt: „Ja, das stimmt. Aber wissen Sie auch, was der Grund dafür ist?"

„Ich soll meine Werte in diese Tabelle eintragen. Deshalb muss ich messen", antwortet Otto.

„Genau, Herr Kleinschmidt, und was ist der Sinn dieser Tabelle? Haben Sie davon einen persönlichen Nutzen?"

Otto zuckt mit den Schultern. Nein, das weiß er nicht. Vielleicht haben es ihm Jasmin Blume oder Frau Fröhlich oder Dr. Zeit in den letzten Tagen irgendwann einmal gesagt. Aber er hat es vergessen. Es waren einfach zu viele Informationen, die er sich merken muss. Er steht doch erst am Anfang seiner neuen Welt – da kann so etwas schon mal passieren.

„Sehen Sie, Herr Kleinschmidt", lächelt Frau Fröhlich, „es geht nicht nur Ihnen so. Viele Patienten wissen oft nicht, warum Sie etwas machen. Das Entscheidende beim Blutzuckermessen ist – und das dürfen Sie nie vergessen –, dass Sie damit sich und Ihren Diabetes besser kennenlernen. Und mit diesem Wissen werden Sie zum Chef Ihrer Diabetestherapie."

Wissen ist Macht, das hatte damals schon der Lehrer in der Schule gesagt. Tzz, und Boss sein, das kann ich!

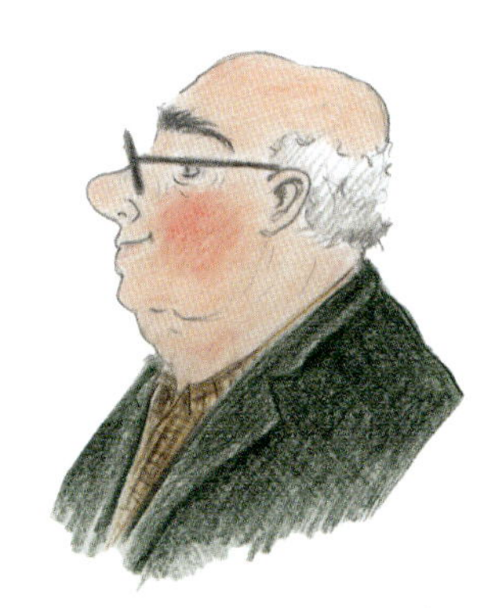

„Beim Messen werden Sie feststellen, dass Ihr Körper unterschiedlich reagiert, dass Ihr Blutzucker Schwankungen aufweist, je nachdem, was Sie gegessen haben, ob Sie krank sind und Medikamente eingenommen haben, ob Sie viel im Garten gearbeitet haben oder im Urlaub sind, ob Sie sich vielleicht über Ihren Nachbarn geärgert haben oder über die Steuer. Aber auch, ob Sie Alkohol getrunken haben. Je besser Sie Ihren Blutzuckerverlauf kennen, desto besser können Sie feststellen, ob Ihre Lebensweise und Essgewohnheiten sowie die Therapie, die Sie mit Ihrem Arzt festgelegt haben, auch den gewünschten Erfolg hat oder ob Sie etwas an der Behandlung verändern müssen."

Auto fahren mit verbundenen Augen?

Frau Fröhlich fährt fort: „Außerdem – und das gilt für die ganze Schulungsgruppe: Jeder von Ihnen hat eine Insulintherapie und da ist die Blutzuckerselbstkontrolle besonders wichtig! Sie dürfen nie Insulin spritzen, ohne dass Sie vorher Ihren Blutzucker gemessen haben. Das ist wie Autofahren mit verbundenen Augen. Gerade bei einer Intensivierten Insulintherapie brauchen Sie die Messwerte, um selbstständig Ihr Insulin anpassen zu können. Je nachdem, was Sie essen möchten, oder falls Ihre Werte zu hoch sind, können Sie diese zu jeder Tages- bzw. Nachtzeit mithilfe von Insulin korrigieren – und damit Ihren Zucker in den mit dem Diabetesteam vereinbarten Zielbereich bringen. Sie sind der Boss."

„Erinnern Sie sich noch an unsere letzte Stunde? Da habe ich Sie doch nach Ihren Zielen gefragt. Nun, auch ich habe ein Ziel. Mein Ziel als Diabetesberaterin ist es, dass Sie lernen, eigenverantwortlich mit Ihrem Diabetes umzugehen. Wenn wir das gemeinsam schaffen, haben Sie die optimale Voraussetzung, Ihre Krankheit zu akzeptieren und selbstständig Ihren Diabetes zu behandeln."

Diabetesmanagement – der Boss sind Sie!

Beim Blutzuckermessen ist es wie beim Autofahren: Ein Pkw ist nicht wie der andere. Mit dem einen kann man rasant in die Kurven gehen, der andere muckt bei Kälte und der dritte reagiert empfindlich auf Seitenwind. Genauso ist es mit Ihrem Körper und dem Diabetes. Nur wenn Sie die Reaktionen Ihres Körpers auf

- Medikamente,
- Insuline, auch nach Insulinumstellungen – denn Insuline können unterschiedliche Wirkkurven haben –,
- unterschiedliche Nahrungsmittel,
- Alkoholgenuss,
- bestimmte Verhaltensweisen,
- Stress & Probleme,
- Krankheiten

genau kennen, können Sie Ihre Blutzuckerwerte gezielt beeinflussen. Mit dem richtigen Diabetesmanagement bleiben Sie in jeder Situation der Boss am Steuer.

„Übrigens: Der eigene Diabetes-Chef zu sein, bedeutet nicht nur, dass Sie später Ihre Insulineinheiten anpassen können. Es bedeutet auch, dass Sie in jeder Lebenslage souverän mit Ihrem Diabetes umgehen können, im Flugzeug, auf Reisen ebenso wie im Krankenhaus, in der Reha oder in der Kur. Sie sind der Experte für Ihren Zucker und können damit Maßnahmen, die man Ihnen vorschlägt, beurteilen. Verändern Sie nur etwas, wenn es medizinisch notwendig ist. Besprechen Sie dies mit Ihrem behandelnden Arzt."

„Ansonsten verwenden Sie Ihren Anpassungsplan bzw. Ihren Korrekturfaktor und Ihre Regel. Wenn Sie zum Beispiel in der Kur an Gewicht abgenommen haben und körperlich aktiver geworden sind, sinkt Ihr Insulinbedarf und entsprechend setzen Sie die Insulinmengen herab. Sind Sie im Urlaub und lassen es sich gut schmecken, dann müssen Sie natürlich bei einer Gewichtszunahme Ihren Insulinbedarf gegebenenfalls nach oben korrigieren. Aber keine Sorge: Nach einer Insulinschulung sind Sie fit und wissen meist, was zu tun ist."

Frau Fröhlich schaut eindringlich in die Runde: „Aber Ihr eigener Diabetes-Chef können Sie nur dann sein, wenn Sie oft genug Ihren Blutzucker messen. Das ist für Sie lebenswichtig. Nur so sind Sie in der Lage, akute Komplikationen wie eine Unter- oder Überzuckerung schnell zu erkennen und entsprechend sicher und gezielt darauf zu reagieren. Vergessen Sie nie: Je öfter Sie messen – insbesondere wenn es um eine Änderung der Therapie und/oder der Lebensgewohnheiten geht –, umso eher sind Sie auf der sicheren Seite. Und das, liebe Schulungsteilnehmer, ist keine Geldverschwendung durch teure Teststreifen, wie so manche Patienten schon zu mir gesagt haben."

Frau Fröhlich holt tief Luft. Es ist still und man kann die berühmte Nadel fallen hören …

Auf die Details kommt es an

Die Diabetesberaterin holt aus ihrer Schublade eine rote Mappe heraus. Ob das wohl eine unserer „roten Mappen" ist?, fragt sich Otto. „Jeder von Ihnen hat bereits so eine rote Mappe von uns erhalten", fährt Frau Fröhlich fort, „und darin befinden sich die Tages- und Nachtprofile, die Sie an zwei Tagen ausfüllen sollen. Später reduzieren sich die Messungen auf vier- bis fünfmal am Tag, bei manchen Therapien auch nur auf einmal oder zweimal am Tag. ‚Humbug', denken vielleicht einige von Ihnen, oder Quälerei die anderen. So ist es aber nicht!"

Frau Fröhlich erzählt weiter: „Wir, das sind Dr. Zeit und ich, sind auf Ihre Messungen angewiesen. Ohne die Daten, die Sie uns liefern, können wir Ihre Diabetestherapie, insbesondere die Insulintherapie, viel schlechter anpassen. Es ist wie beim Wetter: Je mehr Messdaten wir erhalten, umso besser können wir Ihre tageszeitlichen Schwankungen erkennen oder vorhersagen. Sie wissen doch: Jeder hat seinen eigenen Diabetes! Unser Ziel in der Praxis ist es, Ihnen einen individuellen Maßanzug zu schneidern. Wenn wir aber Ihre ‚Größen' nicht kennen, müssen wir leider immer nur mit Schätzungen arbeiten."

„Am besten ist es, wenn Sie uns zusätzlich zu Ihren gemessenen Werten noch weitere Informationen und Besonderheiten mitteilen. Zum Beispiel, wenn Frau Gärtner nachmittags auf einer Geburtstagsfeier war und zwei Stück Torte gegessen hat. Oder Frau Ludwig im Garten schwer gearbeitet hat, weil sie ihr Gemüsebeet umgegraben hat. Oder Frau Herzog so traurig war, weil ihr kleiner Wegbegleiter Willi, ihr Mops, gestorben ist und sie nichts mehr essen will."

„Wir, Dr. Zeit und ich, wollen Sie damit nicht kontrollieren, sondern nur sehen, wie Ihr Blutzucker reagiert. Schreiben Sie bitte alles ehrlich auf, denn ein einziger Blutzuckerwert ist wie ein Blitzlicht. Sie müssen nur darauf reagieren, es bringt auf keinen Fall etwas, wenn sie Fantasiewerte notieren."

„Und bitte lassen Sie die Kirche im Dorf, wie man so schön sagt. Ein einzelner hoher Wert ist kein Problem! Wenn wir wissen, woher er kommt, zum Beispiel weil Sie eine leckere Pizza oder ein paar Pralinen gegessen haben, dann können wir Ihnen sagen, wie Sie das nächste Mal entsprechend Ihr Insulin dosieren müssen oder wie Sie eventuell etwas in Ihrem Verhalten ändern können. Zum Beispiel, dass Sie erst einen Salat essen und dann anstatt eines Hamburgers XXL mit doppelt Käse einen Hähnchen-Burger mit viel weniger Fett. Denn in der Regel gibt es mittlerweile auch beim Fastfood Produkte, die weniger Fett enthalten."

Dokumentation ist das „A" und „O"

Bitte tragen Sie auf Ihrem Dokumentationsblatt oder in Ihrem Diabetes-Tagebuch immer Ihren gemessenen Blutzuckerwert ein und die gespritzten Insulinmengen – gegebenenfalls auch die Broteinheiten/BE und die Kohlenhydrateinheiten/KE. Bitte schreiben Sie auch eventuelle Besonderheiten auf, wie:

- Mehr/weniger gegessen als üblich
- Restaurantbesuch, Geburtstagsfeier etc.
- Zwischenmahlzeit ausgelassen
- Mehr/weniger Bewegung/Gartenarbeit
- Unterzuckerung
- Krankheit
- Stress, Aufregung etc.

„Übrigens, diejenigen unter Ihnen, die bereits in einer Diabetesklinik waren oder bei einem anderen Diabetologen, wissen, dass es auch ein Diabetes-Tagebuch gibt. Wir in unserer Praxis verwenden das nicht in der Schulung", führt die Diabetesberaterin aus. „Wir haben uns für die rote Schulungsmappe entschieden, die Sie alle kennen. Dort können Sie die aktuellen Merkblätter, die wir zu den unterschiedlichen Schulungsthemen erstellt haben, abheften. Außerdem können Sie in der Mappe auch Ihre Schulungsnotizen abheften und so entsteht Ihre ganz persönliche Schulungsmappe. Damit haben Sie die Möglichkeit, zu Hause alles in Ruhe noch einmal nachzulesen und zu vertiefen."

„Meine Bitte an Sie: Tragen Sie Ihre Messwerte immer in Ihre rote Mappe ein. Später können Sie dann selbst entscheiden, ob Sie die Mappe weiterführen möchten oder lieber ein Diabetes-Tagebuch benutzen wollen. Vergessen Sie nicht, das Wichtigste ist, dass Sie uns weiterhin aktiv über Ihren Diabetes informieren! Denn der Diabetes ist wie ‚Uhu' – er bleibt kleben. Sie erhalten im Laufe der Schulung auch den Gesundheits-Pass Diabetes, der Ihnen hilft, mit anderen Ärzten optimal zu kommunizieren, weil er wichtige Details Ihrer Therapie und entscheidende Laborwerte enthält, ebenso das mit Ihnen vereinbarte Therapieziel."

Diabetes ist wie „Uhu"

Diabetes ist leider keine Erkrankung wie Husten oder Schnupfen, der irgendwann kommt und nach einer gewissen Zeit auch wieder geht. Der Diabetes ist wie „Uhu", er bleibt „kleben" und man wird ihn in der Regel nicht mehr los. Da bleibt nur eines: Ihn wie einen neuen Bekannten gut kennenzulernen, und das geschieht am besten auf der Basis von:

1. Messen: mit dem Blutzuckermessgerät
2. Analysieren: überlegen, warum ist der Wert so, wie er ist?
3. Handeln: etwas tun, eventuell sich mehr bewegen oder das Insulin erhöhen, wenn der Wert hoch ist. Oder das Insulin reduzieren und Traubenzucker essen, falls er zu niedrig ist. Auch überlegen, ob etwas bei der Einnahme von Tabletten oder beim Spritzen falsch gemacht wurde – oder ob man das Insulinspritzen vergessen hat

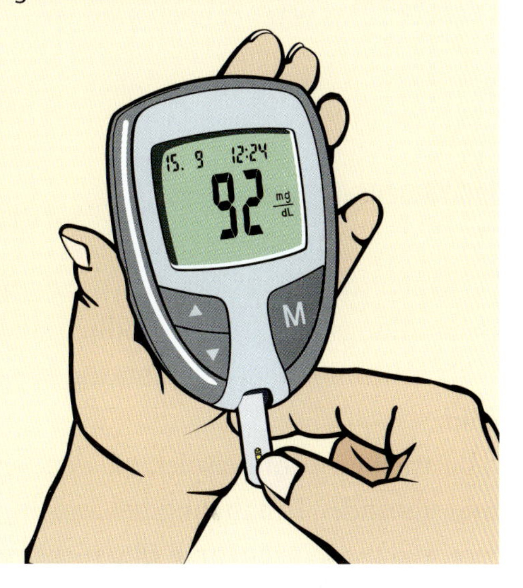

Emma Herzog meldet sich: „Frau Fröhlich, habe ich das richtig verstanden, dass mein Zuckerwert unberechenbar ist? Dass er auf meine Gefühle reagiert?" „Ja, Frau Herzog, das stimmt. Der Zucker reagiert auf Stress, Ärger, Freude, Sich-Verlieben und Traurigsein ebenso wie auf viel oder wenig Bewegung, auf unsere Ernährung, aber auch auf andere Krankheiten", antwortet die Diabetesberaterin. Emma Herzog schnauft, na das kann ja heiter werden …

„Ja, aber", meldet sich Eduard Fleischermann, „den Blutzucker muss man doch irgendwie unter Kontrolle bekommen, der kann doch nicht einfach machen, was er will!", diese Vorstellung ist dem Finanzbeamten absolut zuwider. Er hat gerne alles unter Dach und Fach – Flexibilität ist nicht unbedingt seine Stärke. „Sagen Sie, Frau Fröhlich, wann genau sollen wir eigentlich messen? Gibt es da klare Regeln und feste Termine?" „Nein", betont Frau Fröhlich, „auch das Messen ist unterschiedlich." Eduard Fleischermann schüttelt den Kopf, so geht das doch nicht. Es muss doch eine klare Anordnung geben! Dieser blöde Zucker, der kann doch nicht machen, was er will, dieser Mistkerl – dem wird er es noch zeigen! Er lässt sich doch nicht zum Narren halten, das schaffen weder die Steuerzahler noch der Diabetes. Das wäre ja noch schöner ...

Individuelle Messzeitpunkte

Frau Fröhlich erklärt, dass die Zeitpunkte für eine Blutzuckermessung je nach Behandlungsform unterschiedlich sind. Der Arzt und/oder die Diabetesberaterin besprechen mit dem Patienten die Messzeitpunkte, die für ihn persönlich sinnvoll sind.

Patienten zum Beispiel, die den Diabetes mit blutzuckersenkenden Tabletten und gesunder Ernährung behandeln, messen je nach Stoffwechsellage ein- bis zweimal pro Woche ihren Blutzucker vor und nach dem Essen. „Wobei ich diesen Patienten den Tipp gebe", hebt Frau Fröhlich hervor, „einmal in der Woche über den Tag verteilt mehrmals zu messen bzw. ein Blutzuckerprofil an einem typischen Tag zu erstellen. Dadurch erhält man deutlich aufschlussreichere Informationen und einen guten Überblick über die momentane Stoffwechsellage. Will man es ganz genau wissen, kann man das Profil auch über zwei Tage hinweg erstellen und dokumentieren. Wobei man sich an dem einen Tag viel bewegen und am anderen eher ausruhen sollte. Auch ist es wichtig, ganz normal weiterzuessen. Es bringt nämlich nichts, weniger zu essen oder gar zu hungern. Das ergibt nur geschönte Blutzuckerwerte, die keinem etwas bringen. Man betrügt damit vor allem sich selbst, sein soziales Umfeld und sein Diabetesteam!"

Messzeitpunkte Tages-/Nachtprofil

- Morgens nüchtern
- 1,5 bis 2 Stunden nach dem Frühstück
- Vor dem Mittagessen
- 1,5 bis 2 Stunden nach dem Mittagessen
- Vor dem Abendessen
- 1,5 bis 2 Stunden nach dem Abendessen
- Vor dem Schlafengehen
- Wichtig ist auch der Wert um ca. 3:00 Uhr in der Nacht, um zu sehen, wie sich der Blutzucker nachts verhält, denn nächtliche Unterzuckerungen werden häufig nicht gespürt!

Frau Fröhlich erklärt weiter: „Generell gilt, Patienten mit Insulin müssen natürlich viel mehr messen als Patienten, die nur Tabletten einnehmen. Im Idealfall messen Sie viermal pro Tag Ihren Zucker, wenn Sie eine Insulintherapie haben."

4 x pro Tag: Messzeitpunkte Intensivierte Insulintherapie ICT

- Morgens nüchtern
- Vor dem Mittagessen
- Vor dem Abendessen
- Vor dem Schlafengehen

„Prima", freut sich Eduard Fleischermann, „das ist doch eine präzise Auskunft. Damit kann ich gut leben." Er ist total glücklich, endlich hat er wieder ein System, an das er sich halten kann. Er will doch einfach nur alles richtig machen.

„Wenn Sie es absolut perfekt machen wollen", führt die Diabetesberaterin weiter aus, „und den totalen Überblick über Ihre Stoffwechsellage haben wollen, dann messen Sie Ihren Blutzucker auch in besonderen Situationen."

Durchblick garantiert: extra mehr messen

Messen Sie Ihren Blutzucker auch in besonderen Situationen, u. a.:

- Bei Anzeichen einer Unterzuckerung
- Bei Krankheit und Unwohlsein
- Vor und nach körperlicher Bewegung/Sport
- Vor jeder Autofahrt und bei Autofahrten, die länger als zwei Stunden dauern
- Auf Reisen
- Bei Gewichtsreduktion

„Aber wie soll ich denn messen?", meldet sich Hildegard von Buckwitz, „ich spritze doch nur zweimal pro Tag Insulin. Muss ich dann auch mittags Blutzuckermessen?" Die Diabetesberaterin wiederholt, dass Hildegard von Buckwitz eine Konventionelle Insulintherapie (CT) habe, das bedeutet, dass sie zweimal täglich Mischinsulin spritzt, und zwar morgens und abends. Entsprechend muss Hildegard von Buckwitz im Normalfall morgens nüchtern ihren Blutzucker messen, dann nach dem Frühstück und das Gleiche dann wieder abends.

Messen – eine einfache Regel

Gemessen wird immer, wenn Insulin gespritzt wird.

Um die Therapie zu überprüfen, erstellt Hildegard von Buckwitz vor jedem Arztbesuch, am besten zwei Tage vorher, ein Tages-/Nachtprofil. Damit erleichtert sie ihrem Doktor die Überprüfung der Insulintherapie.

Jetzt schaltet sich Harald Schneider ein. „Das darf doch wohl nicht wahr sein, dieser Zirkus mit der Messerei." Harald Schneider ist richtig aufgebracht, „Das mache ich nicht mit!!!"

Frau Fröhlich lässt sich nicht aus der Ruhe bringen. „Herr Schneider, was fahren Sie eigentlich für ein Auto?" „Ich fahre einen Porsche, ein ganz neues Modell."

Er wird schon etwas freundlicher, Autos sind sein Thema.

Frau Fröhlich fragt ihn, ob er mit verbundenen Augen seinen Porsche fahren würde?

„Nein, selbstverständlich nicht. Was glauben Sie denn? Meinen Sie etwa, ich will meinen Rennschlitten gegen einen Baum fahren?"

„Sehen Sie, Herr Schneider", schmunzelt die Diabetesberaterin, „und genau das ist der Grund, weshalb Sie kein Insulin spritzen dürfen, ohne vorher Ihren Blutzucker gemessen zu haben. Es wäre genauso, als würden Sie mit verbundenen Augen Ihren Porsche fahren."

Harald Schneider wird nachdenklich, „Ich glaube, Sie haben Recht." Wilfriede Gärtner nickt, „Mensch, Herr Schneider, das wäre ja viel zu gefährlich, wenn Ihr Blutzucker sehr niedrig ist, dann würden Sie sich ja glatt in eine Unterzuckerung hineinspritzen. Und dann wäre es nix mehr mit Ihrer spanischen Conchita ..." Wilfriede Gärtner grinst – und auch Hildegard von Buckwitz kann sich ein verschämtes Lächeln nicht verkneifen. Der und seine Tussi sind ihr eh ein Dorn im Auge. Die anderen schmunzeln und Otto muss laut lachen. Es herrscht eine gute Stimmung.

Mogeln (fast) unmöglich

Frau Fröhlich ist sehr zufrieden mit ihrer Schulungsgruppe. Jeder Kommentar der Patienten, ob witzig oder ernst, zeigt ihr, dass die Teilnehmer aufmerksam bei der Sache sind und ihre Ohren NICHT auf Durchzug gestellt haben. Damit ist schon viel erreicht ...

Um die Aufmerksamkeit wieder auf sich zu lenken, greift die Diabetesberaterin in ihre Schulungskiste. Es ist wieder eine kleine Schulungsüberraschung darin verborgen: ein Quietsche-Schweinchen, das sie zwei-, dreimal drückt. Als es „grunz, grunz, grunz" macht, schrecken alle leicht hoch und in Nullkommanichts ist im „Blauen Salon" wieder Ruhe eingekehrt. Frau Fröhlich stellt es der Gruppe als Hebbert, das Schweinchen vor. Es ist das neue Mitglied der Schulungsrunde. „Immer, wenn ich gerne Ihre Aufmerksamkeit hätte, wird Hebbert nun quieken. Ich hätte auch eine Hupe oder eine Triangel wählen können, denn alles, was ein Geräusch macht, bringt Ruhe in den Raum. Das haben Sie eben selbst gespürt."

„Lassen Sie uns noch einmal kurz zusammenfassen, was Sie als Patient alles kontrollieren können: Blutdruck, Puls, Gewicht, Ihre Füße und, ganz wichtig, Ihren Blutzucker. Dazu kommt noch ein weiterer wichtiger Kontrollwert, der allerdings nicht von Ihnen, sondern von uns oder auch Ihrem Hausarzt überprüft wird, und zwar regelmäßig alle drei Monate. Es handelt sich dabei um den HbA_{1c}-Wert, das Blutzucker-Langzeitgedächtnis Ihres Körpers, das alles registriert und nichts vergisst. Es ist ein wichtiger Wert zur Blutzucker-Verlaufskontrolle." Otto erinnert sich … und holt seine rote Mappe hervor, darin befinden sich alle seine Werte. Er setzt seine Lesebrille auf und schwuppdiwupp hat er auch schon seinen HbA_{1c} gefunden. 13,9 % (128,42 mmol/mol) steht auf der Kopie des Laborblattes, das man ihm damals mitgegeben hat. Was hatte Dr. Winter noch gesagt … eine ernste Sache … Otto hört aufmerksam zu, was Frau Fröhlich erzählt.

Stimmt,
der HbA_{1c}, das war doch der
Wert, weswegen mich Dr. Winter
zusammen mit den hohen
Blutzuckerwerten in die Klinik
einweisen wollte.

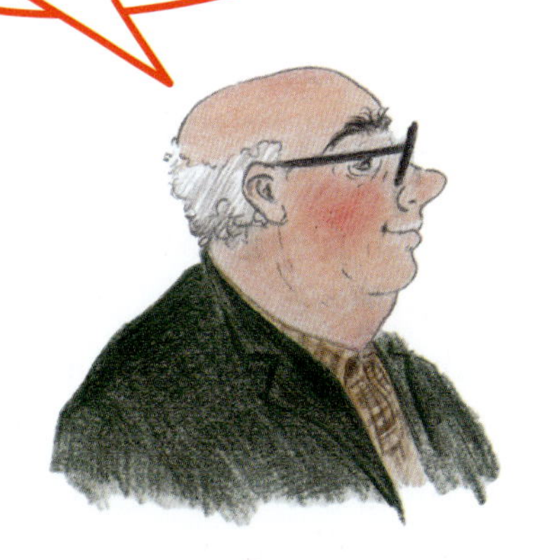

„Wie Sie bereits wissen, wird der Zucker vom Blut zu den einzelnen Körperzellen transportiert. Im Blut befinden sich aber noch jede Menge andere Stoffe: Vitamine, Mineralstoffe, Salze, Spurenelemente und Fettsäuren, auch Hormone und Eiweiße, die unsere Körperzellen und Organe benötigen. Darüber hinaus gibt es im Blut verschiedene Blutzellen: rote und weiße Blutkörperchen sowie Blutplättchen, die ganz wichtige Funktionen ausüben, wie z. B. Infektabwehr, Sauerstofftransport, Gerinnungsförderung."

Blut: der Stoff des Lebens

Unser Blut besteht etwa zu 40 Prozent aus unterschiedlichen Blutzellen, die vorwiegend im Knochenmark gebildet werden. Die Blutzellen heißen Erythrozyten, Leukozyten und Thrombozyten.

Die **Erythrozyten** (rote Blutkörperchen) haben die Funktion, Sauerstoff aus den Lungen in alle anderen Organe zu liefern und teilweise Kohlendioxyd zurück in die Lungen zu transportieren. In unserem Blut befinden sich etwa 4,5–5,5 Billionen rote Blutkörperchen pro Liter Blut. Jeder Erythrozyt hat gewöhnlich eine Lebensdauer von etwa 120 Tagen. Danach stirbt die Zelle ab und wird in der Milz abgebaut.

Die **Leukozyten** (weiße Blutkörperchen) sind die Polizisten. Sie dienen der Immunabwehr und können Krankheitserreger und bösartige Zellen unschädlich machen. Es gibt sehr unterschiedliche weiße Blutzellen mit unterschiedlichen Funktionen (u. a. Granulozyten, Lymphozyten). Die Anzahl der Leukozyten beim Gesunden beträgt etwa 4–5 Milliarden pro Liter Blut.

Die **Thrombozyten** (Blutplättchen) sind entscheidend bei der Blutgerinnung. Sie verkleben z. B. bei Verletzungen die Gefäße und verhindern so Blutverluste. Ihre Anzahl beträgt 150–380 Milliarden pro Liter Blut.

„Der Transport des Zuckers erfolgt im Blutwasser. Ein Teil des Zuckers wird aber in die roten Blutzellen aufgenommen und lagert sich dort an den roten Blutfarbstoff (Hämoglobin = Hb) der Erythrozyten an. Je höher der Blutzuckerspiegel eines Menschen ist, desto größer ist auch der Anteil des ‚verzuckerten' Hämoglobins. Das veränderte Hämoglobin nennt man HbA_{1c} oder glykiertes Hämoglobin. Diese Tatsache macht man sich zunutze, um über das HbA_{1c} Rückschlüsse über die Güte der Blutzuckereinstellung zu ziehen. Dabei ist der HbA_{1c}-Wert ein Maß für den *mittleren* Blutzuckerwert der letzten acht bis zwölf Wochen. Schnelle Änderungen des Blutzuckers von Tag zu Tag oder innerhalb eines Tages spiegeln sich im HbA_{1c} jedoch nicht wider. Daher braucht man für die Beurteilung der Güte der Stoffwechseleinstellung immer beide Messwerte: HbA_{1c} *und* Blutzuckerprofile."

Mogeln unmöglich?

Unser Körper oder genauer gesagt seine roten Blutkörperchen merken sich genau, wie hoch der mittlere Blutzucker ist! Entsprechend viel Zucker wird am roten Blutfarbstoff (Hämoglobin) angelagert. Da wird nichts vergessen und man kann auch nicht mogeln, jedenfalls nicht so einfach.

Immer wieder passiert es jedoch, dass vor allem pfiffige Typ-1-Diabetiker und Typ-2-Diabetiker den HbA_{1c} „austricksen" – durch eine Mischung aus extrem hohen und extrem niedrigen Werten, die sie oft gefährlich nahe in den Bereich von Unter- und Überzuckerungen bringen. Deshalb ist die gleichzeitige Betrachtung von Blutzucker-Tages- und -Nachtprofilen so wichtig. Extrem niedrige HbA_{1c}-Werte sprechen für häufige Unterzuckerungen.

Frau Fröhlich berichtet der Schulungsgruppe, die Erklärung des HbA_{1c}-Wertes sei ihr immer sehr schwergefallen, deshalb habe sie sich etwas Besonderes ausgedacht. Sie greift noch einmal in ihre rote Schatzkiste und holt jetzt drei rote Bälle heraus. Auf den ersten Blick sehen sie wie merkwürdige Weihnachtskugeln aus. Emma Herzog ist schon ganz neugierig und beugt sich weit nach vorne, damit ihr nichts entgeht.

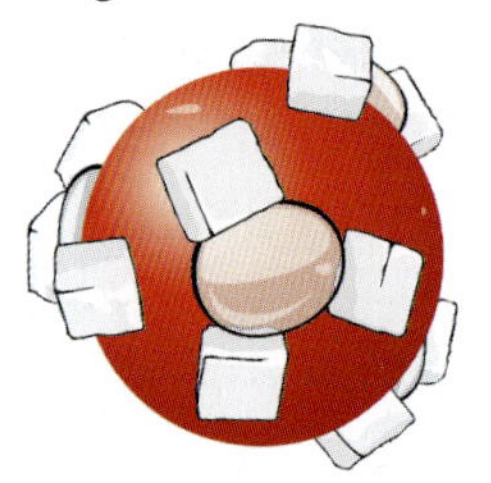
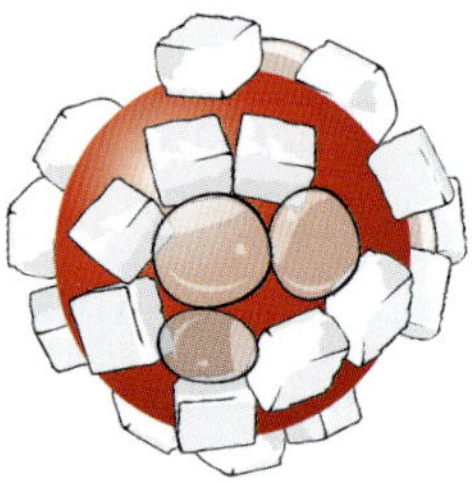
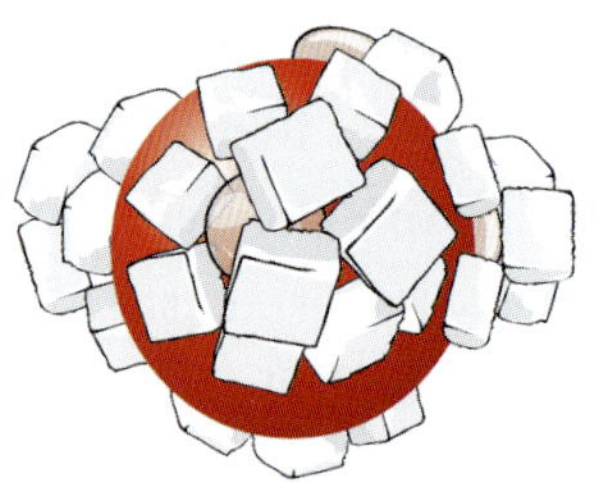

Die Diabetesberaterin erklärt ihnen, dass es sich bei den kleinen roten Bällen um rote Blutkörperchen handelt. Dr. Konrad Kraft schaut irritiert auf und fragt: „Sehen die Erythrozyten in Natur wirklich so aus?" Frau Fröhlich ist begeistert, dass jemand diese Frage gestellt hat.

„Nein, das ist nur ein Modell", antwortet sie, „um Ihnen die Verzuckerung und damit den HbA_{1c} leichter erklären zu können. Unsere Erythrozyten sehen in

Wirklichkeit nicht wie die roten Plastikbälle im Bällchenbad aus, in dem meine kleine Enkeltochter Lina so gerne spielt."

Otto schmunzelt. Er kennt das Bällchenbad von einem bekannten schwedischen Möbelhaus her. Dort wo sie immer ausrufen: „Der kleine XY möchte von seiner Mama abgeholt werden." Auch Ottos Enkelchen, der kleine Brummer, liebt das Bällchenbad. Ist auch gut so, sonst würde seine Tochter Gabi dort beim Einkaufen verrückt werden, denn der kleine Dennis greift alles an, läuft oft weg und will einfach nicht hören. Wie oft hat Anneliese ihre Tochter Gabi mit den Kindern schon beim Einkaufen begleitet und auch Otto muss ab und zu einspringen. Aber er mag Einkaufen nicht wirklich. Servietten, Teelichter, Blumenübertöpfe, das ganze Gedöns braucht er nicht. Er hört lieber Frau Fröhlich zu, das ist spannender.

„Schauen Sie sich die roten Bälle genau an. Frau Herzog, was sehen Sie?" Emma Herzog wird erst einmal rot. Ihr ist es immer noch peinlich, vor der Gruppe reden zu müssen. Aber Frau Fröhlich hat Geduld. Sie wartet. „Ich sehe im Grunde drei rote Bälle, auf die durchsichtige Glasnuggets geklebt sind. Und darauf befinden sich Würfelzuckerstückchen – in unterschiedlicher Menge."

„Super, Frau Herzog, Sie haben das genau beschrieben", lobt die Diabetesberaterin sie – und Emma Herzog wird zum zweiten Mal heute rot. Das ist aber auch was, denkt sie … und ist schon ein bisschen stolz.

Frau Fröhlich erklärt nun der Gruppe, dass im Blut in Wirklichkeit keine Würfelzuckerstückchen schwimmen. „Dort gibt es Zucker (Glukose) natürlich nur in gelöster Form. Aber der Würfelzucker macht das Ganze hier in der Schulung anschaulicher." Frau Fröhlich nimmt nun den Ball mit dem geringsten Zucker in die Hand.

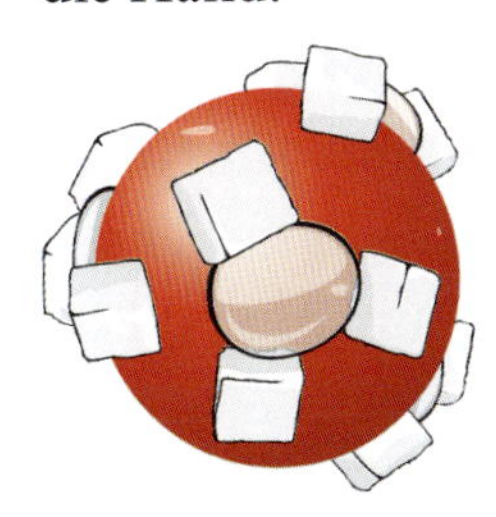

„Ball Nummer eins stellt ein rotes Blutkörperchen dar, das Sauerstoff transportiert. Das stellen die durchsichtigen Glasnuggets dar. Daran dockt ein bisschen Zucker an. So könnte ein Erythrozyt von mir ausschauen", lächelt Frau Fröhlich, „denn bei mir ist der HbA_{1c} im grünen Bereich."

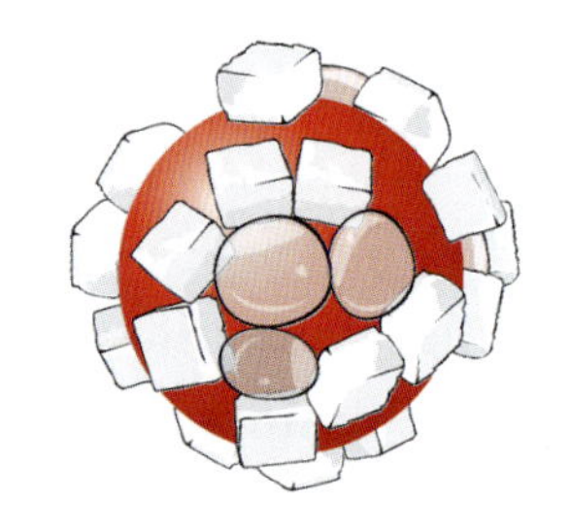

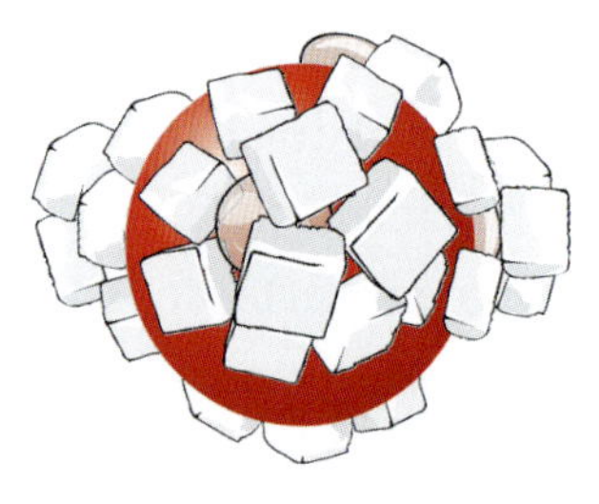

„Auf Ball Nummer zwei befinden sich schon mehr Zuckerwürfel. Das bedeutet, hier ist der HbA_{1c} deutlich erhöht. Er befindet sich im gelben Bereich und muss sorgsam beobachtet werden."

„Bei Ball Nummer drei haben wir ein total verzuckertes rotes Blutkörperchen, das unter der Last des Zuckers fast schon zusammenbricht. Hier ist der HbA_{1c} im roten Bereich – wie bei vielen Patienten, die zu uns in die diabetologische Praxis kommen."

Otto schreckt auf und ruft spontan: „So wie bei mir!" Er ist ganz rot im Gesicht, au wei, oh weh … Jetzt versteht er, warum sein Hausarzt Dr. Winter vor ein paar Wochen so aufgeregt war.

„Keine Sorge, Herr Kleinschmidt", meint Frau Fröhlich, „das bekommen wir wieder hin. Sie müssen nur gut mitarbeiten!"

Eine dicke Zuckerkruste

Frau Fröhlich fährt fort: „Was die Werte beim HbA_{1c} angehen, so dringt der Zucker in das Blutkörperchen ein und verbindet sich unwiederbringlich mit dem Blutfarbstoff Hämoglobin (HbAo) zum HbA_{1c}. Je länger das rote Blutkörperchen lebt, umso mehr Traubenzucker wird an den Blutfarbstoff angelagert. Und die Stärke dieser Zuckerkruste kann man messen. Der HbA_{1c}, der im Labor gemessen wird, ist der Mittelwert der Konzentration vom HbA_{1c} aller roten Blutkörperchen."

Der Normalwert geht bis 6 % (41 mmol/mol), wobei ein gesunder Mensch einen HbA_{1c}-Wert zwischen 4,7 % (28 mmol/mol) und 5,5 % (37 mmol/mol) hat. Der HbA_{1c}-Wert sollte bei einem gut geschulten Diabetiker zwischen 6,5–7,5 % (47–59 mmol/mol) liegen – je nach individuellem Therapieziel! –, um Folgeschäden zu vermeiden. Frau Fröhlich führt aus: „Das gilt auch für ältere Menschen, denn sie haben, ebenso wie Sie alle hier, ein Recht auf eine gute Diabetestherapie. Aber natürlich muss man die Höhe des HbA_{1c}-Ziels abhängig machen von dem individuellen Therapieziel. Das aber entscheidet der Arzt zusammen mit dem Patienten in Abhängigkeit vom Alter des Patienten und von seinen zusätzlichen diabetesbedingten und nicht mit dem Diabetes in Verbindung stehenden weiteren Krankheiten. Unbedingt vermieden werden müssen (bei jedem Patienten) schwere Unterzuckerungen! Deshalb kann insbesondere für ältere und herzkranke Menschen ein HbA_{1c}-Ziel von 7,5 % (58 mmol/mol) sinnvoll sein."

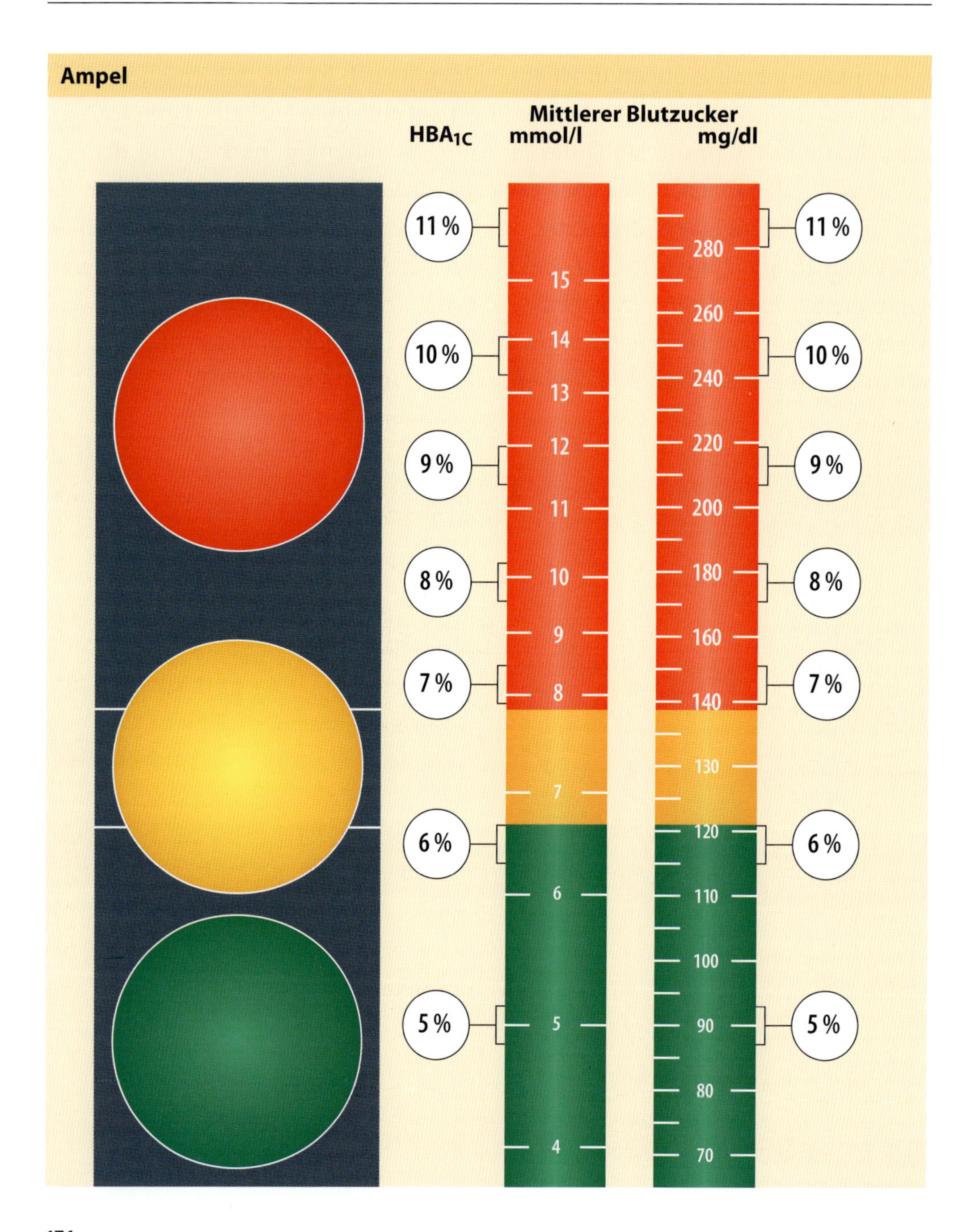
Ampel
Mittlerer Blutzucker
HBA1C
mmol/l
mg/dl
11 %
10 %
9 %
8 %
7 %
6 %
5 %
15
14
13
12
11
10
9
8
7
6
5
4
280
260
240
220
200
180
160
140
130
120
110
100
90
80
70

Und wo stehen Sie?

ROT: Alle Werte über 7 % (53 mmol/mol) und höher liegen eindeutig im roten Bereich, d. h., jetzt ist es auf Dauer richtig gefährlich, um diabetische Komplikationen zu entwickeln, und man sollte baldmöglichst ärztlich behandelt werden (siehe auch Seite 175). Bei einem HbA_{1c}-Wert von 8 % (64 mmol/mol) hat man einen mittleren Blutzucker von 183 mg/dl (10,2 mmol/l).

GELB: Hat man einen HbA_{1c} von 6 % (42 mmol/mol) bis 6,9 % (52 mmol/mol), dann befindet man sich schon im gelben Bereich und ist gefährdet. Der Organismus reagiert – individuell sehr unterschiedlich! – langfristig mit diabetesbedingten Änderungen im Gefäßsystem. Werte im gelben Bereich entsprechen einem durchschnittlichen Blutzuckerspiegel von 126–154 mg/dl (7–8,5 mmol/l).

GRÜN: Wenn man den HbA_{1c} mit einer Verkehrsampel vergleicht, so liegen Werte von unter 6 % (42 mmol/mol) im grünen Bereich. Der Stoffwechsel arbeitet normal. Nichtdiabetiker haben meist HbA_{1c}-Werte von unter 6 % (42 mmol/mol).

Seit mehr als zwei Jahren müssen alle Labors ihre Methoden zur Bestimmung von HbA_{1c} so standardisieren, dass die Werte untereinander vergleichbar sind.

„Übrigens – und das zum Schluss für heute: Mit einer guten Diabetestherapie, die auf einer Veränderung der Lebensweise sowie der Gabe von Medikamenten und/oder Insulin beruht, die Ihr Arzt zusammen mit Ihnen für Sie aussucht und die möglichst nicht zu einer Unterzuckerung führt, können Sie als Typ-2-Diabetiker meist einen HbA_{1c} erreichen, der um 6,5–6,9 % (47–52 mmol/mol) liegt. Niedrigere Werte sollten nur dann akzeptiert werden, wenn der Patient keine blutzuckersenkenden Medikamente einnimmt oder solche, die nicht zu Unterzuckerungen führen (z. B. Metformin). Sonst ist die Gefahr von Unterzuckerungen zu groß. Denken Sie immer daran: Sie sind Ihr eigener Diabetes-Chef – und deshalb sitzen wir hier zusammen. Im ersten Schritt müssen wir gemeinsam daran arbeiten, dass Ihr HbA_{1c} wieder in den gelben Bereich kommt. Wenn das passiert ist, dann sind Sie auf einer ziemlich sicheren Seite.“

Bei diesem Satz klatschen die Schulungsteilnehmer spontan. Das sind doch gute Aussichten, denkt Otto.

Frau Fröhlich teilt nun am Ende der Stunde wieder die roten Mappen aus und bespricht einige der Insulinanpassungen mit den Teilnehmern. Als Otto an die Reihe kommt, sagt ihm Frau Fröhlich, dass er noch einmal ein Tages-/Nachtprofil anfertigen soll – damit können Dr. Zeit und sie besser beurteilen, ob die Wahl der Insuline und die Dosierungen richtig für ihn sind. Otto ist im ersten Moment davon nicht begeistert, ständig das viele Messen und dann auch noch nachts aufstehen – das findet er nicht prickelnd. Aber was soll's, sein HbA_{1c} ist im roten Bereich, da muss er aktiv mithelfen, das ist ihm mittlerweile schon klargeworden.

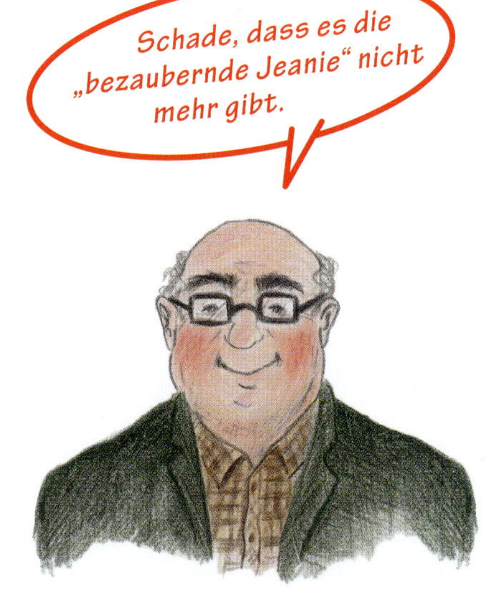

Otto seufzt, als er an den Fernsehhit in den Sechzigern zurückdenkt. Die bezaubernde Jeanie konnte alles Mögliche wegzaubern, das war schon toll. Die hätte bestimmt seinen Diabetes verschwinden lassen können …

Otto fällt auf, dass die anderen Schulungsteilnehmer auch keine Fragen mehr stellen. Ihnen scheint es wie Otto zu gehen. Das viele neue Wissen muss sich erst setzen, und wenn man dann zu Hause ist, fällt einem das eine oder andere doch noch ein.

Als er die Praxis verlässt und zu seinem Mercedes geht, überlegt er, welche Tage für das Tages-/Nachtprofil infrage kommen, denn er soll ein Profil von einem Tag anfertigen, an dem er mehr sitzt, und von einem, an dem er sich viel bewegt. Durch die unterschiedlichen Tätigkeiten und Stresssituationen kann das Profil nämlich sehr unterschiedlich ausfallen. Spontan denkt er, ein Bürotag oder ein Sonntag sowie ein Tag auf der Baustelle, wenn er körperlich mitarbeitet, wären dafür optimal.

Otto übt die Selbstkontrolle

Otto startet gleich am Sonntag mit dem Ruheprofil. Anneliese und er haben einen ruhigen Tag eingeplant. Auch die Kinder kommen nicht zum Mittagessen. Herrlich, da kann er mal wieder richtig ausschlafen. Auch Anneliese freut sich auf ihre Ruhe. Otto steht morgens später auf als sonst, weswegen es gleich zu einem viel höheren Ausgangswert/Morgenwert kommt. Die Ursache dafür kann vielfältig sein und er sollte dies mit Frau Fröhlich diskutieren.

Um 9:15 Uhr misst er einen Wert von 164 mg/dl (9,1 mmol/l). Sonst, wenn er um 5:30 Uhr misst, liegt der Wert um die 110 mg/dl (6,1 mmol/l), also fast im Normalbereich.

Otto kann sich das nicht erklären, er hat doch noch gar nichts gefrühstückt, und auch heute Nacht war er nicht – wie sonst oft – am Kühlschrank gewesen. Er holt sich seine rote Mappe und schreibt den Wert auf, gleichzeitig notiert er sich, dass er bei Frau Fröhlich in der Schulung nachfragen will.

Anneliese bereitet in der Zwischenzeit ein leckeres Frühstück vor. Es ist ja Sonntag und da hat man Zeit. Es gibt frisch gekochte Frühstückseier, Vollkornbrötchen mit Butter und etwas von Annelieses selbst gemachter Marmelade, Wurst, Schinken, Käse – alles, was das Herz von Otto höher schlagen lässt. Er greift tüchtig zu, und zum Schluss isst er noch etwas Gesundes. Anneliese hat ihm Obst geschnitten, Kiwi, Erdbeeren und Weinbergpfirsiche, etwas ganz Leckeres. Plötzlich fällt ihm ein – er hat ja vergessen, sein Ferrari-Insulin zu spritzen. Hurtig greift er zu seinem Mäppchen, schaut auf seinen Anpassungsplan, zählt noch die Korrektur dazu und spritzt.

Damit er nicht noch mehr vergisst, stellt Otto sich den Wecker, denn zwei Stunden nach dem Frühstück will er wieder seinen Blutzucker messen. Um 12:00 Uhr klingelt der Wecker und Otto schreckt aus seinem Sessel im Wohnzimmer hoch. Er hat sich gerade „Doppelpass“ im Fernsehen angeschaut, eine Fußball-Talkshow. Da will er eigentlich nicht gestört werden – aber was soll's.

Otto nimmt seine rote Mappe, schlägt sein Profilblatt auf und misst seinen Blutzucker. Er kann das jetzt schon richtig gut. Das kleine Ding liegt perfekt in seiner Hand und er kommt gut damit klar. Otto ist gespannt. 562 mg/dl (31,2 mmol/l) – das ist doch unmöglich! Das gibt es doch nicht! Er rauft sich die Haare und ruft nach Anneliese. So ein Mist. Er hat doch gar nicht so viel gegessen. Ihm wird ganz heiß.

Hat sein Insulin nicht gewirkt? Hat er seine Tablette vergessen? Nein, er hat doch alles richtig gemacht. Anneliese will ihn beruhigen und gibt ihm den Ratschlag, noch einmal seinen Zucker zu messen. Otto geht in der Küche ans Spülbecken, wäscht seine Hände und misst noch einmal. Er nimmt die andere Hand, wartet und erhält einen Wert von 231 mg/dl (12,8 mmol/l). Ihm fallen auf Anhieb 1000 Backsteine von der Seele.

Aber so etwas gibt es doch nicht. Es kann doch nicht so einen Unterschied geben, nur weil man die andere Hand benutzt. In seinem Körper fließt doch das gleiche Blut. Hier ist etwas falsch!

Otto holt die Checkliste zum Blutzuckermessen aus seiner roten Mappe und geht mit Anneliese Punkt für Punkt den Ablauf der Blutzuckermessung durch. Auf einmal fällt es ihm wie Schuppen von den Augen.

Er hat sich weder nach dem Frühstück die Hände gewaschen noch vor der ersten Messung eben. Kein Wunder, da klebte noch der Papp vom Obst an seinen Händen. Die Früchte waren sehr süß und er hatte noch klebrige Finger. Aber der „Doppelpass" war so spannend gewesen … Vor der zweiten Messung hatte er sich automatisch, ohne darüber nachzudenken, die Hände in der Küche gewaschen. Deshalb war der zweite Wert auch wieder deutlich akzeptabler gewesen.

Beim Durchgehen der Checkliste fällt ihm auf, dass er außerdem keine neue Lanzette in seine Messhilfe eingesetzt hat. Und das, obwohl er sich noch gut an die Bilder mit den „Tieren" erinnert, an die Abbildungen mit den verkeimten, schmutzigen Nadeln. Er schüttelt sich. Wie konnte er das nur vergessen?

Also macht er alles nochmals von vorne, und jetzt richtig: Otto wäscht sich die Hände, setzt eine neue Lanzette ein und misst jetzt am linken kleinen Finger. Sein

Blutzucker liegt bei der dritten Messung nun bei 201 mg/dl (11,6 mmol/l), und damit liegt der Wert ziemlich nah an der zweiten Messung. Woher die Differenz kommt, das weiß Otto noch nicht – aber dafür gibt es ja Frau Fröhlich. Die wird er am Montag bei der nächsten Schulung einfach fragen. Er ist froh, dass er die Ursache für die erste Fehlmessung gefunden hat, und schwört sich, von nun an besser aufzupassen.

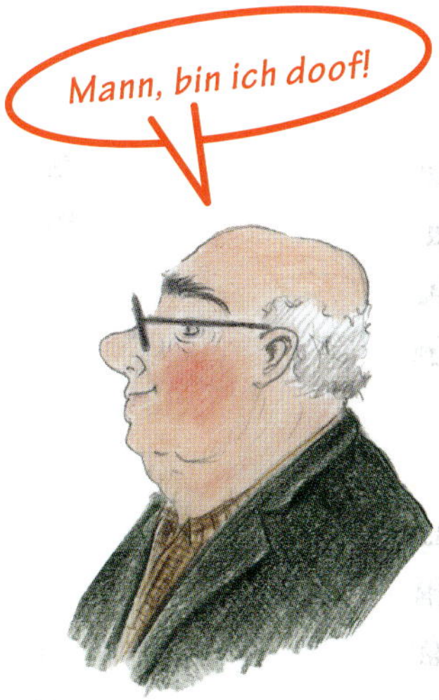

VII. Ottos 4. Schulungstag

- *Das Einmaleins der Spritztechnik*
- *Bildung einer Hautfalte*
- *Aufbau der Haut*
- *Spritznadeln*
- *Fettwucherung*
- *Checkliste Insulinspritzen*

Eine leere Patrone

Es ist Montagmorgen und Otto muss wieder zur Schulung in die diabetologische Praxis. Er ist in Eile und will schnell spritzen. Wie er es bei Frau Fröhlich gelernt hat, hält er den Pen mit seinem „Ferrari-Insulin“ in Augenhöhe und schaut, ob das Insulin in Ordnung ist. Alles ist in Ordnung. Dann will er zwei Einheiten in die Luft spritzen, um zu schauen, ob der Pen richtig funktioniert. Komisch, nichts zu sehen. Es kommt kein Insulin heraus. Otto ärgert sich.

Er ruft nach Anneliese. Vielleicht hat sie eine Idee, woran es liegen könnte. Zu zweit findet man doch immer die besten Lösungen.

„Anneliese! Komm bitte!“, ruft er ein zweites Mal. Wo steckt sie bloß wieder? „Anneliese!“ Mittlerweile schreit er laut, er muss doch weg! Anneliese hört nichts. Sie ist in ihrem Hobbyraum, bei ihrer besten „Freundin“, der Waschmaschine. Erst als Otto noch lauter schreit, hört sie ihn. Anneliese wird ganz aufgeregt. Sie lässt alles stehen und liegen und rast aus dem Keller hoch, weil sie glaubt, ihr Mann hätte sich verletzt.

Als sie Otto in der Küche am Esstisch sieht, mit seinem ganzen Diabetes-Kram um sich herum, runzelt sie die Stirn. Mitten zwischen den Frühstückssachen liegt das Blutzuckermessgerät, die Stechhilfe grüßt schon die Butterdose und das Mäppchen mit dem Pen schaut den Käse an … sie ist genervt.

„Mensch Otto, du sollst das doch nicht hier machen! Schau mal, hier liegen doch noch die Krümel. Du willst dir doch keine Krankheit holen? Hier ist es zum Spritzen nicht sauber genug!"

„Ach egal, lass mich. Hilf mir lieber! Aus dem Mistding kommt kein Insulin raus!" „Otto, so beruhig dich doch und denk mal nach. Wo ist denn deine rote Mappe?"„Keine Ahnung, irgendwo hier. Wir haben doch gestern nachgeschaut wegen meinen Pappfingern. Die kann nicht weit sein."

„Also Otto, was macht die Mappe hier zwischen der Zeitung?"

Anneliese setzt sich ihre Lesebrille auf und blättert sorgfältig alles durch. „Ah, schau mal, hier ist doch was. Wie gut, dass wenigstens ich immer die Gebrauchsanweisungen lese. Hier steht was von möglichen Fehlerquellen beim Insulinspritzen. Was hast du denn für einen Pen? Hier steht etwas von Einweg-Pen, der bereits mit Insulin befüllt ist und den du entsorgst, wenn er leer ist, oder Mehrweg-Pen mit einer Insulinpatrone, die wie ein Füllfederhalter immer wieder ausgetauscht werden kann."

Wenn das Insulin nicht kommen will

- Die Insulineinheiten sind nicht eingestellt
- Der Auslöseknopf am Pen ist noch nicht heruntergedrückt
- Die Injektionsnadel ist nicht durchgängig oder verstopft
- Die Injektionsnadel hat die Gummimembran der Insulinpatrone nicht durchstochen
- Der Auslöseknopf lässt sich nach Einstellung der Einheiten zwar herunterdrücken, aber es fließt kein Insulin, weil die Nadel durch verändertes Insulin ganz oder teilweise verstopft ist
- Die Insulinpatrone hat einen kleinen Riss, sodass Insulin seitlich austreten kann
- Der Pen ist nicht richtig zusammengeschraubt (Mehrweg-Pen)
- Die Insulinpatrone ist leer (Mehrweg-Pen)
- Der Einweg-Pen ist leer (Einweg-Pen)

Otto brummelt etwas von „Mehrweg-Pen". Er ist schon dabei, seinen Pen auseinanderzubauen. Anneliese räumt den Tisch um ihn herum ab. Sie kann das Chaos nicht ertragen. Gut, dass das mit dem Pen recht schnell geht: Nadel abschrauben, Pen-Patrone rausnehmen … „Ah", ruft Anneliese. „Schau mal, Otto, deine Patrone ist ja leer, da ist ja gar nichts mehr drin. Ich glaube, du musst doch mal wieder zum Augenarzt gehen und deine Brille überprüfen lassen."

„Ach Anneliese, ich hab dir doch gesagt, dass das jetzt mit meiner Insulineinstellung zusammenhängt. Da kann es sein, dass ich 4–6 Wochen lang nicht so gut sehen kann. Meine Augen müssen sich erst an die neue bessere Blutzuckereinstellung durch die Insulinbehandlung gewöhnen. Du musst jetzt für uns beide schauen. Aber ich weiß ja, dass ich mich auf dich verlassen kann." Otto drückt seine Anneliese an sich. Er ist erleichtert. Das ging ja noch mal gut.

„Komm, Anneliese, jetzt musst du den Pen auch mal auf- und zuschrauben. Zur Sicherheit. Man weiß ja nie." Otto und Anneliese legen gemeinsam die neue Patrone ein und „entlüften" den Pen. Die Nadel musste dieses Mal nicht gewechselt werden, das hatte Otto vor ein paar Minuten schon selbst gemacht. Otto spritzt eine Einheit nach oben in die Luft und sieht, wie das Insulin nun aus der Nadel kommt. Sein Pen ist wieder betriebsbereit. Dem Himmel sei Dank. Jetzt ist er bereit für den Tag – und für die Schulung bei Frau Fröhlich.

Von Broteinheiten und werdenden Mamas

Am vierten Schulungstag gibt es wieder ein fröhliches „Guten Morgen", als Otto den Schulungsraum betritt. Otto zwängt sich an seinem Tischnachbarn Eduard Fleischermann vorbei, um vorne zu dem Stuhl schräg gegenüber von Frau Fröhlich zu gelangen. Puh, das wäre geschafft.

„Na, alles gut verkraftet?", fragt ihn Eduard Fleischermann. „Na ja", sagt Otto, „mir wäre es lieber, ich bräuchte hier nicht zu sein." „Ja, aber was will man machen? Ich habe von den anderen schon gehört, dass wir es mit Frau Fröhlich richtig gut getroffen haben", sagt Eduard Fleischermann, der immer früh da ist. „Ich habe schon einmal eine Schulung bei ihr gemacht. Damals, als ich nur Tabletten bekommen habe. Aber das reichte dann irgendwann nicht mehr. Und das, obwohl ich immer wie ein Verrückter durch den Taunus gerast bin. Jeden Baum kenne ich persönlich! Aber im letzten Jahr hatte ich eine schwere Herz-OP und jetzt muss bei mir alles neu eingestellt werden. Außerdem habe ich zehn Kilogramm zugenommen, und das, obwohl ich meine Broteinheiten/BE bzw. Kohlenhydrateinheiten/KE ganz genau ausrechne. Ich bin rundum unzufrieden!"

Broteinheiten? Schneidet der sich etwa sein Brot in kleine Stückchen und isst die über den Tag verteilt? Merkwürdig.

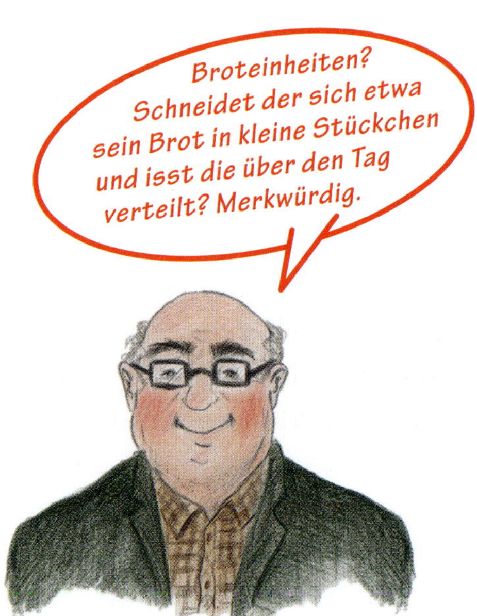

Nacheinander trudeln auch die anderen Schulungsteilnehmer ein. Wie immer kommt kurz vor Schulungsbeginn Jasmin Blume in den Raum. Sie bringt auch heute einen Stapel Karteikarten mit und legt sie auf Frau Fröhlichs Tisch. „Hallo, Herr Kleinschmidt, na wie geht es Ihnen denn?" „Och, ganz gut", antwortet Otto und freut sich, von der hübschen jungen Arzthelferin angesprochen zu werden. Da fühlt man sich doch gleich ein bisschen besser. Überhaupt, Otto wundert sich, sooo schlimm ist das hier alles gar nicht. Der Mensch wächst mit seinen Aufgaben, denkt er, und davon hat er ja weiß Gott genug in seinem Leben bewältigt. Die Minuten verstreichen …

Es ist schon kurz nach 9:00 Uhr, als Frau Fröhlich den Raum betritt. Sie entschuldigt sich, aber sie hatte noch ein dringendes Telefonat. Eine ihrer schwangeren Patientinnen hatte Probleme und musste unbedingt noch mit ihr und Dr. Zeit über die Insulindosierung sprechen. Das ist so bei Schwangeren, erklärt Frau Fröhlich, der Gestationsdiabetes ist ein erstmals in der Schwangerschaft auftretender Diabetes.

In der Schwangerschaft ändert sich im Stoffwechsel der werdenden Mutter dauernd etwas: Durch den Anstieg einer Reihe von Hormonen während der Schwangerschaft und durch die stetige Gewichtszunahme kommt es zu einem kontinuierlichen Mehrbedarf von Insulin durch die Insulinresistenz der werdenden Mutter. Am Anfang der Schwangerschaft reicht es mithilfe der häufig zu messenden Blutzuckerwerte meist aus, die Ernährung umzustellen und sich körperlich mehr zu bewegen. Insbesondere am Ende des zweiten, aber häufig im dritten Drittel der Schwangerschaft benötigen die betroffenen Frauen Insulin, um ihren Blutzucker zu normalisieren. Insulin hat keine negativen Einflüsse auf die Entwicklung des Kindes, deshalb ist es der einzige Wirkstoff, den man für die Blutzuckerregulation in der Schwangerschaft einsetzen darf. Da auch in der Schwangerschaft die Blutzuckerwerte stark schwanken können – was für die Entwicklung des Kindes ungünstig ist –, muss die Schwangere sechs- bis achtmal pro Tag ihren Blutzucker messen, um schnell auf zu hohe oder zu tiefe Werte reagieren zu können.

Deshalb können sich „ihre" Schwangeren, wie Frau Fröhlich es immer lächelnd sagt, auch jederzeit melden, wenn sie ein Problem haben. Frau Fröhlich lacht – bei jedem Kind, das sie betreut, fühlt sie sich ein bisschen, als würde sie Oma werden. Sie liebt die Arbeit mit ihren werdenden Mamas – und natürlich auch mit den vielen anderen Diabetespatienten.

Antiquitäten sind out

„Haben Sie noch Fragen zum Thema der letzten Schulungsstunde, zur Selbstkontrolle?“, will Frau Fröhlich wissen. Emma Herzog ist schon ganz hippelig: „Frau Fröhlich, ich bin ganz durcheinander. Meine Werte spielen verrückt. Ich habe hier in der Praxis ein neues Messgerät erhalten und das habe ich mit dem Gerät meiner Mutter verglichen. Aber beide Geräte liefern immer unterschiedliche Ergebnisse. Jetzt weiß ich überhaupt nicht, nach welchem Wert ich mich richten soll.“

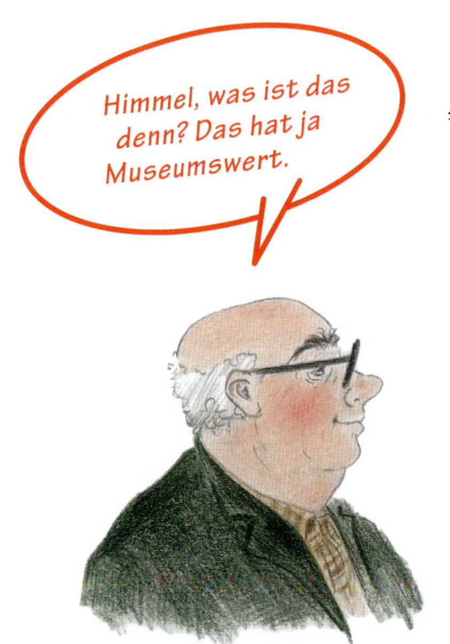

Die Diabetesberaterin fragt ganz ruhig: „Frau Herzog, was ist denn das für ein anderes Gerät?“ „Wissen Sie, Frau Fröhlich, in meiner Familie wirft man etwas, das noch funktioniert, nicht einfach weg! Das Messgerät meiner Mutter ist ein Erbstück von meinem Onkel Wilhelm, der vor vier Jahren verstorben ist. In seinem Nachlass fanden wir ein Blutzuckermessgerät, es ist sehr gut erhalten und Zuckerstreifen waren auch noch dabei. Ich habe es heute mitgebracht, damit Sie sehen, was ich meine“, erklärt Emma Herzog mit rotem Kopf. Das war eine lange Rede für sie.

Die Gruppe schaut interessiert zu, als Emma Herzog das „Erbe“ auspackt.

Frau Fröhlich schaut sich das Gerät in Ruhe an. Es ist ein riesiges Blutzuckermessgerät, ca. 15 Jahre alt, und wie sie sieht, sind die Teststreifen bereits seit sechs Jahren abgelaufen.

Frau Fröhlich runzelt die Stirn, sie kennt das Thema zur Genüge. Immer wieder erlebt sie, wie Patienten alte, abgelaufene Medikamente mitbringen, die dann auch ganz munter geschluckt werden. Frei nach dem Motto, dafür haben wir ja schließlich Geld bezahlt. Auch wenn ein Großteil die Krankenkasse bezahlt hat – Hauptsache, es kommt nichts weg. Alles muss aufgebraucht werden, ob Salben, Tabletten oder auch Teststreifen, steriles Verbandsmaterial oder was sonst noch. Frau Fröhlich schüttelt sich. „Wir leben weder in der Nachkriegszeit noch in einem Entwicklungsland“, sagt sie, „es geht oft nur um das Thema Geld, dabei hat das berühmte ‚letzte Hemd‘, wie man immer so schön sagt, keine Taschen.“ Sie seufzt, es hat keinen Sinn … sie wird die Patienten nicht ändern!

„Frau Herzog“, sagt die Diabetesberaterin eindringlich, „Bitte verwenden Sie Ihr Erbstück nicht mehr. Sie haben, wie alle unsere Patienten, ein neues Blutzuckermessgerät erhalten. Bitte benutzen Sie nur dieses Gerät und überzeugen Sie sich regelmäßig, dass die Teststreifen nicht abgelaufen sind. Ihre Gesundheit geht vor – alles andere ist am falschen Ende gespart. Wenn es Sie beruhigt, machen wir nachher im Labor zur Sicherheit noch eine Kontrollmessung.“ Emma Herzog ist einverstanden, sie war doch sehr verunsichert und ist froh, dass ihr hier geholfen wird.

Ohne Kraft kein Saft

„Gibt es noch weitere Fragen?“, will Frau Fröhlich wissen. Otto räuspert sich und hebt die Hand. Er erzählt, was ihm gestern passiert ist, als er sich die Hände nach dem Sonntagsfrühstück nicht gewaschen hat und deshalb seine Messwerte verrückt spielten. „Warum das passiert ist, habe ich mithilfe der ‚Checkliste

Blutzuckermessen‘ herausgefunden. Was ich aber nicht verstehe, ist, wieso es bei meinen beiden Messungen nach dem Händewaschen zu dem kleinen Unterschied in den Werten kam? Ich habe doch nur an zwei verschiedenen Fingern gemessen und mein Blut ist doch überall das gleiche?“

Die Diabetesberaterin lächelt und freut sich für Otto, weil er die Ursache für seine „verrückten“ Werte selbstständig herausgefunden hat. „Sehen Sie, meine Damen und Herren, und genau das ist der Grund, warum Ihre roten Schulungsmappen so wichtig sind. Wenn ich Ihnen hier etwas erkläre, haben Sie das im ersten Moment verstanden. Aber wenn Sie zu Hause sind, dann kann das eine oder andere Detail schon mal vergessen gehen. Das ist normal, denn der Mensch kann sich von sieben neuen Informationen, die er hört, nur eine davon länger merken. Ihre rote Schulungsmappe ist praktisch Ihr persönliches ‚Diabetesgedächtnis‘. Wenn Sie unsicher sind und etwas nicht mehr genau wissen, experimentieren Sie bitte nicht lange herum, sondern holen Sie sich die Mappe und schauen Sie in den Checklisten und Informationen nach.“

„Was die Frage von Herrn Kleinschmidt angeht: An den unterschiedlichen Blutentnahmestellen kann es zu unterschiedlichen Messergebnissen kommen, das ist aber nicht so wichtig. Blutstropfen ist nicht gleich Blutstropfen, das hängt neben vielen anderen Gründen unter anderem mit der Art der Gewinnung des Blutstropfens zusammen: Wenn Sie zu stark drücken und massieren, bis genügend Blut am Finger sichtbar wird, kann es sein, dass vermehrt Gewebswasser austritt und das Blut dadurch verdünnt wird. Wenn Sie nacheinander alle zehn Finger ordnungsgemäß durchmessen würden, wären die Messdifferenzen relativ klein. Diese hängen mit der Messgenauigkeit des Gerätes zusammen. Schwankungen von ± 15 % sind nicht unüblich! Von daher, Herr Kleinschmidt, brauchen Sie sich keine weiteren Gedanken zu machen. Das ist schon okay!“

„Aber wie war denn Ihr Morgenwert gestern, Herr Kleinschmidt? Sie haben uns doch erzählt, Sie seien später aufgestanden, weil Sonntag war? Das interessiert mich.“ Otto nickt. „Ja, mein Wert war deutlich höher als sonst. Als ich um 9:00 Uhr aufstand und ihn gemessen habe, lag er bei 164 mg/dl (9,1 mmol/l).

Seitdem ich Insulin spritze, habe ich sonst frühmorgens immer so um die 110 mg/dl (6,1 mmol/l). Ich habe mich gewundert, obwohl ich nachts nicht am Kühlschrank war, weil mein innerer Schweinehund ganz klein war – ei, der war müde und noch pappsatt.

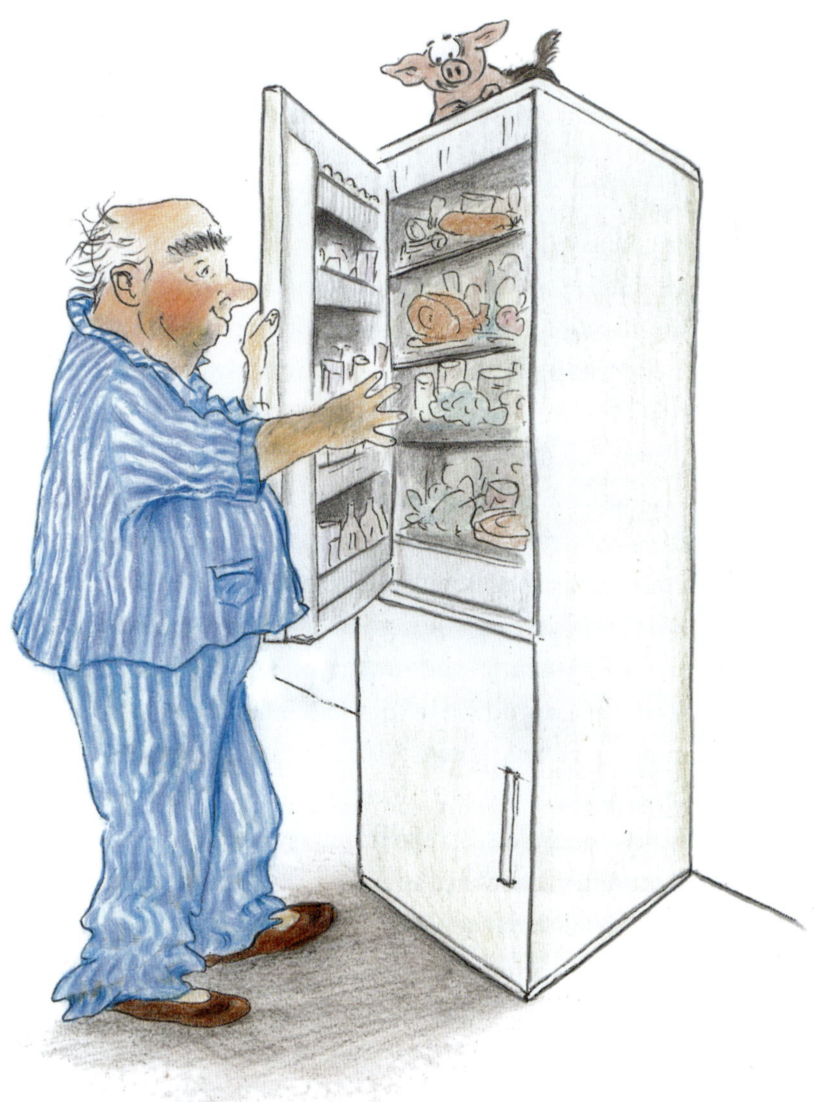

Otto berichtet weiter: „Wir waren nämlich am Samstag zum Grillen eingeladen, Anneliese und ich. Im Moment esse ich ja viel weniger Fleisch, aber Edgar hat tolle Steaks gemacht und da habe ich zugeschlagen. Zwei wunderschöne Steaks habe ich gegessen, die waren so saftig. Wissen Sie, Frau Fröhlich, wir Männer brauchen Eiweiß wegen der Muckis. Ohne Kraft kein Saft! Ich habe nur die Steaks gegessen und kaum Kartoffelsalat, wegen der Kohlenhydrate. Dabei war der Kartoffelsalat sooo gut. Ich verstehe nicht, wieso mein Blutzucker am Morgen danach dennoch höher war als sonst."

Frau Fröhlich muss kurz lachen. Wenn die Grillsaison anfängt, hört sie von ihren Patienten immer wieder die gleichen Geschichten mit den dicken Steaks. „Herr Kleinschmidt, die Steaks, die sie gegessen haben, enthalten viel Eiweiß. Das ist richtig. Aber Eiweiß, vor allem, wenn es in größeren Mengen konsumiert wird, verwertet der Körper ebenfalls zur Energiegewinnung. Das heißt: Eiweiß wird zum Teil in Zucker umgewandelt! Das könnte eine Erklärung dafür sein, warum Ihr Blutzuckerspiegel im Laufe der Nacht so stark gestiegen ist. Daneben müssen Sie aber auch wissen, dass der Blutzuckerspiegel in der zweiten Nachthälfte generell eher steigt. Die Leber gibt zu diesem Zeitpunkt viel Speicherzucker ab. Deshalb haben Typ-2-Diabetiker morgens oft relativ hohe Werte, vor allem, je später sie am Morgen messen. Ein Grund dafür ist sicherlich eine morgendliche Insulinresistenz (Morgendämmerungs-Phänomen) verbunden mit einem relativen Insulinmangel durch zu wenig Insulineigenproduktion des Patienten. Oder aber eine zu geringe Menge gespritzten Insulins am Abend bzw. eine nachlassende Wirkung des gespritzten Insulins."

Otto fällt noch etwas ein. Weil er abends nach dem Grillen so müde war, hat er vergessen, seine Metformintablette zu nehmen – und damit hat er, ohne es zu wissen, seine Insulinresistenz gefördert. Otto hat es leider nur noch geschafft, sein Nachtinsulin zu spritzen.

Frau Fröhlich nickt, „Sehen Sie, Herr Kleinschmidt, da haben wir sehr unterschiedliche Ursachen für Ihren hohen Morgenwert am Sonntag gefunden. Ohne Metformin wird die Zuckerneubildung in Ihrer Leber nicht gebremst, und auch die Insulinaufnahme funktioniert nicht so gut, weil der Anschub fehlt. Metformin hilft, die Zelle empfindlicher zu machen, damit das Insulin besser andocken kann."

Kein Hexenwerk

„Hat noch jemand Fragen zur Selbstkontrolle?" Alle schütteln den Kopf. „Gut", meint Frau Fröhlich, „dann können wir ja zu unserem neuen Thema Spritztechnik kommen. Ich habe wieder meine Schatzkiste dabei – aber die öffne ich erst später. Das Allerwichtigste vorneweg: Insulinspritzen tut nicht weh."

Wilfriede Gärtner meldet sich: „Also Frau Fröhlich, ich bin ja gestern eingestellt worden, aber ich kann das nicht! Ich habe bis jetzt nur Tabletten gegen den Zucker bekommen und auf einmal soll ich Insulin spritzen. Ich kann mir doch nicht selbst in meinen Alabasterkörper stechen! Außerdem habe ich schon immer eine Spritzenangst. Lieber schluck ich fünf Pillen mehr oder fang von mir aus im Fitnesscenter an – aber so was, nein!"

Ach, die arme Wilfriede, denkt Otto, nach außen tut sie immer so stark und dabei ist sie doch ein richtiger Angsthase.

„Liebe Frau Gärtner, ich weiß, wie es Ihnen geht. Am Anfang muss man sich selbst überwinden, das ist bei vielen Patienten so. Bei manchen erzeugt die Vorstellung, sich selbst Insulin zu spritzen, sogar richtig Angst. Das ist aber nicht ungewöhnlich, sondern eine normale menschliche Reaktion, die sich mit der Zeit verlieren wird. Wichtig ist, dass Sie den sicheren Umgang mit der Insulininjektion erlernen und sich innerlich auf die Behandlung einlassen. Aber deshalb, Frau Gärtner, sind Sie ja auch bei uns. Und ich verspreche Ihnen: Sie werden bald merken, dass das Spritzen von Insulin kein ‚Hexenwerk' ist. Außerdem gibt es für ‚Angsthasen' eine spezielle Nadel, auch ‚Sicherheitsnadel' genannt, wie sie oft im Krankenhaus oder vom Pflegepersonal benutzt wird. Diese Nadel hat einen speziellen Mechanismus, sodass man die Nadel selbst nicht sieht. Wir werden es schon schaffen, dass Sie weiterhin frei und selbstständig leben können."

Otto Kleinschmidt schaltet sich ein. „Mensch, Wilfriede. Keine Angst, du schaffst das schon! Ich kann dir helfen, wenn du möchtest. Ich habe es auch gepackt – Frau Fröhlich hat das sehr gut hinbekommen …" Otto schmunzelt, als er an die Arie mit dem Praxisspecki denkt. „Weißt du, Wilfriede, in der Schule haben wir doch auch so manches gemeinsam geschafft. Du hast mich früher beim Lehrer Wolf die Rechenaufgaben abschreiben lassen und dafür helfe ich dir heute! Eine Hand wäscht die andere, mach dir bloß keinen Stress …"

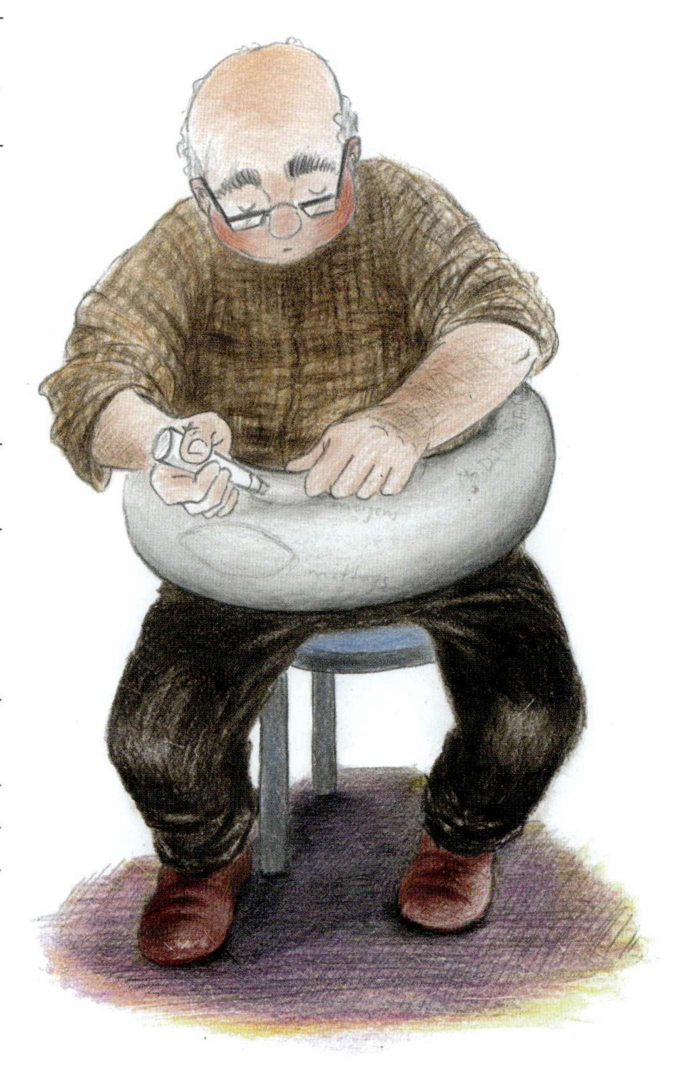

Harald Schneider klatscht spontan und auch die anderen sind von Ottos Engagement begeistert. Frau Fröhlich stimmt zu: „Genauso ist es, Frau Gärtner. Herr Kleinschmidt hat Recht – machen Sie sich keinen Stress. Wir kriegen das schon hin. Nach der Schulung kommen Sie zu mir und wir üben noch einmal an dem Praxisspecki." Sie öffnet ihre Schatzkiste und holt den Specki heraus. Otto kennt ihn schon. „Ja, Wilfriede, das Teil ist gut, damit brauchst du dir nicht gleich in deinen Alabasterkörper zu spritzen." Die Gruppe lacht – und die Stimmung ist wie immer entspannt.

Weil die Schulungsteilnehmer weiter untereinander plappern, greift Frau Fröhlich ein weiteres Mal in ihre Schatzkiste und holt „Hebbert", das Quietsche-Schweinchen, heraus. Als es laut grunzt, ist in wenigen Sekunden die Ruhe wiederhergestellt. Frau Fröhlich setzt „Hebbert" vor sich auf den Tisch, vielleicht braucht sie ihn noch einmal.

„Wie ich Ihnen bereits erzählt habe, ist die Insulinbehandlung eine ‚natürliche' Diabetesbehandlung, denn Insulin ist wie auch GLP-1 ein körpereigenes Hormon (Aminosäure). Leider kann man Insulin und GLP-1 nicht in Tablettenform verabreichen, weil es beides Eiweißkörper sind, die durch die Verdauungssäfte abgebaut und damit unwirksam werden."

„Deshalb müssen Insulin und GLP-1 gespritzt werden. Damit Ihnen das Spritzen auch jederzeit gut gelingt, müssen Sie einiges über die richtige Spritztechnik wissen. Es ist nämlich äußerst wichtig, WIE Insulin oder GLP-1 in den Körper kommen. Davon hängt die optimale Wirkung der beiden Wirkstoffe ab, ebenso wie ein schmerzfreies Spritzen ‚ohne Nebenwirkungen', wie man so schön sagt."

Schmerzfrei spritzen

„Iih, eine Spritze. Allein bei dem Gedanken wird schon vielen Menschen schlecht", erzählt Frau Fröhlich. Wilfriede Gärtner nickt, so geht es ihr auch. „Aber es gibt Möglichkeiten, wie man sich selbst überlisten kann. Die Nadeln für das Insulinspritzen sind mittlerweile so dünn geworden, dass sie kaum Schmerzen verursachen. Die Schmerzen entstehen oft erst, wenn man sich angesichts der Spritze automatisch verspannt und unbewusst einen Schmerz erwartet."

„Ja", bestätigt Eduard Fleischermann, „genauso geht es mir manchmal, vor allen Dingen, wenn ich keine Zeit habe und im Stress bin."

„Gut, dass Sie das ansprechen", erwidert die Diabetesberaterin, „das ist nämlich ein weiterer wichtiger Grund für Schmerzen beim Insulinspritzen. Mein Tipp deshalb: Nehmen Sie sich Zeit und spritzen Sie nicht ‚zwischen Tür und Angel'. Suchen Sie sich einen ruhigen Platz aus, an dem Sie nicht gestört werden und sich wohlfühlen. Planen Sie genügend Zeit für das Spritzen ein. Zeitdruck und Stress führen zu Anspannung und dies kann die Schmerzempfindung erhöhen."

„Wissen Sie, was ich manchmal mache?", Eduard Fleischermann lächelt leicht verschmitzt, „Ich mache manchmal die Augen zu, sodass ich die Nadel nicht sehe! Das klappt prima."

Frau Fröhlich zieht beide Augenbrauen hoch. „Oh, Herr Fleischermann, das ist aber nicht so gut, das kann gefährlich werden. Bitte spritzen Sie nicht mehr im ‚Blindflug'." Die Gruppe muss lachen, auch wenn das Thema ernst ist, aber Otto stellt sich Eduard Fleischermann gerade als ‚Quax, der Bruchpilot' vor – ein Film mit Heinz Rühmann, der gestern Nachmittag im Fernsehen wiederholt wurde. Als nach ein paar Minuten immer noch keine Ruhe einkehrt, setzt Frau Fröhlich wieder „Hebbert" ein, das Quietsche-Schweinchen. „Grunz, grunz, grunz" – und schon ist es mucksmäuschenstill im Raum.

„Wenn Sie die Insulininjektion vornehmen, liebe Patienten, achten Sie bitte immer darauf, dass Sie die Spritze und die Spritzstelle im Auge behalten. Schauen Sie beim Einstechen der Nadel und beim Spritzen nicht weg. Sie sollen sehen, was Sie tun. Dadurch vermeiden Sie Fehler und sorgen für eine sichere und genaue Injektion. Wer Probleme damit hat, sollte sich vorher entspannen."

Wilfriede Gärtner meldet sich: „Entspannen, pah, das ist leicht gesagt mit dieser Nadel vor den Augen!" Otto dreht sich zu seiner Schulkameradin um: „Wilfriede, die Nadeln sind doch so mini und so dünn, die sieht man ja kaum. Bei meiner Oma, das waren noch richtige Nadeln, wie Stricknadeln so dick und so lang. Bei der kleinen Nadel in meinem Pen wundere ich mich immer, wie das Insulin da überhaupt durchkommt."

Frau Fröhlich nickt. „Liebe Frau Gärtner, nach der Schulung üben wir das Spritzen – ich bin mir sicher, wir bekommen das gut hin, auch dass Sie weniger

Angst haben. Eine gute Methode ist, sich beim Spritzen einen schönen Ort vorzustellen. Denken Sie, Sie wären im Urlaub, am Strand oder in den Bergen. Dann lässt die Muskelanspannung sofort nach. Das merken Sie vielleicht nicht im ersten Moment, aber Sie werden sehen, dass Sie dann auch viel ruhiger atmen und weniger Angst haben."

In der Öffentlichkeit

„Übrigens, und das gilt für alle, die Insulin bekommen: Das Spritzen ist eine sehr persönliche Situation. Achten Sie deshalb am Anfang darauf, dass Sie ungestört und in Ruhe hantieren können. Es muss ja nicht immer die ganze Familie dabeisitzen und Kommentare abgeben. Das können Sie sich ersparen."

Kunigunde Ludwig meldet sich. „Aber was mache ich denn, wenn ich nachmittags auf dem Feld bin, zum Beispiel während der Kartoffelernte? Ich habe gedacht, da lasse ich das Insulinspritzen einfach weg."

Wie gut, dass mich Anneliese in Ruhe lässt. Sie hilft mir nur beim Suchen, wenn ich mal wieder die rote Mappe nicht finde.

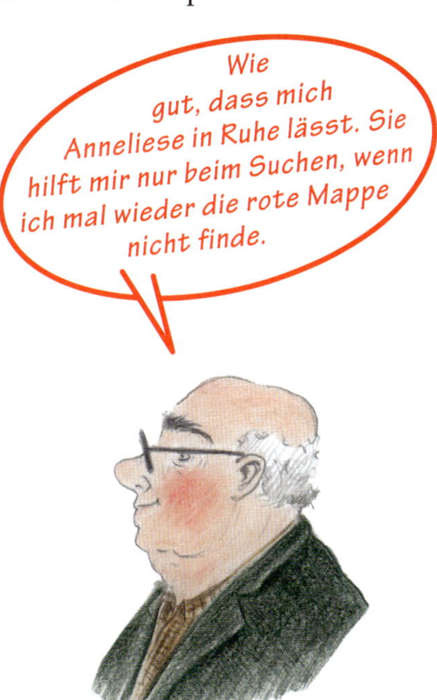

„Liebe Frau Ludwig, das sollten Sie nicht machen. Die regelmäßige Gabe von Insulin ist wichtig", erklärt Frau Fröhlich. „Wir werden uns gemeinsam Ihre Werte anschauen und dann Ihr Insulin anpassen. Wenn Sie sich viel bewegen und körperlich hart arbeiten, auf dem Acker zum Beispiel, braucht der Körper viel weniger Insulin. Außerdem haben Sie ja noch sehr viel eigenes Restinsulin."

„Na ja, so viel arbeite ich auf dem Feld selbst ja gar nicht mehr", antwortet Kunigunde

Ludwig kleinlaut, „ich bin ganz ehrlich. Ich laufe mit meinem Enkelkind im Kinderwagen zum Kartoffelfeld, wo mein Sohn und die anderen die Kartoffelsäcke aufladen. Ich bringe nur die Kaffeestückchen und den Kaffee, dann wird erst mal tüchtig gegessen, was glauben Sie, was die da draußen für einen Hunger haben. Mein Enkelchen und ich, wir teilen uns immer ein Stückchen. Und da soll ich spritzen, wo die alle zuschauen?!"

„Frau Ludwig, wir haben für Sie ein Insulin ausgesucht, das eine Wirkung von 4–6 Stunden hat. Wie gesagt, wir besprechen nach der Schulung ihre persönliche Insulinanpassung. Sie wissen doch, Sie brauchen einen Maßanzug. Und was das Spritzen in der Öffentlichkeit angeht, da gebe ich Ihnen noch ein paar Tipps."

Otto meldet sich daraufhin zu Wort. „Wissen Sie, Frau, Fröhlich", beginnt er, „ich kann Frau Ludwig gut verstehen. Als wir uns am Samstag mit meinem Stammtisch zum Grillen bei Edgar getroffen haben, da war ich mir schon sehr unsicher wegen des Spritzens. Aber ich wollte es nicht heimlich auf der Toilette machen. Ich habe mich zum ersten Mal als Diabetiker ‚geoutet', wie man heute so schön sagt. Alle waren verblüfft, als ich ihnen von meinem Diabetes-Führerschein erzählt habe. Und dann kam das große Mitleid. ‚Oh Otto, wie schlimm, wie furchtbar, welch ein Schicksal!'"

„Alles Quatsch, habe ich den Kollegen gesagt. Mit Insulin geht es mir so viel besser und ich werde mir alle meine Träume erfüllen können, von wegen mit Anneliese in den Schwarzwald fahren, in der Firma weiter mitarbeiten und – ob ihr es glaubt oder nicht – ich habe mir gestern einen neuen Bagger bestellt, das Beste vom Besten. Das ist meine Belohnung, weil ich bei Frau Fröhlich, meiner Diabetesberaterin, noch mal in die Schule gehe."

Otto erzählt weiter. „Dann habe ich vor versammelter Mannschaft mein Blutzuckermessgerät ausgepackt, meinen Zucker gemessen und passend zum Essen mein Insulin direkt am Tisch in den Bauch gespritzt. Da waren alle baff. So einfach ist das!"

Nach Ottos Worten herrscht für eine Sekunde absolute Stille im Raum – dann klatschten alle! Genauso muss es sein, denkt auch Frau Fröhlich, die sich über Ottos Mut sehr freut.

Das Einmaleins des Insulinspritzens

Die Diabetesberaterin will jetzt das vorhandene Wissen vertiefen. „Wie richtig gespritzt wird, habe ich jedem von Ihnen schon bei der Einstellung persönlich gezeigt. In den Einzelschulungen haben Sie auch gelernt, mit dem Pen umzugehen. Wer von Ihnen weiß, was als Erstes kommt?"

Hildegard von Buckwitz, die wie Otto das Spritzen gerade erst gelernt hat, hebt die Hand. „Wenn das Insulin im Pen ist, muss ich prüfen, wie es ausschaut, und dann checken, dass der Pen in Ordnung ist." „Genau", antwortet Frau Fröhlich, „Sie halten den Pen mit der Nadel senkrecht nach oben, klopfen leicht gegen den Pen und drücken ein bis zwei Einheiten in die Luft ab. Auf die gleiche Weise entfernen Sie die Luftblasen, die im Insulin enthalten sein können. Erst nach dieser Funktionsprüfung stellen Sie Ihre Einheiten zum Spritzen ein."

„Was kommt dann?", will die Diabetesberaterin wissen. „Na, ich ziehe mein Unterhemd etwas hoch und spritze mir in meinen Trommelbauch", ruft Otto. „Ja genau, Herr Kleinschmidt. Ihr ‚Ferrari-Insulin' kommt in den Bauch und Ihr Nachtinsulin in den äußeren Oberschenkel. Dazu kommen wir gleich … zuvor machen wir noch einen Schlenker zum Mischinsulin. Frau von Buckwitz, wie läuft es bei Ihnen ab?"

„Ich muss jedes Mal mein Insulin vor dem Spritzen mischen", sagt die alte Dame. „Ich schwenke die Insulinpatrone langsam hin und her, mindestens 20-mal, als wenn ich eine große Windmühle wäre." Hildegard von Buckwitz steht auf und fuchtelt mit ihren dürren Armen in der Luft herum. Sie macht große Kreisbewegungen und hätte beinahe ihrer Nachbarin die Brille von der Nase geschlagen, wenn diese nicht schnell genug zurückgewichen wäre. Alle lachen laut auf. Das ist wieder richtig witzig, besser als jede Unterhaltungsshow im Fernsehen, denkt Otto. Auch die traurige Emma Herzog muss grinsen. Und das will was heißen.

Regel Nummer 1

Misch- oder Verzögerungsinsulin/trübes Insulin muss vor dem Spritzen gemischt werden. Dazu wird die Insulinpatrone mindestens 20-mal langsam auf und ab geschwenkt. Bitte nicht wie einen Cocktail schütteln!

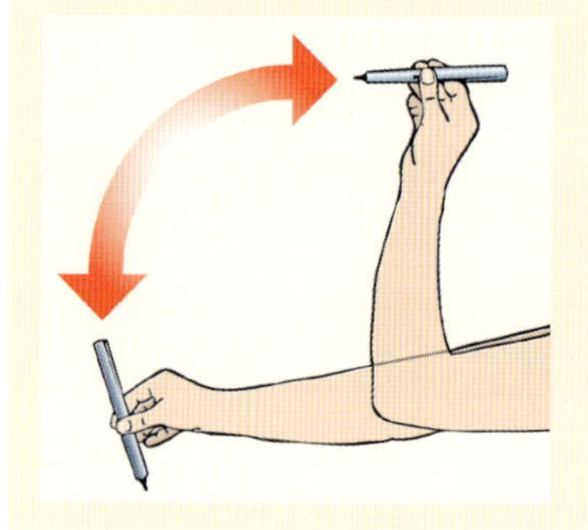

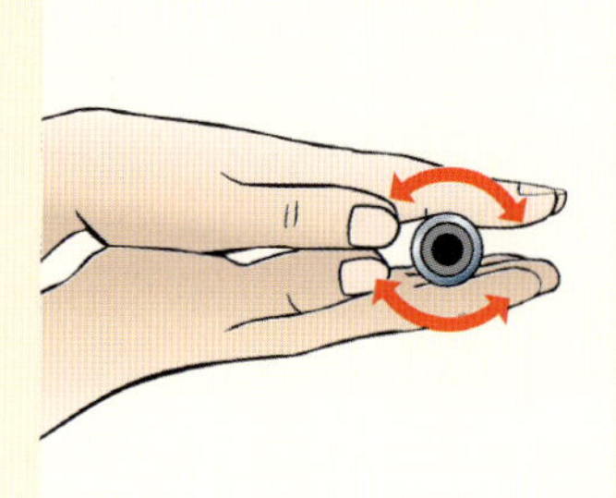

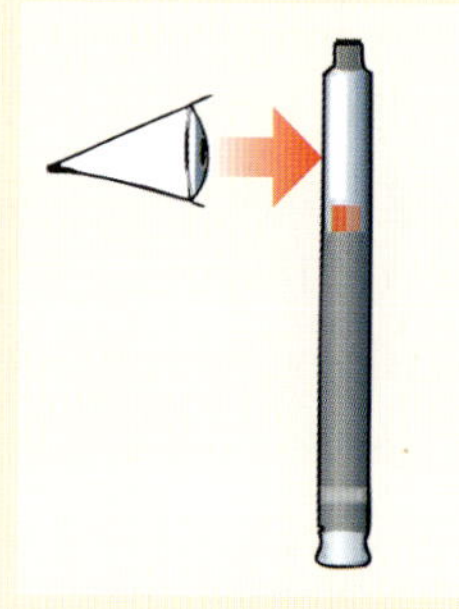

Jetzt dreht sich die Diabetesberaterin um und zeichnet mit schnellen Strichen die Umrisse eines menschlichen Körpers auf das Flipchart. Am Oberschenkel, am Gesäß wie auch am Bauch malt sie große Kreise.

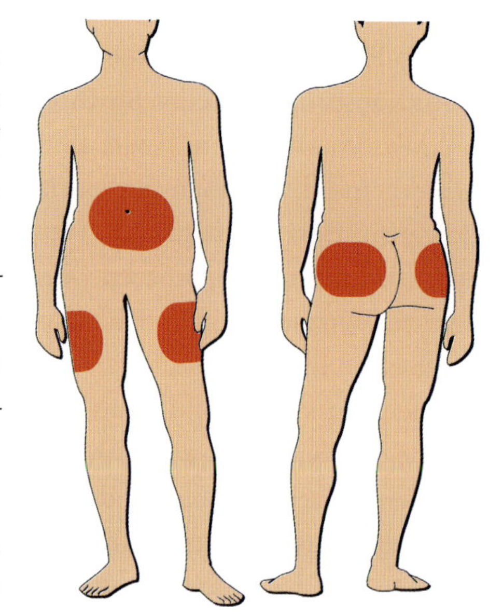

„Herr Kleinschmidt hat uns gerade berichtet, dass er sein Insulin in den Bauch spritzt. Und auch Frau von Buckwitz spritzt ihr Mischinsulin immer in den Bauch. Weitere mögliche Spritzstellen sind der äußere Oberschenkel und das Gesäß. Auf keinen Fall sollten Sie sich in den Oberarm spritzen. Dort ist die Gefahr zu groß, dass Sie in einen

Muskel spritzen. Dies führt zu einem rascheren Abtransport des Insulins ins Blut und damit zur Gefahr einer zu raschen Insulinwirkung."

Hase oder Igel

„Die Entscheidung, in welche Körperregion Sie spritzen", so Frau Fröhlich „hat Auswirkungen auf die Aufnahmegeschwindigkeit des Insulins und damit auf den Stoffwechsel. Je stärker die Durchblutung an der Spritzstelle ist, desto schneller wird das Insulin vom Fettgewebe in den Blutkreislauf transportiert."

Regel Nummer 2

Insulin MUSS immer in das Fettgewebe gespritzt werden, NIEMALS in den gut durchbluteten Muskel – ansonsten flutet das Insulin viel zu schnell an. Die Insulinwirkung ist weniger berechenbar. Unerklärliche Blutzuckerschwankungen können die Folge sein.

„Beim Essensinsulin will man, dass es schnell wirkt, deshalb wird es in den Bauch gespritzt. Und wie wird gespritzt? Möchte jemand dazu etwas sagen?", Frau Fröhlich schaut in die Runde. Wilfriede Gärtner meldet sich. „Ich habe zwar Angst vorm Spritzen, aber ich glaube, ich weiß, wie es geht. Wenn man sich in den Bauch spritzt, macht man mit der linken Hand eine drei Zentimeter dicke Bauchfalte. Dort spritzt man hinein."

„Super, Frau Gärtner, ich sehe schon, Sie bekommen das hin. Bei dem einen geht es schneller, der andere braucht etwas mehr Zeit. Wie sagt mein Mann Hans-Jürgen immer: In der Ruhe liegt die Kraft. Manchmal treibt er mich damit fast in den Wahnsinn, aber er hat Recht!", lacht Frau Fröhlich.

„Ein kleiner Tipp noch, Frau Gärtner: Wir hatten vorhin das Thema Entspannung. Bevor Sie spritzen, atmen Sie bitte erst tief ein. Erst wenn Sie ausatmen, spritzen Sie sich in Ihre Hautfalte. Mit dem Ausatmen lässt die Körperspannung nach und Sie spüren weniger vom Spritzen. Aber bitte spritzen Sie nicht in die Nähe des Bauchnabels. Halten Sie mindestens zwei Zentimeter Abstand."

Regel Nummer 3

- Mindestens zwei Zentimeter Abstand rund um den Bauchnabel halten. Dort bitte nicht spritzen
- Auch Verhärtungen, Verdickungen, blaue Flecken, Leberflecken, Schwangerschaftsstreifen und Narben sind zum Spritzen ungeeignet, da die gewünschte Insulinaufnahme hier unzuverlässig ist

„Herr Kleinschmidt, Sie spritzen sich aber nicht nur in Ihren Bauch, oder?", fragt die Diabetesberaterin. „Nein, bevor ich ins Bett gehe", antwortet Otto, „spritze ich mein langwirkendes Nachtinsulin in den Oberschenkel, hier oben hin." Otto steht auf und zeigt auf seinen äußeren Oberschenkel. „Ich könnte auch meinen Popo nehmen, aber da komme ich nicht so gut dran. Da ist mir mein Bauch im Weg."

Hildegard von Buckwitz lächelt süffisant: „Sie müssen eben abnehmen und sich mehr bewegen. Ich mache jeden Morgen meine Gymnastik!" Och, du olle Krähe, denkt Otto. Du machst Gymnastik, isst Bio-Essen und trotzdem sitzt du hier …

Regel Nummer 4

- Schnell wirkendes Insulin wird in den Bauch gespritzt
- Insulin, das langsam wirken soll, wie zum Beispiel Nachtinsulin, wird zur Unterstützung des Verzögerungseffektes in den Oberschenkel oder das Gesäß gespritzt, weil dieses Fettgewebe nicht so stark durchblutet ist wie der Bauch. In manchen Fällen wird es nach Vorgabe des Arztes auch in den Bauch gespritzt
- Mischinsulin wird nach Vorgabe des Arztes in den Bauch oder in den Oberschenkel/das Gesäß gespritzt
- Bitte beachten Sie: Wärme (z. B. durch Bewegung, ein warmes Bad oder Sauna) beschleunigt die Insulinaufnahme, während Kälte die Insulinaufnahme verlangsamt!

„Herr Kleinschmidt, das mit Ihrem Oberschenkel ist in Ordnung. Dort ist es bestimmt leichter für Sie, eine Hautfalte zu bilden – oder?“, fragt die Diabetesberaterin. „Na klar, Frau Fröhlich, Sie wissen doch, ich habe einen Trommelbauch, da krieg ich keine Hautfalte hin. Bei meinem Oberschenkel ist das leichter“, sagt Otto voller Stolz.

„Genau, und das ist auch gut so“, führt Frau Fröhlich aus. „Bei der Ober- und Außenseite des Oberschenkels ist das Unterhautfettgewebe in der Regel relativ dünn. Deshalb muss man dort unbedingt eine Hautfalte bilden, um nicht in den Muskel zu spritzen. Am besten setzt man sich dazu leicht schräg auf einen Stuhl mit einer geraden Rückenlehne und streckt das Bein locker aus. Warten Sie, ich zeige Ihnen das.“

Frau Fröhlich setzt sich in Position. Wilfriede Gärtner reckt den Hals, um alles genau sehen zu können. „Prima“, meint Ottos Schulfreundin, „so kann ich an meinem Busen und meiner Bauchrolle vorbeischauen.“ Otto stupst sie in die Seite, „Mensch, Wilfriede, so schlimm ist es nun auch nicht mit deiner Figur. Schau mich an, das ist halt so, wenn man älter wird.“

„Übrigens, wer will bzw. wer hinkommt, kann sich natürlich auch seitlich in den Po spritzen. Damit geht man immer auf Nummer sicher, denn das Unterhautfettgewebe am Gesäß ist selbst bei Schlanken großzügig vorhanden, sodass man kaum aus Versehen einen Muskel trifft.“

Eine Kunst für sich: die Hautfalte

„Ob Bauch, Oberschenkel oder Gesäß: Bevor Sie spritzen, bilden Sie bitte eine schöne Hautfalte. Warten Sie, ich zeige Ihnen das an unserem Praxisspecki.“ Frau Fröhlich kennt keine Scheu. Ganz schnell hat sie sich das große runde Kissen umgebunden. Es sieht aus wie ein Rettungsring. Damit hätte Frau Fröhlich bestimmt den Untergang der Titanic überlebt, denkt Hildegard von Buckwitz indigniert. Sie hat es nicht so mit der Öffentlichkeit.

„Am besten nehmen Sie ein mittelgroßes Stück Haut zwischen Daumen, Zeigefinger und Mittelfinger und ziehen das Ganze sanft leicht nach oben. Dann spritzen Sie in einem Winkel von 90 Grad langsam in die Hautfalte hinein und zählen danach bis zehn. Während dieser Zeit lassen Sie bitte die Hautfalte nicht los und auch die Nadel bleibt in der Haut. Das ist wichtig, damit das Insulin nicht aus der Einstichstelle zurücklaufen kann und es sich vollständig verteilt. Anschließend lassen Sie die Hautfalte los und ziehen die Nadel gerade heraus, ohne im Speck herumzurühren." Otto und die anderen müssen bei dieser Bemerkung schon wieder lachen. Das klingt ein bisschen wie Rühreier mit Speck …

Regel Nummer 5

Zum Spritzen eine Hautfalte bilden und während des Spritzens bis zehn zählen, damit das Insulin sich im Unterhautfettgewebe gut verteilen kann und es aus dem Spritzkanal nicht zurückläuft (und es damit dem Körper nicht verloren geht).

Hildegard von Buckwitz blickt leicht angewidert in die Runde. Es gibt Themen, über die sie weder gerne spricht noch davon hört. „Muss ich die Einstichstelle eigentlich jedes Mal mit Alkohol desinfizieren?", will sie wissen. Frau Fröhlich erklärt ihr, dass eine Desinfektion nicht nötig sei. Gut so, denkt Hildegard von Buckwitz und ist beruhigt. Sie wäscht sich eh jeden Tag von Kopf bis Fuß und zweimal pro Woche wird geduscht. Sie legt größten Wert auf die Körperhygiene. Auch cremt sie sich immer schön ein. „Eine gepflegte Haut ist das ‚A und O' im Alter", verkündet sie.

Schicht für Schicht

„Wunderbar, Frau von Buckwitz“, lächelt Frau Fröhlich, „Sie haben uns gerade das richtige Stichwort gegeben: die Haut des Menschen. Sie bedeckt unseren Körper und dennoch kennen die meisten von uns sie nicht wirklich – aber das wird sich jetzt ändern. Wer von Ihnen weiß, wie viele Schichten die Haut eines Menschen hat?“ „Keine Ahnung“, murmelt Harald Schneider. „Ich kenn nur die einzelnen Lackschichten, die mein Porsche Boxter hat.“ Er ist und bleibt ein Angeber, denkt Otto … und ist mit dieser Meinung nicht alleine.

„Na ja“, antwortet die Diabetesberaterin. „Bisher wussten Sie es vielleicht nicht, aber jetzt sollte es für Sie von Interesse sein, Herr Schneider. Denn die Insulinverteilung und -wirkung in Ihrem Körper hängt mit der Hautschicht zusammen, in die Sie spritzen.“

Unsere Haut

… besteht aus mehreren einzelnen Schichten. Sie ist je nach Körperregion unterschiedlich dick – die mittlere Hautdicke beträgt bei Menschen mit Diabetes in den Injektionszonen 1,8 mm bis 2,5 mm.

Unter der Oberhaut liegt die Lederhaut, die sehr stabil und widerstandfähig ist. Deswegen verwendet man die Lederhaut der Tiere auch in der Kleider- und Schuhindustrie. Nach der Lederhaut folgt das Unterhautfettgewebe. Darunter liegt Muskelgewebe.

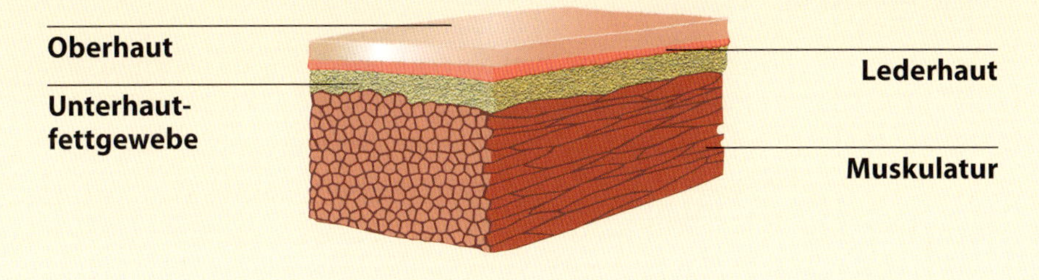

Frau Fröhlich fährt fort: „Das Ziel beim Insulinspritzen ist es, sicher das Fettgewebe zu treffen. Dafür ist die Nadellänge, die man im Pen verwendet, sehr wichtig. Sie muss passend zum Patienten und zu seiner Figur gewählt werden. Werfen wir doch einen Blick auf unseren ‚Otto' hier."

Was – meint die mich? Ich wusste gar nicht, dass ich per du bin mit Frau Fröhlich …

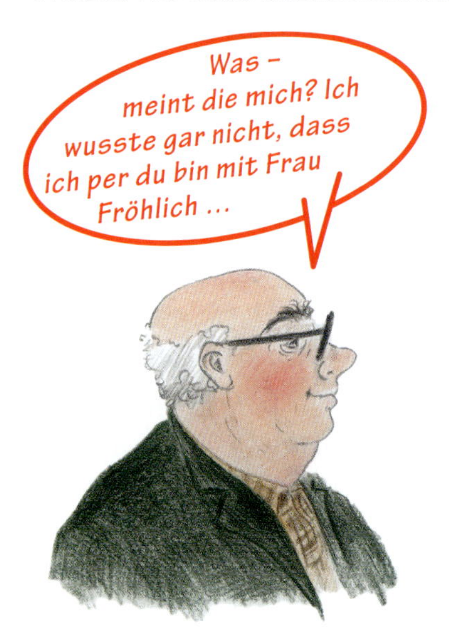

Eine Sekunde später klärt sich das Missverständnis auf. Frau Fröhlich hat Ottos verwirrten Blick bemerkt und lacht: „Nein, ich meine nicht Sie, Herr Kleinschmidt, sondern unseren Schulungs-Otto." Sie holt die Wandtafel mit „Otto" hervor und zeigt nun auf die einzelnen Stellen.

„Schauen Sie, unser ‚Otto' hat eine Figur wie eine Pyramide – mit einem kräftigen Oberkörper, am Bauch jede Menge Bauchfett und darunter eher dünnere Beine. Ich sage dazu auch ‚Hähnchenbeine'. Früher hätte man noch 12,7er Nadeln verwendet, sogenannte ‚Elefantennadeln'. Neuere Studien haben jedoch gezeigt, dass man auch bei dickeren Menschen weder besonders lange noch besonders dicke Nadeln verwenden muss, sondern sehr gut auch mit kürzeren Nadeln arbeiten kann."

Sechs Nadelgrößen zur Auswahl

Damit das Insulin zuverlässig wirken kann, darf die Nadel weder zu kurz noch zu lang sein. Sie muss die Haut durchdringen, darf aber den Muskel nicht erreichen. Passend zur unterschiedlichen Dicke des Unterhautfettgewebes stehen derzeit sechs Nadellängen von 4–12,7 mm zur Auswahl. Sämtliche Nadeln sind sehr dünn mit einem geringen Durchmesser von 0,23–0,33 mm.

- Bei Kindern sollten 4-mm-, maximal 6-mm-Nadeln verwendet werden
- Für Erwachsene werden Nadellängen von 4 mm bis 8 mm empfohlen
- Bei Erwachsenen mit wenig Fettgewebe am Oberschenkel sind 4-mm-Nadeln ideal.

Sechs Nadelgrößen zur Auswahl

Bitte beachten Sie, dass die Nadellänge in Absprache mit Ihrem Arzt und Ihrer Diabetesberaterin individuell für Ihren Körper ausgesucht wird. Sollten Sie unterschiedliche Nadeln verwenden, verwechseln Sie diese bitte nicht.

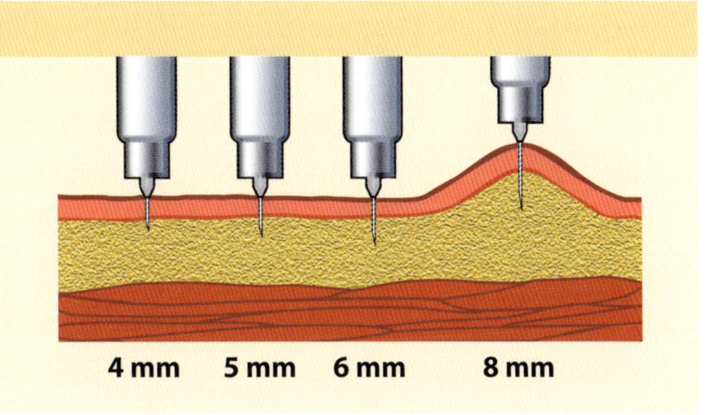

Otto meldet sich: „Meine Oma Gertrud, die hatte richtig lange Nadeln. Wenn ich dagegen meine anschaue, das sind Minis. Damit spüre ich überhaupt nicht, wenn ich mir in meinen Trommelbauch und meinen Oberschenkel spritze."

Die Diabetesberaterin nickt: „Ja, Herr Kleinschmidt, die Injektionsnadeln von heute sind nicht mit denen von früher zu vergleichen und auch nicht mit denen von herkömmlichen Spritzen. Die Nadeln für die Pens haben einen besonders feinen Facettenschliff und sind mit Silikon beschichtet. Deshalb empfinden viele Patienten das Insulinspritzen als wesentlich sanfter als das Stechen in die Fingerkuppen bei der Blutzuckermessung."

Regel Nummer 6

Wenn ausreichend kurze Nadeln verwendet werden (zum Beispiel 4 mm), kann auf eine Hautfalte verzichtet werden. Das Spritzen ohne Hautfalte ist einfacher und bietet sich an, wenn in Regionen gespritzt wird, die mit beiden Händen nicht erreicht werden können, oder bei Fettgewebe, das sich nicht als Hautfalte greifen lässt.

„Aber lassen Sie uns noch einmal unseren Schulungs-Otto anschauen. So wie er gebaut ist, würde er zwei unterschiedliche Nadellängen brauchen. Einmal, um das schnell wirkende Insulin in den Bauch zu spritzen, und einmal, um das

Nachtinsulin – man sagt dazu auch Basalinsulin – in den oberen äußeren Oberschenkel zu spritzen."

Otto lacht: „Ei Frau Fröhlich, das ist nicht nur ein Namensvetter von mir, das könnte mein Zwillingsbruder sein. Ich mache das genauso mit dem Spritzen und ich habe auch zwei unterschiedlich lange Nadeln."

„Lieber Herr Kleinschmidt, Dr. Zeit und ich, wir haben für Ihren Bauch 8 mm lange Nadeln ausgesucht, weil Sie dort etwas korpulenter sind. Für ihre schlanken Beine haben wir 4 mm lange Nadeln gewählt, denn gerade bei den Beinen ist die Nadellänge besonders kritisch. Mit zu langen Nadeln landet man schnell mal im Muskel und das wäre nicht nur schmerzhaft für Sie, Herr Kleinschmidt, sondern die langsamere Wirkung Ihres Nachtinsulins wäre nicht mehr optimal vorhanden."

Frau Fröhlich blickt in die Runde: „Wir kommen hier zu einem ganz wichtigen Punkt. Weil unsere Muskeln das Insulin generell schneller abbauen, würde somit im Fall von Herrn Kleinschmidt das Nachtinsulin nicht bis zum Morgen reichen. Die Folge davon wären höhere Morgenwerte! Deshalb muss das Diabetesteam genau überlegen, welche Nadeln der Patient braucht. Die Länge der Nadel ist entscheidend für die Insulintherapie. Bitte passen Sie auch auf, dass Sie die Nadeln möglichst nicht verwechseln."

Pen und Nadeln bilden eine Einheit

- Pen-Nadeln müssen fest mit dem Pen verbunden sein. In der Regel werden sie aufgeschraubt
- Das Gewinde aller Pens ist genormt, sodass die Pen-Nadeln immer passen. Es gibt sowohl Nadeln der Pen-Hersteller als auch genormte Pen-Nadeln spezieller Spritzenhersteller, die auf alle Pen-Systeme passen
- Ihr Arzt oder Ihre Diabetesberaterin wird Ihnen die passende Nadel empfehlen

„Zucker-Tattoos"

„Was aber mindestens genauso wichtig ist", fährt die Diabetesberaterin fort, „ist das regelmäßige Wechseln der Einstichstellen. Wenn ein Patient jahrelang immer wieder an der gleichen Stelle am Bauch, am Gesäß oder am Oberschenkel spritzt, kommt es im Unterhautfettgewebe zu Narbenbildungen und zum Wachstum des Fettgewebes, weil immer die gleichen Fettzellen hohen Konzentrationen von Insulin ausgesetzt sind. Da Insulin auch ein fettaufbauendes Hormon ist, werden die Zellen ständig angeregt, mehr Fett zu speichern und neue Fettzellen zu bilden. Insulin ist eben ein wachstumsförderndes Hormon."

„Wenn immer mehr Fettzellen an einer Stelle entstehen, kann es im Laufe der Zeit zu unschönen Verhärtungen und Spritzhügeln kommen. Man nennt dies eine lokale Lipohypertrophie. Leider sieht man das am Anfang oft nicht, sondern erst später. Aber es muss ja nicht so weit kommen. Halten Sie am besten jedes Mal mindestens zwei Zentimeter Abstand zum letzten Einstich und verwenden Sie die Nadeln immer nur einmal."

Bäumchen wechsel dich

Um Verhärtungen und Verdickungen zu vermeiden, sollten die Einstichstellen regelmäßig gewechselt werden und nach Möglichkeit ca. 3–4 cm bzw. 2 Finger breit auseinander liegen.

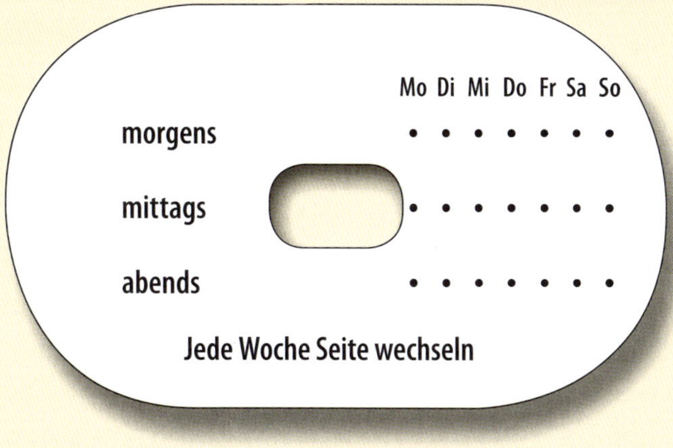

Mo Di Mi Do Fr Sa So
morgens
mittags
abends
Jede Woche Seite wechseln

Frau Fröhlich holt wieder den Praxisspecki hervor. „Schauen Sie, hier habe ich zum Beispiel die Wochentage aufgemalt. Das ist eine Form einer Spritzschablone. Wenn Sie immer von Montag bis Sonntag die Spritzstelle wechseln, passiert Ihnen nichts. Ich kenne sogar Patienten, die malen sich mit Kugelschreiber die Wochentage auf ihren Bauch oder auf den Oberschenkel. Das sieht dann aus wie ein modernes ‚Zucker-Tattoo'." Alle lachen und selbst Hildegard von Buckwitz muss grinsen. Sie stellt sich gerade Harald Schneider am spanischen Strand vor, wie er sein „Zucker-Tattoo" in die Sonne reckt.

Bei mir ist einfach mehr Platz zum Stechen vorhanden als bei so dünnen Heringen.

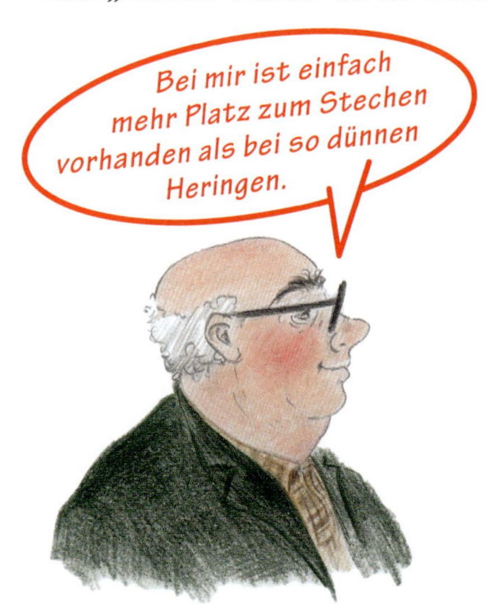

Auch Otto ist begeistert. Er streicht sich über seinen vorgewölbten Bauch und meint: „Ich habe einen klaren Heimvorteil mit meinem Speckbauch." Dabei schaut er verschmitzt Dr. Konrad Kraft und Hildegard von Buckwitz an. Wilfriede Gärtner bemerkt es und fällt vor Lachen fast vom Stuhl. Otto ist wieder mal unmöglich, aber er war schon in der Schule nicht auf den Mund gefallen und hat deswegen öfter mal vom Lehrer einen Klaps kassiert. Dr. Konrad Kraft findet das alles nicht witzig. Er runzelt die Stirn. Diabetes ist eine ernste Sache und nicht zum Witzereißen!

Harald Schneider meldet sich. Er berichtet, er habe einen Golffreund, der sich das Insulin immer durchs Hemd schießt. Man kann sich ja nicht überall „nackisch" machen, sagt er. Außerdem habe das richtig Wirkung auf die Zuschauer, das sieht cool aus! Und die Mädels fangen dann immer an zu kreischen. Irre.

Die Diabetesberaterin weiß nicht, ob sie lachen oder weinen soll. „Lieber Herr Schneider, es ist prima, dass Sie uns von Ihrem Freund erzählen. Leider gibt es noch viele andere Patienten, die das auch so machen. Da wird im Restaurant schnell der Pulli hochgezogen und ratzfatz durch die Unterwäsche gestochen. Der Oberhit ist, wenn ein Ehepaar mit Diabetes auch noch den gleichen Pen und die gleiche Nadel benutzt. Von denen höre ich dann Rechtfertigungen wie ‚Dann muss man ja nur ein Spritzmäppchen in der Handtasche dabei haben … und wir sind ja schließlich seit Jahren verheiratet, wir stecken uns nicht an'."

„Ehrlich gesagt, das geht überhaupt nicht!", Frau Fröhlich schüttelt den Kopf und schaut ganz ernst. „Bitte, spritzen Sie auf keinen Fall durch Ihre Kleidungsstücke. Dabei kann so viel schiefgehen. Es kann zu Blutungen oder zu einem unbemerkten Insulinrückfluss kommen. Oder aber die Nadel kann sich verbiegen und aus dem Stichkanal herausrutschen. Die Nadel kann auch beschädigt werden und es können kleinste Kleidungsfusseln und Gewebereste in den Körper gelangen. Auch kann sich das Unterhautfettgewebe entzünden, ohne dass Sie es am Anfang merken."

Nur 1 x verwenden

„Wissen Sie", Wilfriede Gärtner lehnt sich gemütlich zurück und berichtet, „genau das habe ich gestern meiner Nachbarin erzählt. Otto, du kennst sie, das ist die komische Tante, die fünf Häuser von mir entfernt wohnt." Otto nickt, er kann sich vage erinnern, will aber nicht nachfragen, sonst würde Wilfriede vom Hölzchen aufs Stöckchen kommen. „Also, diese Nachbarin hat nur gelacht. Sie hat mir erzählt, dass sie schon seit 23 Jahren Insulin spritzt und die Nadel nur dann wechselt, wenn die Patrone gewechselt werden muss. Außerdem sticht sie immer in die gleichen Stellen. Die hat sie mir dann gezeigt. Auf ihrem Bauch waren Hügel so groß wie Kartoffelklöße. Das seien ihre Lieblingsstellen, da würde es nicht wehtun."

Während Wilfriede Gärtner redet, geht Frau Fröhlich zu ihrer Schatzkiste und holt eine Angel mit einem Angelhaken heraus, an dem ein Schaumstofffisch hängt. Sie lässt die Sachen von einem zum anderen herumgeben und fragt: „Würden Sie sich mit so einer verbogenen Nadel stechen wollen?" Alle schütteln den Kopf.

„Bereits nach dem zweiten Spritzen sieht Ihre Nadel schon so aus. Denn wenn die Nadel ein zweites Mal die Haut durchbohrt, kann die Nadelspitze vorne ein bisschen umgebogen werden. Mit dem bloßen Auge kann man das nicht sehen, aber unter dem Mikroskop."

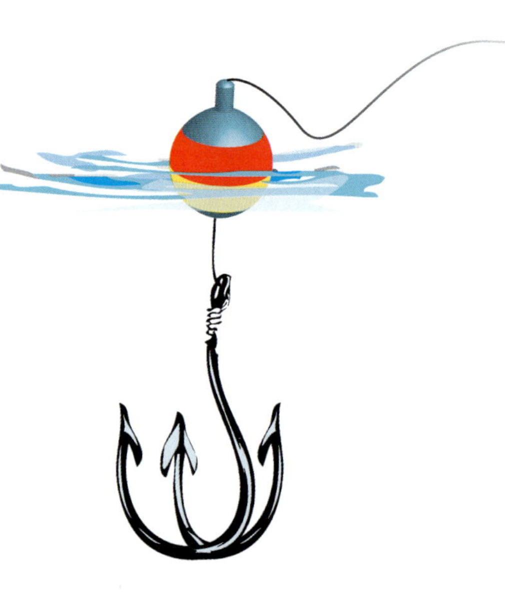

„Jedes Mal, wenn Sie damit Insulin spritzen, verletzen Sie das Unterhautfettgewebe und es kommt zu lokalen Entzündungsreaktionen. Mit der Zeit sind so die ‚Klöße' oder Lipohypertrophien, wie der Fachbegriff lautet, von Frau Gärtners Nachbarin entstanden. Was aber noch viel schlimmer ist: In diesen Fettwucherungen wird das Insulin nicht gut vom Körper aufgenommen. Der Blutzucker bleibt oben und deshalb spritzt der Patient immer mehr Insulin."

Fettgewebsveränderungen

Lipohypertrophien an den Einstichstellen sehen nicht nur unschön aus, sondern beeinträchtigen auch die Aufnahme des Insulins in die Blutbahn. Durch die Fettwucherungen gelangt das Insulin nur sehr ungleichmäßig ins Blut, weshalb die Zuckerwerte stark schwanken können bis hin zu einer wesentlichen Stoffwechselverschlechterung. Lipohypertrophien können sich zumindest teilweise wieder zurückbilden, wenn man sie mindestens ein halbes Jahr lang als Spritzstelle meidet.

„Bevor so jemand wie Ihre Nachbarin aber anfängt, die Spritzstellen zu wechseln, muss vorher unbedingt eine Insulinanpassung beim Arzt erfolgen. Weil sich durch das Wechseln der Spritzstellen die Insulinwirkung verbessert und es damit sonst zu Unterzuckerungen kommen kann", erläutert die Diabetesberaterin.

Insulinnadeln sind Einmalartikel

- Nur bei einer einmaligen Verwendung der Nadeln sind Sterilität und Funktion garantiert
- Mikroskopische Untersuchungen belegen, dass bereits nach einmaligem Gebrauch die Nadelspitze verändert sein kann
- Nach dem einmaligen Gebrauch werden Insulinnadeln im Hausmüll entsorgt

Otto schaut in die Runde. Heute sind das wieder viele Informationen, die er sich innerhalb kürzester Zeit merken soll. Blöd, dass er wieder vergessen hat, sich das Wichtigste aufzuschreiben. Aber selbst Dr. Konrad Kraft hat keinen Notizblock dabei. Otto überlegt … und ist erleichtert, als Frau Fröhlich eine „Checkliste Insulinspritzen" an die Schulungsteilnehmer verteilt. Die sollen sie in der roten Mappe abheften.

„Gibt es noch Fragen zur Spritztechnik – oder zu anderen Themen?", Frau Fröhlich blickt in die Runde. Alle schütteln den Kopf. Das war wieder einmal eine sehr intensive Stunde. Frau Fröhlich weiß, die Fragen werden kommen, aber erst nach und nach, wenn die Patienten sich mit dem Thema in Ruhe beschäftigen.

Checkliste Insulinspritzen

1. Wenn Sie zwei Insuline verwenden, überprüfen Sie, ob Sie das gewünschte Insulin benutzen
2. Verwenden Sie eine neue Nadel für Ihren Pen. Entfernen Sie das Papiersiegel von der äußeren Schutzkappe. Setzen Sie dann die Nadel senkrecht auf den Pen und schrauben Sie sie fest
3. Mischen Sie Ihr Insulin, falls nötig. Bitte nur hin und her schwenken, nicht schütteln
4. Prüfen Sie: Analoginsuline müssen immer klar sein. Falls nicht, dieses Insulin bitte nicht mehr verwenden
5. Ziehen Sie die äußere und innere Schutzkappe ab
   Wichtig: Die äußere Schutzkappe für das Abschrauben und die Entsorgung der Nadel bereithalten. Die kleine innere Schutzkappe wird nicht mehr benötigt!
6. Spritzen Sie zur Funktionskontrolle des Pens eine Sicherheitseinheit Insulin in die Luft. Insulin muss an der Nadelspitze austreten. Diesen Vorgang ggf. wiederholen
7. Stellen Sie die gewünschte Dosis am Pen ein
8. Überprüfen Sie die Spritzstelle: Halten Sie mindestens 2 Finger breit Abstand zu der vorherigen Spritzstelle und spritzen Sie nicht in Fettwucherungen oder Hautveränderungen (z. B. Narben, lokal entzündete Stellen)
9. Bilden Sie, falls nötig, eine Hautfalte
10. Schauen Sie genau hin und stechen Sie die Nadel im 90-Grad-Winkel zur Oberfläche der Haut oder Hautfalte ein
11. Spritzen Sie Ihr Insulin langsam und gleichmäßig
12. Lassen Sie anschließend die Nadel in der Haut und zählen Sie bis zehn
13. Ziehen Sie die Nadel gerade aus der Haut (ohne Herumrühren) und lassen Sie ggf. die Hautfalte los
14. Setzen Sie die äußere (große) Schutzkappe vorsichtig auf die Nadel und schrauben Sie die Nadel ab
15. Entsorgen Sie die gebrauchte Nadel sicher im Hausmüll
16. Stecken Sie die Pen-Kappe wieder auf den Pen und lagern Sie ihn bei Raumtemperatur
17. Notieren Sie Dosismenge, Insulinart und Zeitpunkt der Injektion in Ihrer roten Mappe oder Ihrem Diabetiker-Tagebuch
18. Andere Diabetiker – auch in der eigenen Familie – dürfen nicht die gleiche Nadel verwenden

VIII. Ottos 5. Schulungstag

- *Gesunde Ernährung*
- *Eiweiße, Fette, Kohlenhydrate*
- *Getränke und Alkohol*
- *Ernährungskreis DGE*
- *Lust auf Süßes*
- *Vitamine und Mineralstoffe*

Schnee von gestern: die Zuckerdiät

Heute ist Ottos fünfte Schulungsstunde und er ist ein bisschen aufgeregt. Anneliese ist auf Einladung von Frau Fröhlich zum ersten Mal dabei, ebenso wie Elvira, die Ehefrau von Eduard Fleischermann. Die Diabetesberaterin weiß aus Erfahrung, dass in vielen Haushalten immer noch die Frau fürs Einkaufen und Kochen zuständig ist, und da macht es Sinn, die „Gattinnen" beim Thema „Ernährung für Menschen mit Diabetes" mit ins Boot zu nehmen.

Frau Fröhlich begrüßt die beiden Ehefrauen besonders freundlich. Hier sitzen ihre Verbündeten! Otto ist froh, dass Anneliese mitgekommen ist. „Wissen Sie, Frau Fröhlich", sagt er, „meine Frau und ich, wir haben eine klare Arbeitsteilung: Anneliese kocht und ernährt mich und ich bringe das Geld nach Hause." Bei diesen Worten ihres Mannes muss Anneliese schmunzeln, „Aber essen tust du schon noch alleine – oder …? Außerdem möchte ich eines klarstellen: Für deine Ausflüge zur Imbissbude oder zu Metzger Weber und den verschiedenen Bäckereien bin ich nicht verantwortlich. Wissen Sie, Frau Fröhlich“, sagte Anneliese weiter, „ich würde ja gerne fettarm kochen, aber mein Otto liebt seine Hausmannskost und sein innerer Schweinehund ist riesengroß.“

„Ich bin schon ganz gespannt auf das, was Sie uns heute über die Ernährung berichten werden. Im Übrigen muss ich Ihnen ein Kompliment machen, Frau Fröhlich. Sie haben meinen Otto ganz schön im Griff. Zu Hause höre ich nur noch ‚Frau Fröhlich hat gesagt, Frau Fröhlich hat gemeint‘. Ich glaube, wenn wir uns beide verbünden, bleibt Otto nichts anderes übrig, als mit seinem Diabetes klarzukommen.“

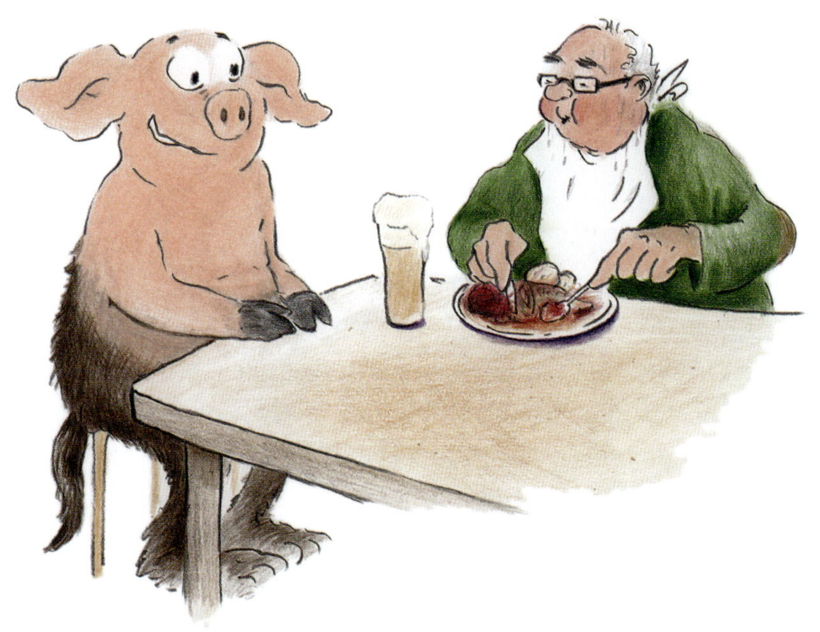

Die Diabetesberaterin und die Schulungsgruppe lachen bei Annelieses Worten laut auf. „Aber Frau Kleinschmidt, das brauchen wir gar nicht. Ihr Ehemann setzt schon alles sehr gut um und mit Ihrer Unterstützung wird es für ihn noch einfacher.“ „Hörst du Anneliese, ich bin wieder gelobt worden“, jubelt Otto und grinst über das ganze Gesicht. Auch Wilfriede Gärtner und Kunigunde Ludwig freuen sich mit ihm. Hildegard von Buckwitz bleibt, wie immer, leicht reserviert. Zu viel Gefühlsduselei ist ihr einfach zuwider.

Während Frau Fröhlich von den Schulungsteilnehmern wissen will, ob es noch Fragen zur letzten Stunde gibt, flüstert Otto seiner Ehefrau ins Ohr: „Schau, Anneliese, hier vorne an der rechten Seite steht Frau Fröhlichs Schatzkiste, von der ich dir schon erzählt habe." Anneliese reckt den Hals, um die Truhe besser sehen zu können. Sie ist schon ganz gespannt, was heute so alles passieren wird.

Nachdem dieses Mal ausnahmsweise keine Fragen von den Schulungsteilnehmern kommen, erklärt Frau Fröhlich, dass die Ernährung ihr Lieblingsthema sei. „Essen mit Genuss ist für Diabetiker nicht nur möglich, sondern genauso wichtig wie für alle anderen Menschen auch", sagt sie. „Denn Freude am Essen hat auch ganz viel mit Freude am Leben zu tun."

„Wenn wir heute über die Ernährung für Diabetiker sprechen, muss Ihnen klar sein, dass wir NICHT von einer Zuckerdiät reden, bei der man nur bestimmte Lebensmittel essen darf. Das war früher einmal so, davon ist die Medizin komplett weggekommen. Heute gelten für Menschen mit Typ-2-Diabetes die gleichen Ernährungsempfehlungen der Deutschen Gesellschaft für Ernährung (DGE) und der Deutschen Diabetes-Gesellschaft (DDG) wie für die Allgemeinbevölkerung. Diabetiker brauchen keine speziellen Nahrungsmittel. In der Bevölkerung ist das oftmals noch nicht angekommen. Von daher kann es immer wieder passieren, dass Ihnen Freunde, Verwandte oder Bekannte gut gemeinte Tipps geben ..."

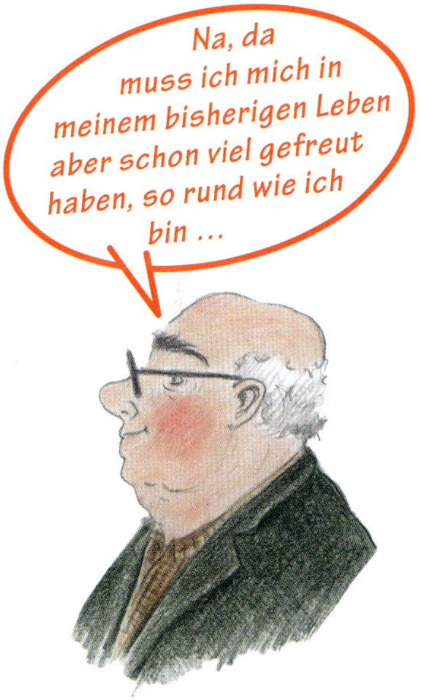

„Erinnern Sie sich noch an unseren Diabetestempel, den ich Ihnen ganz am Anfang vorgestellt habe?", fragt Frau Fröhlich. Ein paar nicken, auch Otto hat eine vage Ahnung. „Ein wesentlicher Pfeiler in der Behandlung wie auch in der Vorbeugung von Diabetes ist eine ausgewogene Ernährung. Ein Patient mit Diabetes

‚darf' (fast) alles essen – aber nur in Maßen. Übergewichtige Diabetiker sollten zusätzlich auf den Kaloriengehalt der Nahrung achten, um langfristig ihr Gewicht zu senken. Also: wenig Zucker, Fett und Alkohol."

Ernährungsziele bei Diabetes

- Genuss beim Essen
- Blutzuckerwerte im individuellen Zielbereich
- Vermeidung von Blutzuckerspitzen nach dem Essen
- Halten oder Reduktion des Körpergewichts bei Übergewicht/Adipositas

Ein Essen für alle

„Im Alltag heißt das: In einer Familie gibt es kein spezielles Essen für den Menschen mit Diabetes. Stattdessen sollten alle Familienmitglieder von einer ausgewogenen Ernährung profitieren."

Anneliese Kleinschmidt schaltet sich ein: „Frau Fröhlich, da bin ich aber froh! Ich hatte schon gedacht, dass ich jetzt jeden Tag noch zusätzlich für Otto kochen muss. Wissen Sie, ich habe ja oft die Kinder mittags zum Essen und auch die Enkelkinder. Da passe ich schon auf, dass es nicht zu üppig wird. Denn unser kleiner Brummer, der Dennis, hat sowieso schon viele kleine Speckrollen. Das sieht zwar süß aus, aber ich sage meiner Tochter immer, dass alle aufpassen müssen. Er ist einfach viel zu schwer. Kein Wunder, dass er sich nicht bewegen will. Essen ist sein Hobby – wie bei Otto. Unser Dennis liebt Chips, Schokolade, Kekse und Cola. Aber das bekommt er bei mir nicht! Darauf achte ich! Bei Oma gibt es nur guten selbst gepressten Orangensaft, wegen der Vitamine. Den trinkt unser kleiner Brummer sehr gerne." Anneliese blickt voller Stolz in die Runde.

Frau Fröhlich erklärt ihr, dass sie später noch etwas zu den Getränken sagen wird, nur so viel vorneweg: „Liebe Frau Kleinschmidt, geben Sie Ihrem Enkelkind am besten viel Wasser zu trinken oder Fruchtschorle. Denn allein in einem 0,2-Liter-Glas frisch gepresstem Orangensaft befinden sich sage und schreibe 6–7 Stücke Würfelzucker. Damit kann Dennis leider nicht abnehmen."

Selbstmord mit Messer und Gabel

„Im Übrigen, was Sie gerade zu den Lieblingsspeisen Ihres Enkels gesagt haben – diese Liste mit ungesunden Lebensmitteln lässt sich beliebig erweitern. Was glauben Sie, was alles dazugehört?", fragt die Diabetesberaterin in die Runde. Hildegard von Buckwitz meldet sich und nennt „Eis", Kunigunde Ludwig ruft „Fleischwurst" und „Wurstsalat". Emma Herzog flüstert „Erdnüsse" und „Mozartkugeln", Dr. Konrad Kraft nennt „Alkohol", während Elvira Fleischermann, die die ganze Zeit still dabei sitzt, „Gans" und „Bier" nennt. Frau Fröhlich lobt die vielen Antworten und schreibt alles auf die Wandtafel.

Währenddessen erklärt sie, dass es durch Fehlernährung und eine damit meist verbundene Gewichtszunahme zum Ausbruch des Diabetes mellitus kommen kann. Was aber bedeutet Fehlernährung? Die Diabetesberaterin blickt die Schulungsteilnehmer ernst an. „Darunter versteht man meist ein Zuviel an Nahrung, das heißt, die Menge dessen, was man isst, ist schlichtweg zu viel. Statt eines Tellers werden zwei gegessen oder Nahrungsmittel mit einer hohen Energiedichte (z. B. Fett!) im Übermaß verzehrt."

Kalorienbomben

Von wegen Schokolade bringt verbrauchte Energie zurück: Ein Schokoriegel kann einen höheren Kaloriengehalt haben als eine Hauptmahlzeit.
100 g Marzipanpralinen haben zum Beispiel 532 kcal/10 g Eiweiß/4 g Fett/47 g Kohlenhydrate, während 100 g Banane nur 88 kcal/1 g Eiweiß/0 g Fett/20 g Kohlenhydrate liefern. Anstatt 100 g Marzipanpralinen kann man 600 g Bananen essen, das entspricht etwa 6 kleinen bzw. 3 großen Bananen.

Emma Herzog ist geschockt von dem, was die Diabetesberaterin gerade berichtet hat. Wenn sie ihre Wohnung putzt, nascht sie oft zwischendurch ihre geliebten Mozartkugeln. Vier, fünf Pralinchen, die gehen doch weg wie nichts … aber vier, fünf Bananen – so viele würde sie nie essen! Wieder was gelernt, denkt sie. Es ist aber auch eine Crux mit den Kalorien …

Frau Fröhlich erzählt weiter: „Zur Fehlernährung gehört auch, dass man neben zu viel Zucker und zu viel Fett auch zu viel Eiweiß, zu viele ‚schlechte' Kohlenhydrate, zu viel Salz, zu viel Alkohol und zu wenig Ballaststoffe zu sich nimmt." Bei diesen Worten öffnet Frau Fröhlich ihre Schatzkiste und holt ein Glas mit einem

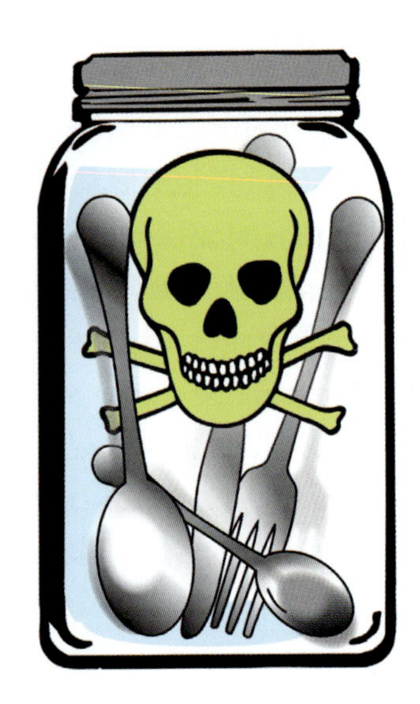

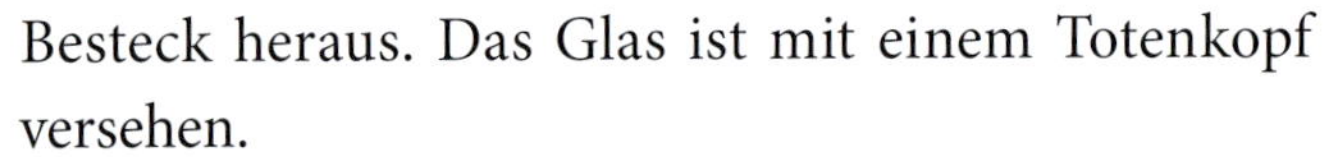

Besteck heraus. Das Glas ist mit einem Totenkopf versehen.

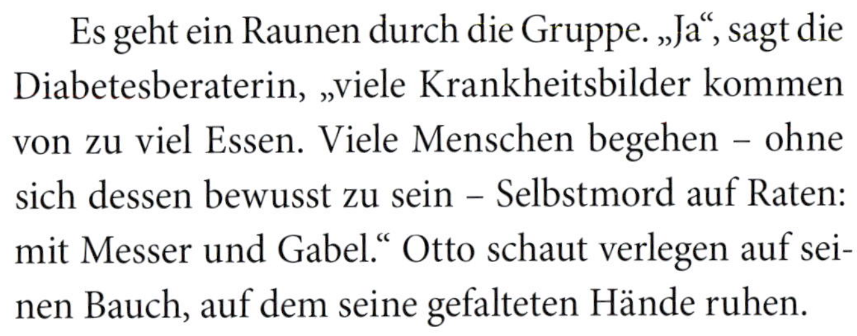

Es geht ein Raunen durch die Gruppe. „Ja", sagt die Diabetesberaterin, „viele Krankheitsbilder kommen von zu viel Essen. Viele Menschen begehen – ohne sich dessen bewusst zu sein – Selbstmord auf Raten: mit Messer und Gabel." Otto schaut verlegen auf seinen Bauch, auf dem seine gefalteten Hände ruhen.

Frau Fröhlich ist sich bewusst, dass eine solche Aussage für viele Schulungsteilnehmer erst mal ein Schock ist. Sie erklärt ihnen, dass es nicht darum geht, das Essen zu verdammen, sondern vielmehr das Bewusstsein für eine ausgewogene Ernährung zu schärfen. Anneliese nickt, genau das ist der Grund, warum sie heute mitgekommen ist. Sie will wissen, was für Otto gut ist und was nicht.

Wichtige Energielieferanten

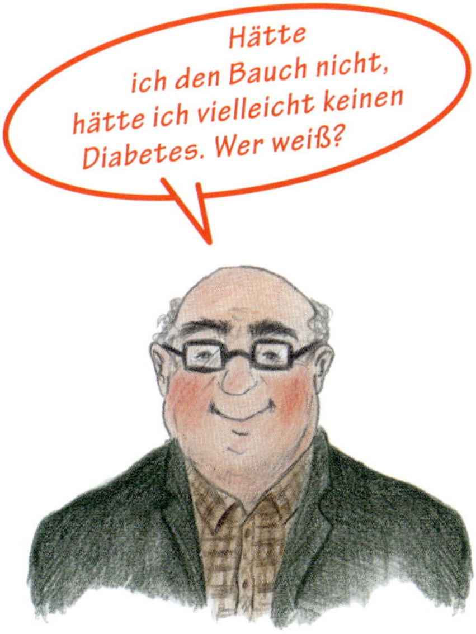

Die Diabetesberaterin stellt einen großen Korb mit Lebensmittelattrappen auf den Tisch. Sie hält eine Forelle in die Höhe und will nun von der Gruppe wissen, welcher Nährstoff am meisten in der mageren Forelle enthalten ist. Wilfriede Gärtner meldet sich: „Eiweiß.“ „Genau“, antwortet Frau Fröhlich. Dann nimmt sie eine Salami in die Hand und fragt, was wohl darin am meisten enthalten ist. Anneliese Kleinschmidt antwortet auf Anhieb „Fett“. „Und was, glauben Sie, ist im Brot drin?“, fragt die Diabetesberaterin. Eduard Zimmermann hebt die Hand und ruft „Kohlenhydrate“.

Frau Fröhlich schreibt alle drei Begriffe an die Wandtafel und erklärt: „Unser Körper benötigt Fette, Eiweiße und Kohlenhydrate – alle drei sind lebensnotwendige Nährstoffe.“

Anschließend will Frau Fröhlich wissen, ob die Schulungsgruppe eine Ahnung hat, wie viel Energie die einzelnen Nährstoffe liefern. Die Runde schweigt. Daraufhin schreibt sie die unterschiedlichen Energiewerte an die Wandtafel und erklärt, das sei genauso wie mit der Steinkohle, der Braunkohle, dem Holz, dem Gas oder dem Heizöl. Jeder Rohstoff liefert unterschiedliche Brennwerte. Wobei in der Ernährung die Energiewerte in Kilokalorien bzw. Kilojoule gemessen werden.

Was liefert wie viel Energie?

- 1 g Kohlenhydrate = 4 kcal (17 kJ)
- 1 g Eiweiß = 4 kcal (17 kJ)
- 1 g Fett = 9 kcal (38 kJ)
- 1 g Alkohol = 7 kcal (29 kJ)

Was bedeutet das für unsere Ernährung? Man muss sich einmal klarmachen, dass 1 g Fett doppelt so viel Kalorien liefert wie 1 g Kohlenhydrate.

Emma Herzog meldet sich und lacht, „Frau Fröhlich, Sie wissen ja, die Kalorien sind die kleinen Tierchen, die nachts kommen und unsere Kleider enger nähen." Emma Herzog geht es sichtbar besser, sie hat viel in der Schulung gelernt und fühlt sich nicht mehr alleingelassen. Sie kann jetzt aktiv jeden Tag ihren Blutzuckerhaushalt ausgleichen.

Eiweiß – der Baustoff unseres Körpers

In unserem Körper sind Eiweiße wichtige Bestandteile von Muskeln, Knochen, Organen, Enzymen, Hormonen, Haut und Haaren. Unsere Eiweißaufnahme erfolgt vor allem mit Fleisch, Fisch, Eiern, Käse, Milch und Milchprodukten. Oft sind tierische Eiweiße fettreich und enthalten ungünstige Transfettsäuren sowie Cholesterin. Es gibt jedoch zahlreiche pflanzliche Alternativen, z. B. Soja und Hülsenfrüchte.

Frau Fröhlich gibt der Gruppe den Tipp, magere pflanzliche und tierische Eiweißquellen miteinander zu kombinieren. So kann man beispielsweise Linsensuppe mit Würstchen essen oder mageres Hähnchenbrustfilet mit Naturreis und Gemüse verzehren. Grundsätzlich sollte Fleisch mager sein. Fettarmem Käse wie z. B. Harzer oder körnigem Frischkäse wie auch anderen Sorten mit reduziertem

Fettanteil sollte man den Vorzug geben … auch wenn diese weniger den Gaumen kitzeln als fettreichere Käsesorten.

Anneliese schreibt eifrig mit. Genau diese Informationen wollte sie hören. Die Diabetesberaterin weist allerdings darauf hin, dass die Lebensfreude nicht zu kurz kommen darf, sprich, es muss noch gut schmecken. „Ein ‚quietschender' Camembert schmeckt nun mal nicht“, sagt sie, „aber wenn man bei der fetten Variante bleibt, kann man zum Beispiel die Butter unter dem Käse weglassen oder die Scheiben dünner machen. Dann hat man immer noch genug guten Geschmack.“

Otto schaltet sich ein: „Anneliese, hast du das gehört?“ Otto ist sich sicher, wenn er das so zu Hause erzählt hätte, hätte Anneliese es ihm nie geglaubt. Gut, dass sie mit dabei ist.

Macht Fett fett?

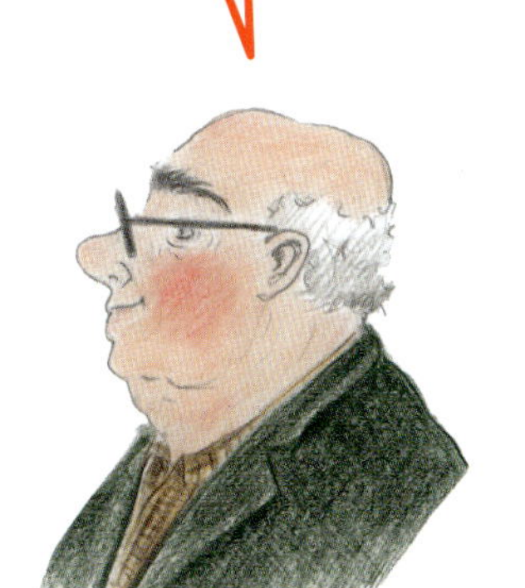

Fette sind nicht nur Kalorien- und Geschmacksträger, sie versorgen den Körper auch mit wichtigen Fettsäuren, sind Träger von Vitaminen und eine gute Reserve für Notzeiten. Otto tätschelt seinen Bauch …

Ob mit oder ohne Diabetes, im Rahmen einer ausgewogenen Ernährung sollten wir etwa ein Drittel unserer Gesamtenergiezufuhr über die Fette beziehen. Leider liegen die durchschnittlichen Verzehrgewohnheiten bei den meisten Menschen viel höher, oft bei ca. 50 %. Wenn man sich zum Beispiel ein Croissant (60 g) anschaut, das hat 29 g Fett. Im Vergleich dazu beträgt der Fettgehalt eines Brötchens gerade mal 2 g.

Was aber nicht heißen soll, dass man statt eines Croissants 14 Brötchen essen soll … Die Schulungsgruppe muss lachen, als Frau Fröhlich das erzählt, und Otto stellt sich gerade vor seinem inneren Auge einen Berg mit Brötchen vor.

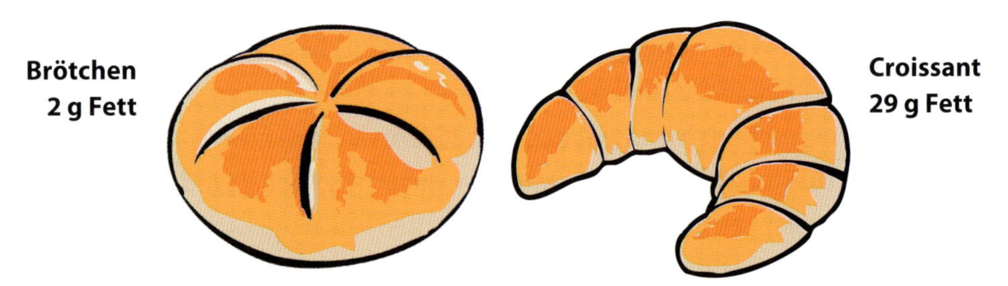

Dazu kommt, dass zu viele schlechte Fette, also gesättigte Fettsäuren, gegessen werden. „Mein Tipp", sagt Frau Fröhlich, „gehen Sie nicht nur sparsam mit Fett um, suchen Sie sich vor allem die richtigen Fette aus."

Schlechte Fette – gute Fette

Vielen Lebensmitteln sieht man gar nicht an, dass sie viel Fett enthalten. Etwa zwei Drittel des täglichen Nahrungsfettes nehmen wir z. B. über Käse, Fleisch-/Wurstwaren oder fett-süße (Eis und Schokolade) bzw. fett-salzige Leckereien (Chips & Flips) auf.
Sie bestehen außerdem zum Großteil aus ungünstigen gesättigten Fettsäuren, raffinierten Fetten als Transfettsäuren, die den Fettstoffwechsel des Körpers ungünstig beeinflussen. Hier lohnt es sich, die „versteckten" Fette zu meiden und durch fettarme Varianten zu ersetzen.
Versteckte Fette befinden sich in Wurst, im Fettrand von Fleisch, in fettreichen Milchprodukten, Sahne, Crème Fraîche, Käse, aber auch in Süßigkeiten, Schokolade, Nüssen, Kuchen und in zahlreichen Fertigprodukten.

Elvira Zimmermann meldet sich: „Frau Fröhlich, wenn ich das alles so höre, bekomme ich richtig Angst vor den Fetten. Welche darf man überhaupt noch essen?"

Die Diabetesberaterin gibt ihr den Rat, hochwertige pflanzliche Fette und Öle zu verwenden. Günstig für die Blutfette sind zum Beispiel Rapsöl, Olivenöl und Erdnussöl wie auch Avocados. Auch Sonnenblumenöl, Walnüsse, Sojaöl, Distelöl, Leinsamen, Lachs, Makrele und Hering enthalten Fettsäuren, die die Gefäße schützen. Generell sollte man jedoch fettarmen Zubereitungsmethoden den Vorzug geben und die Speisen mit viel frischen Kräutern und Gewürzen verfeinern.

Kohlenhydrate: Treibstoff für den Körper

Brot, Reis, Nudeln, Hülsenfrüchte, Gemüse, Obst – sie alle gelten als Kohlenhydratlieferanten und sind damit die Hauptenergiequelle, der „Treibstoff" für unseren Körper. Entscheidend ist, dass – im Gegensatz zu den Eiweißen und Fetten – fast ausschließlich Kohlenhydrate den Blutzucker erhöhen. Kohlenhydrate bestehen aus Zucker oder Zuckerbausteinen (Stärke = Glykogen: Leber- oder Muskelglykogen). Komplexe Kohlenhydrate enthalten auch Ballaststoffe, die der menschliche Organismus nicht aufschlüsseln kann.

Kohlenhydrate

Kein überflüssiger Ballast: Ballaststoffe stellen den unverdaulichen Anteil komplexer Kohlenhydrate in der Nahrung dar. Sie liefern keine Kalorien, sättigen aber gut, weil sie den Magen füllen. Außerdem verhindern sie einen raschen Blutzuckeranstieg, weil sie für eine langsame Freigabe der Kohlenhydrate sorgen, und sind günstig bei der Darmregulierung.
Zucker ist nicht gleich Zucker: Im Gegensatz zu den Ballaststoffen bestehen die verwertbaren Kohlenhydrate aus verschiedenen Zuckerverbindungen, die im Verdauungsprozess in den einfachsten Zucker, die Glukose, zerlegt werden. Je schneller der Körper auf die Glukose zugreifen kann, desto rascher steigt der Blutzucker.

Frau Fröhlich greift erneut in ihre Schulungsschatzkiste. Es ist still im Raum und alle warten gespannt, was nun wieder herauskommt. Dieses Mal ist es eine alte Schildkröt-Puppe, die dick eingemummelt ist mit Mantel, Mütze und Schal. Die Diabetesberaterin erzählt, dass sie heute ihre „Sofi" mitgebracht hat, um den Schulungsteilnehmern das Prinzip der ballaststoffreichen Kohlenhydrate vorzustellen, was nicht ganz einfach ist. Anhand der angezogenen Puppe will sie die „eingepackten" Kohlenhydrate und anhand der ausgezogenen Puppe die „nackischen" Kohlenhydrate erklären.

„Sehen Sie hier, meine ‚Sofi' ist wie ein komplexes Kohlenhydrat mit Ballaststoffen. Ihre Kleidung sind die Ballaststoffe. Wenn sie die anhat, kann die Glukose aus ihrem Inneren nur sehr langsam herauskommen. Wenn wir die ‚Sofi' nun bis auf die Haut ausziehen, kommen wir direkt an die Glukose dran und haben damit ein ‚nackisches' Kohlenhydrat, das direkt ins Blut geht und den Blutzucker in Windeseile steigen lässt. Essen wir nun ein ballaststoffreiches Kohlenhydrat, braucht unser Körper länger, um es auszupacken, als wenn wir gleich von Anfang an ein ‚nackisches' Kohlenhydrat verzehren."

„Übrigens: Anhand der Geschwindigkeit, die unser Körper braucht, um die Kohlenhydrate auszupacken, kann man sie in schnelle, mittelschnelle und langsame Kohlenhydrate einteilen. Wobei der Glykämische Index die blutzuckersteigernde Wirkung der Kohlenhydrate bzw. der Lebensmittel in Zahlen angibt."

„Was glauben Sie, was könnte ein schnelles Kohlenhydrat sein?", fragt die Diabetesberaterin. Otto meldet sich: „Ich habe festgestellt, bei Apfelsaft geht mein Zucker ab wie eine Rakete, genauso wie wenn ich das Gaspedal bei meinem Mercedes durchtrete."

Bei diesen Worten fängt Harald Schneider an breit zu grinsen und auch Anneliese rollt mit den Augen. Selbst Frau Fröhlich kann sich ein Lächeln nicht verkneifen. Otto Kleinschmidt bringt immer wieder Schwung in die Gruppe – und so Unrecht hat er nicht, im Gegenteil. „Lieber Herr Kleinschmidt, Sie haben Recht. Deshalb soll man ja auch bei einer Unterzuckerung Apfelsaft trinken, eben weil er so schnell ins Blut geht."

Jetzt hebt Kunigunde Ludwig die Hand. Sie hat bemerkt, dass sie nach einer Linsensuppe mit Würstchen sehr niedrige Blutzuckerwerte hat. „Genauso ist es, Frau Ludwig", antwortet die Diabetesberaterin, „um Blutzuckerspitzen nach dem Essen zu vermeiden, sollte man vor allem faserreiche, ballaststoffhaltige Kohlenhydrate essen, die in Gemüse, in Vollkorn-Getreideprodukten, Hülsenfrüchten und in vielen Obstsorten enthalten sind. Dort ist die Glukose sehr gut eingepackt und kommt nur langsam im Blut an." Dr. Konrad Kraft grinst, „… so wie ich derzeit mit dem Fahrrad auch nur langsam vorankomme …"

Kohlenhydrate im Überblick

Kohlenhydratreiche Nahrungsmittel, die den Blutzuckerspiegel schnell erhöhen:

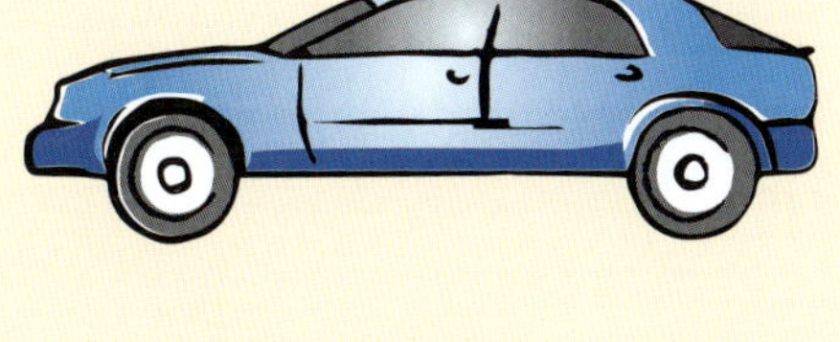

- Produkte aus Weizenmehl wie Baguette, Brezel und Cornflakes
- Hirse, weißer Rundkornreis, Schnellkochreis
- Kartoffelbrei, Pellkartoffeln
- Gekochte Karotten und Saubohnen, Kürbis, Süßkartoffeln
- Reife Bananen, Weintrauben, Wassermelone und Trockenfrüchte wie z. B. in Fertigmüslis
- Eiscreme (Sorbet), Fruchtgummis, Kekse, Malzzucker, Traubenzucker, Waffeln
- Fruchtsäfte, Limonade (Cola, Sprit, Fanta)
- Honig, Konfitüre, Popcorn und Zucker

Kohlenhydrathaltige Nahrungsmittel, die mittelschnell wirken:

- Mischbrot, Pitabrot und Vollkornknäckebrot
- Buchweizen, weißer Langkornreis, Basmatireis, Haferflocken, Grieß
- Ananas, normale Bananen, Kiwi, Mango, Aprikosen und Trauben
- Zuckermais und Rote Bete
- Essiggurken und Ketchup

Kohlenhydrathaltige Nahrungsmittel, die langsam wirken:

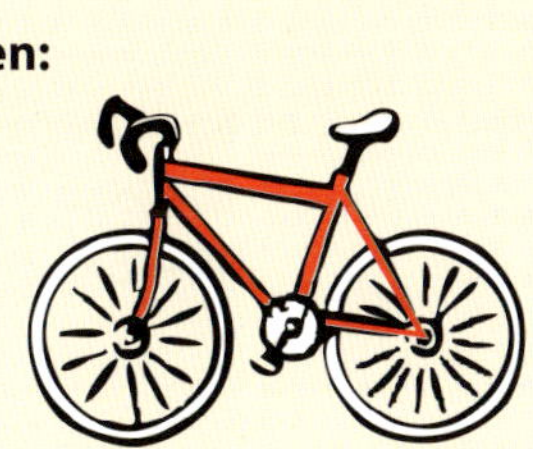

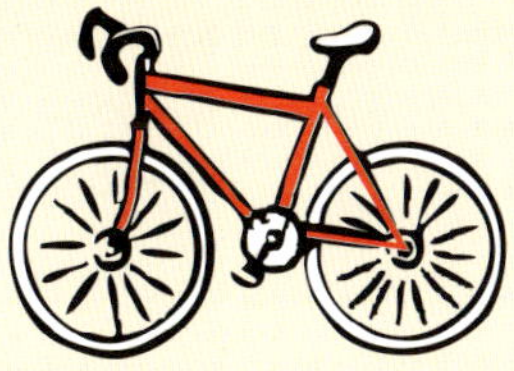

- Vollkornbrote aus Roggen und Gerste
- Vollkornhaferflocken, Haferkleie
- Bulgur, brauner Reis, Wildreis
- Vollkornnudeln und Nudeln aus Hartweizengrieß (aber nur al dente)
- Apfel, Birne, Beeren, Grapefruit, Orange, Pfirsich, Pflaumen, Beerenfrüchte, Erdbeeren, Himbeeren, Johannisbeeren
- Hülsenfrüchte wie Bohnen, Linsen, Erbsen, Kichererbsen
- Salate wie Kopfsalat, Endiviensalat, Eissalat, Feldsalat, Gurke, Tomate, Radieschen (= 0 BE/KE)

Kohlenhydrate im Überblick

- Pilze wie Champignons, Pfifferlinge, Austernpilze, Steinpilze (= 0 BE/KE)
- Gemüse wie Auberginen, Blumenkohl, Fenchel, Paprika, Sauerkraut, Zucchini (= 0 BE/KE)
- Bitterschokolade (über 70 % Kakaoanteil)
- Haselnüsse, Walnüsse, Mandeln
- Sonnenblumen, Kürbiskerne, Leinsamen

Getränke und Alkohol

Frau Fröhlich erklärt: „Sie haben nun die wichtigsten Energielieferanten unseres Körpers kennengelernt, aber ein Baustein fehlt noch: das Wasser. Eigentlich müssten wir alle Flossen und Kiemen haben wie die Fische, denn unser Körper schwimmt praktisch im Wasser. Je nach Alter, Geschlecht und Muskelmasse/Fettgewebe besteht unser Körper zu einem erheblichen Anteil aus Wasser."

Wasser – die Quelle des Lebens

Im Folgenden sind die Richtwerte der Weltgesundheitsorganisation (WHO) für die Abschätzung des Wasseranteils bei normalgewichtigen Personen aufgeführt.

Kinder :	60–75 % (m/w)
Frauen:	50–55 % (ohne Altersangabe)
Männer:	60–65 % (ohne Altersangabe)

„Damit ist Wasser allein von der Menge her der wichtigste Bestandteil unseres Körpers. Wasser ist für alle Stoffwechsel- und Körperfunktionen unverzichtbar. Sie wissen ja, hungern kann der Mensch über Tage und Wochen hinweg, aber ohne Wasser sterben wir innerhalb kürzester Zeit. Deshalb empfehlen die Experten, dass wir pro Tag mindestens 1,5–2,5 Liter Wasser oder energiearme, alkoholfreie

Getränke trinken sollen." Bei Hitze, starkem Schwitzen, körperlicher Anstrengung, Fieber und bei vermehrter Abatmung über die Lungen oder vermehrtem Wasserverlust über die Nieren kann der Flüssigkeitsbedarf wesentlich steigen.

Hildegard von Buckwitz schluckt. „Frau Fröhlich, 1,5–2,5 Liter Flüssigkeit – das ist ganz schön viel, das schaffe ich nicht. Ich habe nie Durst und vergesse oft zu trinken." Das sieht man dir an, du verschrumpelte Zitrone, denkt Harald Schneider.

Frau Fröhlich nickt, sie weiß, dass viele Menschen und vor allem ältere kaum Durst haben und daher auch zu wenig trinken. „Wissen Sie, Frau von Buckwitz, mir passiert das manchmal auch. Ich habe mir deshalb angewöhnt, immer eine Flasche Wasser und ein Glas auf den Tisch zu stellen. Das erinnert mich ans Trinken. Hilfreich ist auch, wenn Sie die Wassermenge auf den Tag verteilen und konsequent morgens, mittags und abends einen halben Liter trinken."

„Und wie sieht es mit Kaffee oder Tee aus?", will Elvira Fleischermann wissen. „Auch bei den Getränken ist es entscheidend", antwortet Frau Fröhlich, „ob sie Kohlenhydrate beinhalten und damit einen Blutzuckeranstieg verursachen. Neben Wasser können Sie ungezuckerten Tee und Kaffee trinken – diese Getränke enthalten dann keine Kohlenhydrate und haben auch keine Kalorien. Milchmixgetränke wie Kakao oder auch Kaffee mit Milch (z. B. Cappuccino, Latte Macchiato) wie auch sämtliche Obstsäfte, selbst Diätsäfte mit Süßstoff, enthalten Kohlenhydrate und Kalorien – also am besten Finger weg. Was auch noch geht sind Apfelwein- oder Weinschorlen, aber nur im Verhältnis 1:3, also ein Drittel Wein und zwei Drittel Wasser."

„Oh je", meint Harald Schneider, „so ein verdünnter Rotwein schmeckt doch nicht." „Lieber Herr Schneider", antwortet die Diabetesberaterin, „denken Sie bitte immer daran: Alkoholische Getränke zählen zu den Genussmitteln und sind keine Durstlöscher. Ich möchte Ihnen natürlich keine Vorschriften machen, Sie sind ja ein erwachsener Mann – Sie müssen es entscheiden, aber beim Alkohol gilt wie bei Schokolade, Eis und den anderen Genussmitteln: je weniger, desto besser. Da Alkohol unter anderem nicht nur die Fettverbrennung, sondern auch die Zuckerfreisetzung aus der Leber hemmt, besteht bei allen blutzuckersenkenden

Medikamenten (am meisten bei Insulin, Sulfonylharnstoffen und Gliniden) Unterzuckerungsgefahr! Übrigens: Die Gefahr einer Unterzuckerung ist umso größer, je hochprozentiger das alkoholische Getränk ist – und je mehr Alkohol Sie trinken. Nach einer feuchtfröhlichen Feier sollten Sie deshalb unbedingt Ihren Blutzucker kontrollieren. Liegt er unter 120 mg/dl (6,7 mmol/l), rate ich Ihnen, sicherheitshalber noch 1–2 BE zusätzlich zu essen. Denn der blutzuckersenkende Effekt des Alkohols dauert bis zu 8–12 Stunden an."

„Und falls Sie mal eine Liebespille einnehmen, empfehle ich Ihnen, lassen Sie die Finger vom Alkohol. Denn Alkohol kann die Potenz hemmen und man sollte, wenn überhaupt, nur in kleinen Mengen Alkohol trinken – also mal ein Glas Wein zum Essen." Während die Diabetesberaterin zu Harald Schneider spricht, ist es wieder mucksmäuschenstill im „Blauen Salon". Auch die beiden Gäste, Anneliese Kleinschmidt und Elvira Fleischermann, sind beeindruckt, wie souverän Frau Fröhlich mit Tabuthemen umgeht.

Diabetes und alkoholische Getränke

Wenn man als Diabetiker Alkohol trinken möchte, werden die meisten Wein- und Sektsorten empfohlen. Auch Apfelwein, wie man ihn gerne in Hessen trinkt, ist geeignet, ebenso wie ein helles Bier.

Nicht so günstig dagegen ist alkoholfreies Bier, da es durch den fehlenden Alkohol größere Mengen an Malzzucker enthält und einen starken Blutzuckeranstieg verursacht. Vorsicht auch mit Diabetikerbier. Es enthält zwar weniger Malzzucker, dafür aber mehr Alkohol als herkömmliches Bier und man wird schneller betrunken. Mit Light-Bier nehmen Sie die Hälfte an Alkohol und Kalorien zu sich.

Hände weg auch von Dunkelbieren, Likören, Schnäpsen und Süßweinen. Sie enthalten größere Mengen an Zucker und lassen den Blutzuckerspiegel rasch ansteigen.

Wieder etwas gelernt, ohne gefragt zu haben. Das muss ich gleich morgen dem Edgar erzählen.

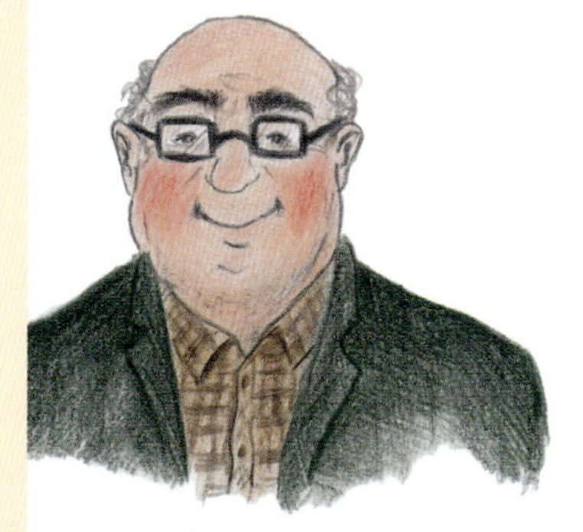

Der Ernährungskreis

Frau Fröhlich erzählt nun weiter: „Sie haben nun alle Bausteine für eine ausgewogene Ernährung kennengelernt. Die Deutsche Gesellschaft für Ernährung (DGE) und die Deutsche Diabetes-Gesellschaft (DDG) empfehlen übrigens, dass wir täglich 45–60 % Kohlenhydrate (Gemüse und Vollkornprodukte), 10–15 % Eiweiß und 33–35 % Fett zu uns nehmen sollen. Wobei man hinzufügen muss, dass Diabetiker bei den Kohlenhydraten unterscheiden müssen zwischen Kohlenhydraten, die nicht berechnet werden, wie viele Gemüse- und Salatsorten, und vollwertigen Kohlenhydraten, die berechnet werden, wie u. a. Reis, Kartoffeln, Brot und Nudeln.

Oh je, jetzt auch noch rechnen, denkt Kunigunde Ludwig. Bisher habe ich ja alles ganz gut verstanden, aber mit den Zahlen stand ich schon immer auf Kriegsfuß. Sie schaut Frau Fröhlich hilfesuchend an. Die hat den Blick schon bemerkt und öffnet diesmal nicht ihre Schatzkiste, sondern dreht die große Wandtafel, an der der Schulungsotto hängt, um. Auf der Rückseite befindet sich ein Poster mit einem großen Kreis. „Das ist der Ernährungskreis der Deutschen Gesellschaft für Ernährung (DGE). Er zeigt, wie eine tägliche ausgewogene Ernährung aussehen sollte. Anhand der einzelnen Felder können Sie die Nährstoffverteilung sehr gut erkennen. Schauen Sie, hier im Mittelpunkt befindet sich das Wasser als Basis für eine ausreichende energiearme und alkoholfreie Flüssigkeitszufuhr."

„Wenn Sie sich nun den äußeren Kreis anschauen, sehen Sie, dass drei Viertel davon den pflanzlichen Lebensmitteln vorbehalten sind. Neben den Getreideprodukten und Kartoffeln sind das vorwiegend Gemüse und Salat. Ein Teil sollte auch Obst sein, wobei ich Ihnen die Obstsorten empfehle, die einen langsamen Blutzuckeranstieg machen. Was die Eiweiße angeht, rate ich Ihnen auch dort zu denen mit wenig Fettanteil."

Otto meldet sich: „Frau Fröhlich, haben Sie nicht etwas vergessen? Da oben, da ist doch noch ein kleines ‚Tortenstückchen' übrig – was ist das denn?" „Ei Otto", meldet sich Anneliese, „überleg doch mal, was holst du dir immer gern beim

Bäcker?" „Leider falsch, Frau Kleinschmidt", sagt die Diabetesberaterin, „dieses kleine Scheibchen ist der Anteil an Ölen und Streichfetten, die Sie täglich zu sich nehmen sollten. Übrigens: Mit Rapsöl und Olivenöl sind Sie immer auf der richtigen Seite."

„Und wie sieht es mit Süßigkeiten und Alkohol aus – davon seh ich hier ja gar nichts?", will Harald Schneider wissen. „Tja", sagt die Diabetesberaterin, „das ist hier auch nicht vorgesehen. Der DGE-Ernährungskreis ist Wegweiser für eine vollwertige Lebensmittelauswahl, d. h., Lebensmittel mit einer geringeren Nährstoffdichte sind nicht berücksichtigt. Natürlich sind Süßigkeiten nicht verboten. Wer allerdings reichlich und häufig davon isst, verdrängt damit meist wichtige Lebensmittel wie Milch, Obst, Vollkornbrot oder Gemüse vom Speiseplan. Die weniger empfehlenswerten Lebensmittel beeinflussen damit jeden Bereich des Ernährungskreises."

Harald Schneider schluckt, aber auch Emma Herzog und Wilfriede Gärtner sind geschockt. Die beiden Damen machen ganz traurige Gesichter … Jetzt ist ihnen klar, warum sie das eine oder andere Kilo zu viel auf die Waage bringen. Seufz!

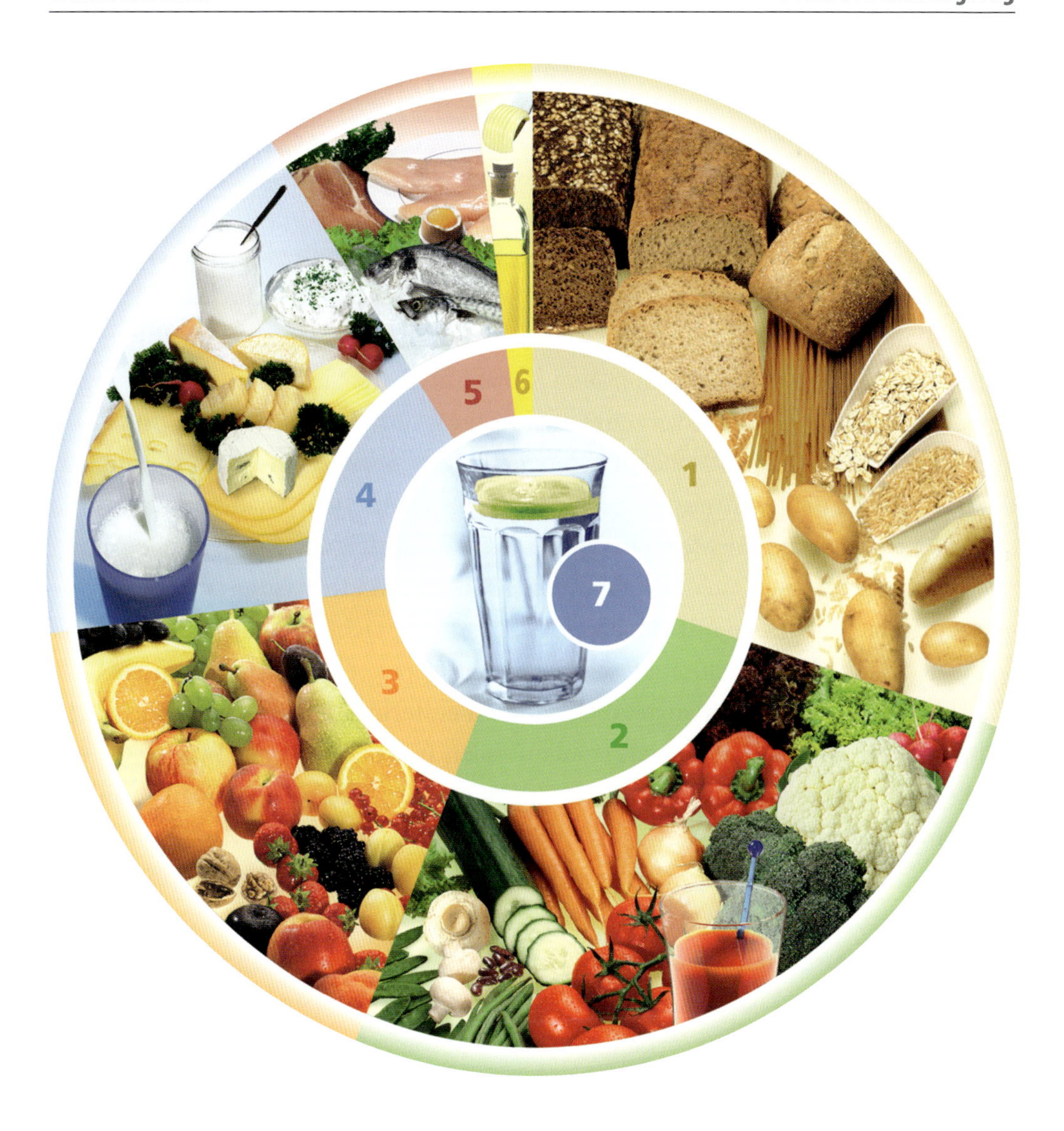

DGE-Ernährungskreis®,
© Deutsche Gesellschaft für Ernährung e. V., Bonn

Lust auf Süßes

Eduard Fleischermann räuspert sich, er hat eine Frage: „Wie steht es denn um den Honig, den esse ich nämlich so gerne und der soll auch gut fürs Herz sein?“ „Honig“, erklärt Frau Fröhlich, „ist ein gutes Lebensmittel, aber als Diabetiker sollten sie nur sehr wenig davon essen.“ Frau Fröhlich lacht, „leider gibt es noch keine Diabetikerbienen. Aber wenn Sie Lust auf Süßes haben, empfehle ich Ihnen z. B. eine gute Schokolade mit einem hohen Kakaoanteil, die Sie doch so gerne mögen, und davon eher wenig, zu verzehren. Übrigens, der Ausschuss des Bundesrats für Agrarpolitik und Verbraucherschutz hat in der ‚Sechzehnten Verordnung zur Änderung der Diätverordnung‘ beschlossen, ab 2012 spezielle Diabetikerprodukte zu verbieten, weil sie für Menschen mit Diabetes ungeeignet und schädlich sind.“

Wilfriede Gärtner meldet sich: „Frau Fröhlich, in einer unserer ersten Schulungsstunden haben Sie mir doch gesagt, ich dürfte richtigen Kuchen essen, vor allem Käsesahnetorte? Die mag ich besonders gerne, es ist nämlich mein Lieblingskuchen.“ „Prima“, antwortet die Diabetesberaterin, „dass Sie sich das gemerkt haben! Wenn Sie ab und zu mal Kuchen essen möchten – dann tun Sie es! Ich backe übrigens auch sehr gerne Kuchen für meinen Mann“, sagt Frau Fröhlich, „der kann das gut vertragen.“

„Schauen Sie, ich haben Ihnen extra das Käsekuchen-Rezept meiner Oma Trudi kopiert – probieren Sie es doch einmal aus. Das ist eine ‚ärztliche‘ Verordnung! Wir machen dann den ‚Kuchentest‘, d. h., Sie messen vor und nach dem Essen und dann noch mal nach zwei Stunden Ihren Blutzucker. Sie haben ja jetzt eine Insulintherapie und sollen lernen, wie Sie in besonderen Situationen mit Ihrem Insulin umgehen können. Mir ist es wichtig, dass Sie Ihren Kuchen ohne schlechtes Gewissen genießen können. Denn Genuss hat was mit Lebensfreude zu tun. Natürlich sollte man das nicht jeden Tag machen, wenn man Gewicht reduzieren will, aber ab und zu ist das kein Problem.“

Wilfriede Gärtner ist begeistert. Sie schubst Otto in die Seite und lächelt Anneliese zu, die ganz verwirrt schaut. Mit einem Kuchenrezept in einer Diabetikerschulung hat Anneliese wahrlich nicht gerechnet.

Käsekuchen ohne Boden – ein Rezept von Oma Trudi

Zutaten:

200 g	Margarine
200 g	Puderzucker
4	Eier
2 Pck.	Vanillinzucker
1 kg	Speisequark 20 %
2 Pck.	Vanillepudding zum Kochen
1–2 EL	Zitronensaft

Runde Backform mit einem Durchmesser von 26–28 cm
Backpapier

So wird's gemacht:
Den Tortenboden mit Backpapier auslegen, dabei einen Rand von ca. 1 cm überstehen lassen. Die Eier trennen und das Eiweiß steif schlagen. Kühl stellen. Die restlichen Zutaten der Reihe nach verrühren. Zum Schluss das steif geschlagene Eiweiß darunterheben. Nach dem Backen den Kuchen auf eine Kuchenplatte stürzen und das Backpapier abziehen. Wundern Sie sich nicht, wenn der Kuchen dunkel wird, das macht nichts. Da jeder Herd anders heizt, probieren Sie am besten mit einer Rouladennadel o. ä., ob noch Teig dran hängen bleibt oder ob der Kuchen gar ist.
Backtemperatur: 175 °C Ober-/Unterhitze, ca. 160 °C Heißluft
Backdauer: 1 h auf unterster Stufe

Das ist das Originalrezept. Wer mag, kann auch Rosinen darunterrühren. Um Fett und Kalorien einzusparen, kann man den Kuchen auch mit nur 100 g Margarine und 150 g Puderzucker backen. Reicht vollkommen, falls man den Kuchen nicht so süß mag.

Vitamine und Mineralstoffe

Während Frau Fröhlich das Kuchenrezept an die Schulungsteilnehmer verteilt, meldet sich Harald Schneider wieder. „Also mal ehrlich“, sagt er, „was Sie da vorhin gesagt haben, von wegen viel Gemüse und vollwertige Kohlenhydrate. Ich habe doch keine Lust, zum Hasen zu mutieren und mich nur noch von Grünzeugs oder Vollkornkram zu ernähren. Wenn ich nur daran denke, wird mir schon schlecht.

Ich habe Geld genug und kaufe mir lieber Multivitaminpräparate. Das geht einfacher und ist schneller.“ Wieder mal typisch Harald Schneider, denkt Hildegard von Buckwitz. Der lernt es nie …

„Lieber Herr Schneider“, lächelt die Diabetesberaterin, „so wie Sie denken leider viele Menschen. Aber eine gesunde Ernährung und eine gesunde Lebensweise kann man nicht mit Vitamintabletten ausgleichen, Sie müssen Ihr Leben und Ihr Ernährungsverhalten umstellen. Gerade Gemüse und Obst liefern dem Körper ausreichend alle lebenswichtigen Vitamine und Mineralstoffe.“

„Falls Sie aber dennoch Vitamine zuführen, und das gilt für alle hier Anwesenden, empfehle ich Ihnen, das mit Ihrem Arzt und mit einer Ernährungsberaterin zu besprechen. Denn ‚Viel hilft viel!‘ gilt hier nicht. Die Auswahl der Vitamine und Mineralstoffe sollte überlegt sein: B1, B2, B6, B12, A, C, D3, E, Biotin, Folsäure, Niacin, Magnesium und Zink sind auch für Diabetiker nur in Ausnahmezuständen sinnvoll und eventuell notwendig.“

Plötzlich schaut die Diabetesberaterin auf die Uhr. Herrje, die Zeit ist schon um. Ernährung ist eines ihrer Lieblingsthemen, da könnte sie stundenlang reden. Aus der Runde kommen keine Fragen mehr. Selbst Anneliese und Elvira sind total gebügelt. Mit so vielen Informationen hatten sie nicht gerechnet.

Für meinen Kopf ist das Schwerstarbeit hier. Keine einfache Sache, wenn man schon etwas älter ist. Aber Frau Fröhlich macht das toll.

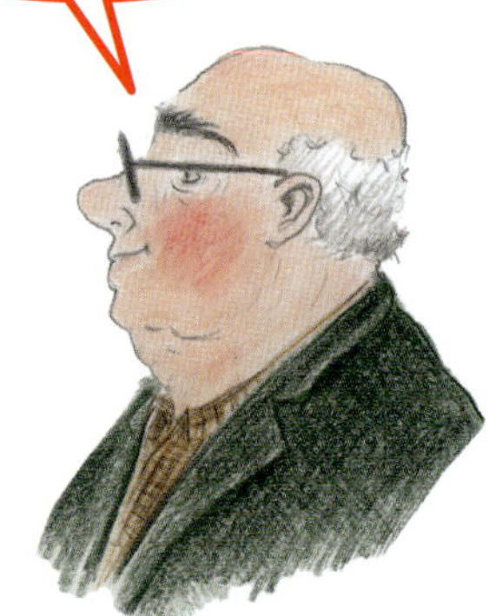

IX. Ottos 6. Schulungstag

- *Geschichte des Insulins*
- *Lagerung von Insulin*
- *Unterschiedliche Insuline*
- *Spritz-Ess-Abstand (SEA)*
- *Formen der Insulintherapie*

Otto braucht „Waffel-Insulin“

Heute ist viel los in der Schwerpunktpraxis, das Wartezimmer ist voll. Wo kommen denn nur die vielen schwangeren Frauen her, fragt sich Otto, der bei Frau Fröhlich gelernt hat, dass Schwangere einen Gestationsdiabetes entwickeln können, so wie seine Tochter Gabi, als sie mit dem Brummer, dem kleinen Dennis, schwanger war.

Otto ist heute schon früher in der Praxis, er hat sich bei Dr. Zeit einen Termin geben lassen, weil er „Waffel-Insulin“ braucht. Im Sprechzimmer muss er nur kurz warten, dann kommt der Diabetologe schon mit einem fröhlichen „Guten Morgen“ herein. Als er Otto sieht, lobt er ihn als Allererstes. „Wie ich sehe, Herr Kleinschmidt, haben Sie fast sechs Kilogramm abgenommen, das ist sehr viel!“ „Ja“, sagt Otto und greift sich an seinen Gürtel, „Sehen Sie, das sind zwei Löcher enger, und mit der Luft ist es auch viel besser, vor allen Dingen komme ich besser in meinen neuen Bagger rein. Ich war vor ein paar Tagen auch bei meinem

Hausarzt Dr. Winter wegen meinem Blutdruck, und der ist auch sehr zufrieden mit meinen neuen Werten."

Otto strahlt. „Wissen Sie, Herr Doktor, ich muss jetzt eine halbe Tablette weniger von meinen Blutdrucktabletten nehmen. Am Anfang hatte ich ja gedacht, dass mein altes Blutdruckmessgerät nicht mehr in Ordnung ist, weil meine Werte so niedrig waren. Aber Dr. Winter hat nachgemessen und festgestellt, dass ich jetzt ‚Traumwerte' habe: 130/80 mmHg. Dr. Winter konnte es fast nicht glauben und hat gemeint, das hinge mit meinem geringeren Gewicht, der guten Stoffwechsellage und vor allem mit der vermehrten körperlichen Bewegung zusammen. Mein Blut würde jetzt nicht mehr wie Sirup durch das System fließen, und auch mein Herz müsste viel weniger arbeiten. Dr. Winter war total begeistert von dem, was Sie hier mit mir machen, und ich soll Ihnen einen lieben Gruß ausrichten."

Dr. Zeit bedankt sich ganz höflich – er legt größten Wert auf eine gute Zusammenarbeit mit den Hausärzten. „Was kann ich heute für Sie tun?", will er nun von Otto wissen. „Also, es ist so ...", erklärt Otto dem Arzt, „ich brauche ‚Waffel-Insulin'." Dr. Zeit muss lachen, was soll das denn sein? Das hat kein Patient bisher von ihm gefordert.

Otto erklärt: „Wissen Sie, Herr Doktor, bei uns ist Kerb und meine Anneliese ist mit unserem Enkelchen Dennis, dem kleinen Brummer, dort hingegangen. Der hatte sein Taschengeld dabei und hat alles in Süßigkeiten umgesetzt. Die Anneliese wollte es ihm zwar verbieten, aber da kennen Sie unseren Brummer schlecht. Der hat geschrien und getobt, bis er seinen Willen hatte. Na ja, und so kam er mit einer riesigen Tüte Schaumwaffeln bei uns an. Opa, Opa, hat er gerufen. Du musst auch eine Waffel essen. Was sollte ich da machen? Das ist ja Zucker pur, das weiß ich auch – aber der Bub hatte seinen Spaß – und ganz ehrlich: Die Waffel war wunderbar zart und weich. Na ja, anschließend hatte ich dann einen Blutzucker von 299 mg/dl (16,6 mmol/l). Deshalb brauche ich jetzt ein ‚Waffel-Insulin'."

Dr. Zeit muss lachen. Otto ist immer für Überraschungen gut. „Okay, Herr Kleinschmidt. Fangen wir vorne an: Haben Sie denn noch Waffeln in der Tüte?" „Ja", antwortet Otto, „natürlich. Meine Anneliese hat sie doch versteckt, damit der

Brummer nicht alle auf einmal isst. Er bekommt pro Tag nur eine Waffel, er soll doch abspecken …"

„Gut, Herr Kleinschmidt, Sie haben doch ein ‚Ferrari-Insulin' von mir bekommen. Heute Mittag spritzen Sie direkt vor dem Waffelessen vier Insulineinheiten. Bitte notieren Sie sich Ihre Blutzuckerwerte und morgen kommen Sie dann noch einmal bei mir vorbei. Ich checke Ihre Werte und wir können schauen, ob es mit der Korrektur geklappt hat. Falls ja, wissen Sie dann, was Sie machen müssen, wenn Sie wieder in so eine Situation kommen. In der Insulintherapie sollen Sie es so machen, wie die Natur dies reguliert: Sie spritzen – wenn nötig – ein bisschen Insulin für die Waffeln oder für das Stück Kuchen, das Sie essen wollen. Je nachdem was Sie essen, spritzen Sie die vereinbarte Menge schnell wirkendes Insulin. Wichtig ist nur, dass Sie bei diesem ‚Ferrari-Insulin' einen Abstand von zwei Stunden zwischen der einen und der anderen Mahlzeit einhalten."

Otto ist begeistert. „Was ich Ihnen schon immer mal sagen wollte: Ihre Anpassungsempfehlungen, Herr Doktor, sind für mich ein toller Maßanzug! Dieses ganze Gerechne mit BE und Faktor – das ist nix für mich. So ist es viel einfacher: Ich messe meinen Zucker, schaue auf Ihren Anpassungsplan und je nach Höhe des Zuckers spritze ich mein Insulin. Und was die Wartezeit von zwei Stunden angeht, das ist auch o. k. für mich, weil Anneliese und ich relativ feste Mahlzeiten haben."

Erst der „Waffeltest", dann Friedas Schwarzwälder … das Leben kann auch mit Diabetes angenehm sein …

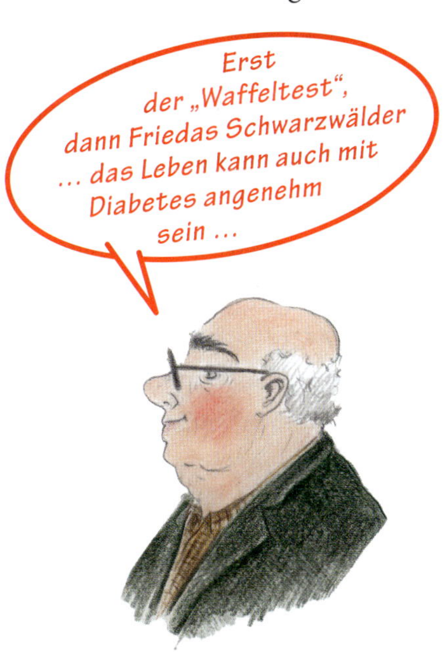

Otto isst meistens um Punkt 12:00 Uhr zu Mittag und Kaffee und Kuchen gibt es dann, falls er zu Hause ist oder wenn Anneliese etwas frisch gebacken hat, um 16:00 Uhr. So kann er erst einmal den Waffeltest machen und am Sonntag, wenn Tante Friedas Geburtstag ist, kommt der Test mit Friedas Schwarzwälder Kirschtorte dran, super …

Otto ist rundum zufrieden. Er ist froh, dass man mit Dr. Zeit so offen über alles sprechen kann. Das ist ein guter Ratschlag mit dem ‚Waffeltest', mit diesem Doktor kann man etwas anfangen.

Otto hofft nur, dass Anneliese ihm das alles glaubt. Obwohl ... Otto ist zuversichtlich. Anneliese war ja bei der letzten Schulung dabei, als es um die Ernährung ging. Und sie war schwer beeindruckt – von Frau Fröhlich und dem, was sie alles gehört und gelernt hat. Anneliese war fest der Meinung gewesen, dass Otto eine Diabetikerdiät braucht, aber dem ist absolut nicht so: Gesunde, ausgewogene Ernährung ist angesagt! Anneliese muss sich erst an den Gedanken gewöhnen.

Grundlagen der Insulintherapie

Nach dem Besuch bei Dr. Zeit geht Otto in den „Blauen Salon". In zehn Minuten fängt dort die nächste Schulung mit Frau Fröhlich an. Wilfriede Gärtner ist bereits anwesend, ebenso Eduard Fleischermann. Mittlerweile ist der Umgang miteinander sehr vertraut und so erzählt er über sein „Waffel-Insulin". Als Frau Fröhlich vorbeigeht, hört sie das Lachen und die Diskussionen aus dem Schulungsraum. Ja, da hat sie wirklich eine gute Gruppe und es freut sie, dass alle so lebendig sind. Wenn sie noch an den ersten Tag denkt, da waren alle doch sehr reserviert und bedrückt. Davon ist jetzt nichts mehr zu spüren. Frau Fröhlich muss noch schnell in ihr Besprechungszimmer, heute Morgen ist schon die Hölle los. Sie hat viele Neuanmeldungen mit Gestationsdiabetes und die Mamas mit ihren Babys haben Vorfahrt in der Praxis. Als sie ein zweites Mal an der Tür des Schulungsraums vorbeieilt, ruft Otto ganz keck, „Ja, wo bleibt denn unsere Zuckerfee? Ei, Frau Fröhlich, heute brauchen Sie wohl Rollschuhe?" Die Diabetesberaterin ist verwirrt und blickt kurz auf ihre Uhr: Es ist bereits 9:05 Uhr. Oh je, denkt sie, schnappt sich schnell ihre Schulungskarten und mit einem „Wusch" ist sie im Schulungsraum.

Trotz der vielen Arbeit ist Frau Fröhlich gut gelaunt und wünscht den Teilnehmern wie immer einen schönen guten Morgen. Sie will wissen, ob sie noch Fragen zu den letzten Stunden haben. Otto meldet sich: „Frau Fröhlich, warum gibt es in unserer Gruppe eigentlich unterschiedliche Insuline und Diabetesmedikamente?"

Die Diabetesberaterin erklärt ihm, dass Dr. Zeit und sie sich jeden Patienten genau anschauen und entsprechend seinem Krankheitsbild wie auch seiner Lebensgestaltung eine persönliche Diabetestherapie empfehlen, die sich weitgehend den Bedürfnissen des Patienten anpasst. „Diese Möglichkeiten haben wir heute", sagt Frau Fröhlich, „dank der Entwicklung in der Medizin und in der Pharmazie. Passend zu der gewählten Diabetestherapie werden die Patienten – so wie Sie – individuell geschult, damit sie optimal mit ihrer individuellen Therapie umgehen können. Denn jeder Patient hat seinen ‚eigenen' Diabetes!"

Ihr Recht auf eine Diabetesschulung

Optimalerweise gehört zu einer Insulintherapie auch eine Schulung. Als Patient haben Sie darauf ein Anrecht und wenn Sie am DMP-Programm teilnehmen, werden Sie sogar danach gefragt. Bei einem Training für eine Insulintherapie können Sie als Patient Ihren „Diabetes-Führerschein" machen.

„Gibt es sonst noch Fragen?", will die Diabetesberaterin wissen. Sie schaut in die Runde und sieht viele fröhliche Gesichter, auch Wilfriede Gärtner ist ganz aufgeräumt. Sie hat ihre Angst vor dem Spritzen überwunden. „Ach", lacht sie, „ich bin so froh, dass ich hier gelandet bin. Meine Zuckerwerte haben sich durch die neue Kombination meiner Medikamente mit Insulin entscheidend verbessert. Mir geht es viel besser als vorher!" Otto nickt, auch ihm geht es besser, ebenso Emma Herzog und Kunigunde Ludwig. Lediglich Harald Schneider ist eher missmutig gelaunt, er hat sich immer noch nicht mit seinem Diabetes anfreunden können und rebelliert weiter. Tja, denkt die Diabetesberaterin, es ist nicht leicht, seinen Diabetes innerlich zu umarmen und seinen Frieden mit der Krankheit zu schließen.

Sie reißt sich von ihren Gedanken los und verkündet das Thema der heutigen Schulungsstunde: die Grundlagen der Insulintherapie.

„Was Insulin ist, haben Sie ja bereits erfahren – gibt es dazu noch Fragen?" Hildegard von Buckwitz meldet sich. Sie ist die Älteste in der Gruppe und will wissen, wann das Insulin entdeckt wurde.

Die Entdeckung des Insulins

Bereits 1889 konnten die deutschen Forscher Oskar Minkowski und Josef von Mering nachweisen, dass es durch Entfernung der Bauchspeicheldrüse bei Hunden zum Diabetes kommt. Zuvor hatte Paul Langerhans 1869 die später nach ihm benannten Inselzellen der Bauchspeicheldrüse entdeckt. Versuche, den Diabetes mit Bauchspeicheldrüsen-Extrakten zu behandeln, schlugen jedoch zunächst fehl.

Auch in Toronto, Kanada, arbeitete man an der Erforschung des Diabetes. Unter der Leitung des bekannten schottischen Diabetesforschers Prof. J. J. R. MacLeod entwickelten dort der junge Arzt Dr. Frederick G. Banting und der Student Charles Best ein Insulinpräparat. Damit erhielt am 23. Januar 1922 der erste Diabetiker eine Insulininjektion. Sein Name lautete Leonard Thompson.

Ab 1923 wurde Insulin dann in großem Stil produziert und vielen Menschen mit einem Typ-1-Diabetes zur Verfügung gestellt. Es war ein Insulin, das aus den Bauchspeicheldrüsen von Rindern gewonnen wurde und wie ein Normalinsulin wirkte. Weil es damals noch keine guten Reinigungsverfahren gab, wurde den Patienten nicht nur Insulin, sondern auch viele andere Eiweiße aus der Bauchspeicheldrüse der Rinder zwangsläufig mitgespritzt. Die Konsequenz war, dass viele Patienten Antikörper auch gegen Insulin entwickelten. Im Laufe der nachfolgenden Jahrzehnte wurde Insulin nicht nur aus den Bauchspeicheldrüsen von Rindern, sondern auch von Schweinen gewonnen. Durch kontinuierlich verbesserte Techniken standen hochgereinigte Rinder- und Schweineinsuline als Normal- und Depotinsuline zur Verfügung. 1982 wurde dann erstmals ein Humaninsulin gentechnologisch hergestellt, 1996 folgte das erste gentechnologisch produzierte Analoginsulin.

„Von den ersten Insulinpräparaten bis zur heutigen Vielfalt der Insuline", erzählt Frau Fröhlich, „hat die Forschung einen weiten Weg hinter sich gebracht. Es ist schon sehr viel erreicht worden, aber noch immer ist der Diabetes nicht heilbar. Deshalb wird weltweit weitergeforscht, um die Situation der Patienten noch mehr verbessern zu können. Immerhin gilt Diabetes mellitus als eine der großen Volkskrankheiten."

Wohin mit dem Insulin?

„So, aber nun wenden wir uns wieder den praktischen Dingen unseres Diabetikeralltags zu. Eine wichtige Frage, die mir immer wieder von Patienten gestellt wird, habe ich noch nicht beantwortet: Wie lagere ich das Insulin? Herr Kleinschmidt, wo bewahren Sie Ihr Vorratsinsulin zu Hause auf?"

Otto überlegt kurz: „Ei, Frau Fröhlich, im Kühlschrank! Das haben Sie mir doch gesagt, als ich Insulinspritzen bei Ihnen gelernt habe." „Genau", antwortet die Diabetesberaterin, „und wissen Sie auch noch, welche Tipps ich Ihnen dazu genannt habe?" Otto schüttelt den Kopf. Er hat so viel Neues in den letzten Wochen gelernt, diese Details hat er vergessen.

„Sehen Sie, Herr Kleinschmidt, und deshalb habe ich die Checkliste ‚Lagerung von Insulin' für Sie vorbereitet. Denn, mal ganz ehrlich – man kann sich nicht immer alles merken. Dafür gibt es das gedruckte Papier, das Sie in Ihrer roten Mappe abheften sollten", empfiehlt Frau Fröhlich und verteilt die Checkliste an die Schulungsteilnehmer.

Checkliste Lagerung von Insulin

Wichtig: Insulin ist ein Eiweiß und daher nur begrenzt haltbar.

Insulin aktuell im Gebrauch:

- Angebrochenes Insulin sollte bei Zimmertemperatur (bis 25 °C, manche Insuline bis 30 °C) aufbewahrt werden
- Haltbarkeit von angebrochenem Insulin: ca. 4 (teilweise bis zu 6) Wochen
- Vermeiden Sie höhere Temperaturen, direktes Sonnenlicht, Frost und die Nähe zur Heizung
- Verwenden Sie Ihr angebrochenes Insulin nicht mehr, wenn das Insulin verfärbt ist, sich Schlieren zeigen, es ausflockt oder gefroren ist
- Lagern Sie den Insulinpen, den Sie aktuell verwenden, NICHT im Kühlschrank

Lagerung Ihres Insulinvorrats:

- Optimale Lagerung bei +2° bis +8 °C im Kühlschrank
- Am besten in der Türinnenseite (Butterfach) des Kühlschranks
- NICHT in der Nähe des Tiefkühlfachs
- **Wichtig:** Überprüfen Sie vor Gebrauch das Haltbarkeitsdatum

Otto liest sich die Checkliste in Ruhe durch. Er ist zufrieden mit sich, denn genauso, wie es dort steht, macht er es. Seine beiden Insulinpens bewahrt er auf der Anrichte in der Küche auf – Anneliese ist davon zwar nicht begeistert, aber so hat er alles zu den Mahlzeiten bereitliegen. Wobei er schon überlegt hat, ob er das Basalinsulin, das er vor dem Zubettgehen spritzen soll, nicht besser im Schlafzimmer aufbewahrt.

Während Otto noch über seine beiden Insulinpens nachdenkt, erklärt Frau Fröhlich, dass es die unterschiedlichsten Insuline gibt – passend für eine individuelle Insulintherapie. „Wobei ich noch einmal sagen muss, dass es grundsätzlich zwei Arten von Insulin gibt: das körpereigene Insulin, das in unserer Bauchspeicheldrüse hergestellt wird. Sie erinnern sich an das Sofakissen mit den weißen Punkten und die Langerhansschen Inselzellen?“, fragt die Diabetesberaterin. Alle nicken mit dem Kopf, an das Sofakissen können sie sich gut erinnern.

„Die zweite Art Insulin ist das, worüber wir heute in dieser Stunde sprechen. Das ist gentechnologisch hergestelltes Insulin, das entweder komplett dem vom menschlichen Körper produzierten Insulin entspricht oder das dem Humaninsulin ähnlich ist (= Analoginsulin). Im Gegensatz zu früher gibt es heute eine Fülle verschiedener Insuline für eine maßgeschneiderte Insulintherapie.

„Wobei eines klar ist", führt Frau Fröhlich aus: „Grundsätzlich senkt jedes Insulin den Blutzucker – nur die Wirkung ist unterschiedlich. Entsprechend unterscheidet man in der Diabetologie zwischen schnell und kurz wirkenden Insulinen, lang wirkenden Insulinen und Mischinsulinen."

Insulin ist nicht gleich Insulin

Schnell und kurz wirkende Insuline: Werden in der Regel direkt vor den Mahlzeiten verabreicht und verhindern einen zu stark ansteigenden Blutzuckerspiegel nach dem Essen. Wobei kurz wirkende Analoginsuline deutlich schneller und kürzer wirken als kurz wirkende Humaninsuline (= Normalinsuline).

Lang wirkende Insuline: Sollen den täglichen Grundbedarf an Insulin abdecken. Basalinsuline werden bei Typ-2-Diabetikern in der Regel einmal täglich abends gespritzt. Es ist aber auch möglich, dass sie morgens/mittags und abends, je nach den Blutzuckerprofilen und der Tagesgestaltung des einzelnen Patienten, gespritzt werden. Das wird individuell mit dem Diabetesteam besprochen und vereinbart!

Mischinsuline: Stellen eine Mischung aus kurz und lang wirkenden Insulinen dar, wobei es unterschiedlichste Mischverhältnisse gibt (z. B. 30/70 Mischung = 30 % schnell wirkendes und 70 % lang wirkendes Insulin).

„Der große Vorteil der jetzt zur Verfügung stehenden Insuline ist", so Frau Fröhlich, „dass man damit hohe Blutzuckerwerte nach den Mahlzeiten ebenso wie hohe Nüchtern-Blutzuckerwerte effektiv senken kann. Gleichzeitig verringert sich das Risiko von Unterzuckerungen und auch starke Blutzuckerschwankungen können besser ausgeglichen werden."

Insulinarten	Stunden bis Wirkungs-beginn	Stunden bis Errei-chen des Wirkungs-maximums	Wirkdauer* in Stunden
Humaninsulin (= Normalinsulin)	30 min bis 1 h	2–4 h	4–6 h
NPH-Verzögerungsinsulin	2–4 h	4–6 (4–8) h	12–20 h
Schnell wirkende Analoginsuline	10–15 min	1–1,5 h	3–5 h
Lang wirkende Analoginsuline	3–4 h	8–14 h	20–30 h

* Die Wirkdauer ist abhängig von der gespritzten Insulinmenge, vom Injektionsort und von der Tageszeit. Es handelt sich daher um Anhaltswerte!

Wilfriede Gärtner ist beeindruckt, als sie das hört. Am Anfang hat sie sich sehr gegen eine Insulintherapie gewehrt, weil sie so große Angst vor dem Spritzen hatte und überhaupt … Eine Tablette einnehmen ist eben einfacher als das ganze Gedöns mit Messen, Spritzen etc.

Otto hatte ja auch gehofft, er käme mit einer blutzuckersenkenden Tablette davon. Aber bei seinen schlechten Werten fand Dr. Zeit, dass eine Insulintherapie empfehlenswert und notwendig sei, um relativ rasch das mit dem Patienten vereinbarte Behandlungsziel zu erreichen.

Natürlich war das für Otto nicht einfach. Aber jetzt schätzt er die Sicherheit der Insulintherapie und die Freiheit, die sie ihm gibt. So kann er auch mal mit seinem Enkel Dennis eine Waffel essen. Er muss nur vorher seinen Blutzucker messen und dann anhand seines Anpassungsplans die entsprechenden Insulineinheiten spritzen. Dank seines „Ferrari-Insulins“ kann er spontan essen – ohne einen Spritz-Ess-Abstand beachten zu müssen. Im Restaurant kann er ohne Weiteres auch mal nach der Mahlzeit spritzen, während er zu Hause immer direkt vor dem Essen spritzt. Otto kommt oft mit richtig Kohldampf von der Baustelle und da ist es gut für seine Psyche und seinen Hunger, wenn er gleich essen kann. Auch wenn er mal zu einem Geschäftsessen eingeladen ist und sich das verzögert, weil der Kunde noch nicht da ist, oder Otto noch auf der Baustelle etwas dringend erledigen muss, kann er kurzfristig reagieren. Diese Flexibilität gefällt Otto sehr gut. Dass ihm ab und zu noch Fehler unterlaufen, ist menschlich. Zum Glück hat er ein gutes Diabetesteam im Rücken, das ihm mit Rat und Tat zur Seite steht.

Anders als Otto verwendet Eduard Fleischermann ein Insulin, das besser mit einem Spritz-Ess-Abstand eingesetzt wird. Der Finanzbeamte legt großen Wert auf regelmäßiges Essen, vor allen Dingen liebt er seine kleinen Zwischenmahlzeiten. Und das während der Woche wie auch – zum Leidwesen seiner Frau Elvira – am Wochenende. Elvira Fleischermann würde gerade am Sonntag gerne mal länger schlafen und später frühstücken bzw. brunchen gehen. Keine Chance! Ihr Mann ist nicht bereit, seine Essgewohnheiten zu verändern. Aus diesem Grund konnte Dr. Zeit für ihn ein Essensinsulin (Normalinsulin) aussuchen, das den Blutzuckeranstieg nach dem Essen – insbesondere bei kohlenhydratreicher Mahlzeit – geringer ausfallen lässt. Bei diesem Insulin sind die Zwischenmahlzeiten meist mit abgedeckt.

Spritz-Ess-Abstand (SEA)

Zwischen dem Insulinspritzen und dem ersten Bissen einer Mahlzeit sollte eine gewisse Zeit abgewartet werden, um den Blutzuckeranstieg nach dem Essen geringer ausfallen zu lassen. Der Spritz-Ess-Abstand (SEA) ist abhängig vom verwendeten Insulin, dem Injektionsort, dem Blutzuckerausgangswert und der Menge und Zusammensetzung der Mahlzeit.

Spritz-Ess-Abstand bei Humaninsulin

- Unter 80 mg/dl (4,4 mmol/l): erst Traubenzucker essen, dann spritzen und gleich essen
- Etwa 100 mg/dl (5,6 mmol/l): 10–15 Min. warten, dann essen
- Über 150 mg/dl (8,3 mmol/l): 30 Min. warten, dann essen
- Über 200 mg/dl (11,1 mmol/l): 45 Min. warten, dann essen

Spritz-Ess-Abstand bei kurz wirkenden Analoginsulinen

- Unter 80 mg/dl (4,4 mmol/l): erst Traubenzucker essen, dann gleich essen und nach dem Essen spritzen
- Unter 100 mg/dl (5,6 mmol/l): nach dem Essen spritzen
- Zwischen 100–250 mg/dl (5,6–13,9 mmol/l): spritzen und sofort essen
- Über 250 mg/dl (13,9 mmol/l): 15 Min. warten, dann essen

Bei diesen Empfehlungen bestehen erhebliche individuelle Unterschiede der Wirkweise und der Patient muss dies systematisch austesten.

Ein moderner Baukasten

„Ich weiß“, sagt die Diabetesberaterin und blickt in die Runde, die leicht ermüdet vor ihr sitzt, „ das Thema der heutigen Stunde ist nicht so einfach. Aber glauben Sie mir, wenn Sie Ihr eigener Diabetes-Chef sein wollen, sollten Sie unbedingt die Zusammenhänge Ihrer Insulintherapie verstehen. Denn der Wechsel eines Insulins, zum Beispiel, kann sehr viel in Ihrem Stoffwechsel verändern. Deshalb bespreche ich mit Ihnen jetzt auch die verschiedenen Insulintherapien.“

Die Diabetesberaterin nickt Emma Herzog zu. „Frau Herzog, letzte Woche haben wir Sie auf ein neues Insulin umgestellt. Wie geht es Ihnen damit? Möchten Sie darüber sprechen?" Emma Herzog holt tief Luft. Sie steht nicht gerne im Mittelpunkt, auf der anderen Seite ist sie aber ganz stolz auf ihre neuen Werte. Sie überlegt kurz und gibt sich dann einen Ruck. „Was soll ich sagen: Ich bin absolut zufrieden, richtig glücklich, wenn ich ehrlich bin." Emma Herzog wird ein bisschen rot im Gesicht. „Heute Morgen hatte ich zum ersten Mal einen Wert von 82 mg/dl (4,6 mmol/l)." Auch Frau Fröhlich ist ausgesprochen zufrieden. „Prima", sagt die Diabetesberaterin, „dann können wir ja anfangen, Ihr Insulin langsam zu reduzieren. Damit haben Sie eine gute Chance, weiter an Gewicht zu verlieren. Denn je niedriger der Insulinspiegel in Ihrem Blut ist, desto mehr Fett kann abgebaut werden. Wir besprechen das aber noch mit Dr. Zeit. Bleiben Sie bitte nach der Schulung da."

Prima, dass ich mit der ICT-Therapie die „Königin" der Insulintherapie bekommen habe.

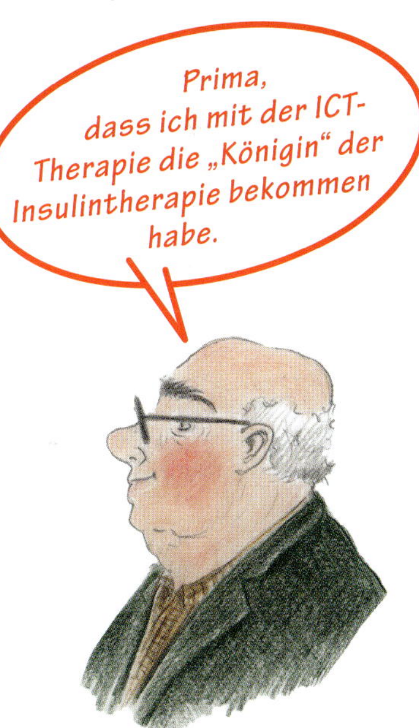

Eine Formel zum Merken

Insulinspiegel hoch + hoher Blutzucker = Fettaufbau
Insulinspiegel niedrig + Blutzucker niedrig = Fettabbau

BOT – Basal unterstützte Orale Therapie

Bei dieser Therapieform werden Tabletten (oral) mit einem lang wirkenden Insulin (Basalinsulin oder lang wirkendes Analoginsulin) kombiniert.

Verabreichung BOT: Orale Tablettentherapie am Tag und 1 x Basalinsulin NPH/lang wirkendes Analoginsulin zur Nacht (oder/und auch am Morgen).

Geeignet: Erleichtert dem Patienten den Einstieg in die Insulintherapie, insbesondere wenn die Werte vor allem morgens vor dem Frühstück zu hoch sind. Wichtig ist, dass früh genug angefangen wird.

Vorteil: Geringer Aufwand, nur maximal 2 Injektionen täglich.

Nachteil: Die BOT reicht oft nicht, wenn der Blutzucker vor allem nach dem Essen steigt. Dann kann zum Beispiel eine SIT (siehe Erklärung rechte Seite) sinnvoll sein.

CT – Konventionelle Insulintherapie

Bei der Konventionellen Insulintherapie (CT) wird zweimal täglich eine festgelegte Mischung aus kurz und lang wirkenden Insulinen gespritzt.

Verabreichung CT: 2 x am Tag Mischinsulin, morgens und abends.

Geeignet: Vor allem für ältere Menschen mit festen Ess- und Bewegungsgewohnheiten.

Vorteil: Geringerer Aufwand als bei der ICT. Kann mit Tabletten kombiniert werden (z. B. Metformin).

Nachteil: Um Stoffwechselentgleisungen (Über- und Unterzuckerungen) zu vermeiden, müssen feste Spritz- und Essenszeiten eingehalten werden.

SIT – Supplementäre Insulintherapie

Bei der Supplementären (ergänzenden) Insulintherapie (SIT) wird zu den Hauptmahlzeiten ein kurz wirkendes schnelles Insulin gespritzt. Die SIT lässt sich mit Tabletten kombinieren.

Verabreichung SIT: Jeweils Insulin zu den Hauptmahlzeiten (Normalinsulin oder ein kurz wirkendes Analoginsulin).

Geeignet: Wenn die Blutzuckerwerte vor allem nach dem Essen zu hoch sind.

Vorteil: Mehr Freiheit beim Essen, denn die Insulindosis kann an den für den Blutzuckeranstieg verantwortlichen Kohlenhydratgehalt angepasst werden. Kann mit Tabletten kombiniert werden (z. B. Metformin).

Nachteil: Bei hohen Morgenwerten hilft eine SIT nicht – dann ist meist zusätzlich ein lang wirkendes Insulin (NPH-Insulin/lang wirkendes Analoginsulin) nötig.

ICT – Intensivierte Konventionelle Insulintherapie

Bei der Intensivierten Konventionellen Therapie (ICT) spritzt der Patient ein- oder zweimal täglich ein lang wirkendes Insulin für den Grund-/Basalbedarf. Zum Essen wird ein schnell wirkendes Insulin gespritzt, dessen Dosis an den Bedarf anpasst wird.

Verabreichung ICT: Normalinsulin/Analoginsulin kurz + Basalinsulin NPH/Analoginsulin lang werden getrennt gespritzt.

Geeignet: Wenn weniger aufwendige Therapieformen das vereinbarte Therapieziel nicht erreichen.

Vorteil: Hohe Flexibilität, da man die Insulindosis an den Bedarf anpasst. Kann mit Tabletten kombiniert werden (z. B. Metformin). Diese Therapie kommt der natürlichen Insulinausschüttung am nächsten.

Nachteil: Aufwendig, da man zwei verschiedene Insuline benötigt und mehrmals am Tag spritzen muss.

Änderungen des Insulinbedarfs

Kunigunde Ludwig ist begeistert von dem, was sie hört. Ein paar Kilos weniger würden ihr auch gut stehen. Sie will nun wissen, wodurch sich der Insulinbedarf eines Menschen verändern kann. Otto antwortet spontan: „Durch körperliche Bewegung!" „Richtig", sagt die Diabetesberaterin und lobt Otto. „Wenn Sie auf der Baustelle Sand schippen, verbrennen Ihre Muskeln den eingelagerten Speicherzucker. Infolgedessen sinkt der Insulinspiegel im Blut und das eigene wie auch das Fremdinsulin, das Sie gespritzt haben, wirken viel besser."

„Wodurch kann sich der Insulinbedarf noch ändern?", will die Diabetesberaterin von der Gruppe wissen. Hildegard von Buckwitz hebt die Hand. „Wenn ich hungere oder wenn ich viel esse, wie bei der Goldenen Hochzeit von meiner Freundin Rosel und ihrem Franz, wo ich ein 6-Gänge-Menü verspeist habe – es war alles vom Feinsten, sie haben ihre Gäste sehr gut bewirtet –, da stieg mein Zucker auf 416 mg/dl (23,1 mmol/l)."

Kaum hat Hildegard von Buckwitz das letzte Wort gesprochen, ruft Harald Schneider ganz laut „Alkohol! Dadurch ändert sich der Insulinbedarf auch." Harald Schneider erklärt, dass bei ihm Biertrinken einen Anstieg des Blutzuckers verursacht. Später fällt der Blutzucker dann wieder.

Hildegard von Buckwitz ist zwar leicht verärgert über die laute Art von Harald Schneider, aber sie muss ihm Recht geben. „Wenn ich mal ein Gläschen klaren Schnaps trinke, geht mir das genauso. Und wissen Sie, was meine Mutter früher immer gemacht hat? Wenn Sie zum Arzt musste, um ihre Blutzuckerwerte überprüfen zu lassen, hat sie am Tag zuvor einen Sauerkrauttag eingelegt und dann frühmorgens, bevor sie zum Arzt ging, zwei Gläschen Schnaps getrunken. Bis sie dann drankam, war ihr Blutzucker richtig schön niedrig. Später, als die Alkoholwirkung nachgelassen hat, war der Blutzucker natürlich wieder gestiegen."

Die Gruppe muss lachen, aber Frau Fröhlich findet das nicht witzig. Sie kennt diese Methode und hat in der Vergangenheit schon den einen oder anderen Patienten gehabt, der versucht hat, sie damit auszutricksen. Gut, dass es noch den HbA_{1c}

gibt – beim dem reicht ein guter Blutzuckerwert nicht aus, um das Blutzucker-Langzeitgedächtnis zu senken!

Wilfriede Gärtner meldet sich, sie hat auch eine Idee, wie sich der Insulinbedarf ändern kann. „Wenn ich abnehme", sagt sie, „brauche ich weniger Insulin und dann wird der Zucker besser. Wenn ich aber zunehme, dann steigt der Insulinbedarf." Frau Fröhlich nickt. Deshalb freut sich sie sich auch über jedes Kilo, das ihre übergewichtigen Patienten abnehmen.

Dr. Konrad Kraft hat kein Problem mit zu viel Gewicht, im Gegenteil. Seitdem er so krank ist, kämpft er um jedes Pfund. Ihm ist aufgefallen, dass sein Insulinbedarf nach der Operation gestiegen ist, ebenso, als er vor Kurzem eine schwere Bronchitis hatte. „Ja", ergänzt die Diabetesberaterin seine Worte, „alles was Sie genannt haben, trifft absolut zu. Ob Fieber, Schnupfen, Husten, Durchfall, sonstige Erkrankungen, starke Schmerzen, bestimmte Medikamente wie Cortison oder Änderungen der Stoffwechselsituation – alles wirkt sich auf Ihren Blutzucker und damit auf die Höhe des Insulinbedarfs aus."

Übrigens, ein weiterer wichtiger Punkt sind hormonelle Veränderungen während der Pubertät, Menstruation, im Klimakterium und auch in einer Schwangerschaft. Die Diabetesberaterin lacht: „Also Herr Kleinschmidt, wenn Sie schwanger werden, müssen wir aufpassen, dann steigt Ihr Insulinbedarf." Alle lachen … „Gut, dass Sie mir Bescheid geben, Frau Fröhlich, Sie wissen ja, das wird dann ein Elefant – und Sie werden die Patentante."

Die Gruppe amüsiert sich köstlich. Diabetes hin, Diabetes her – das Leben kann Spaß machen, denkt Hildegard von Buckwitz, und das sogar in meinem Alter. Sie kommt mittlerweile gerne zur Diabetesschulung und findet die Gruppe sehr nett, selbst Harald Schneider, wenn sie ganz ehrlich zu sich ist.

Frau Fröhlich erklärt den Schulungsteilnehmern, dass der Insulinbedarf ebenso wie der Blutzucker eine individuelle Größe ist, die sich ständig ändern kann. Deshalb ist eine individuelle Betreuung auch so wichtig. „Denn: Kein Zucker gleicht dem anderen. Hier in unserer Praxis", erklärt sie, „haben wir sehr viele Insulinpatienten, auch viele Typ-1-Diabetiker mit einer Insulinpumpe. Und bei jedem Einzelnen läuft es anders. Aus diesem Grund schauen Dr. Zeit und ich uns genau den Biorhythmus und die Lebensgewohnheiten jedes Patienten an. Sie erinnern sich alle bestimmt noch an Ihr Tages- und Nachtprofil und den Anamnesebogen."

Während alle treu und brav nicken, schaut Frau Fröhlich auf die Uhr. Die Schulung ist zu Ende. Gut so, denkt die Diabetesberaterin, heute war ein ganz besonders schwieriges Thema dran, bei dem sie sogar auf den Einsatz ihrer Schulungskiste verzichtet hat. Ein Blick in die Gesichter der Gruppe zeigt ihr, dass alle geschafft sind. Nur gut, dass die nächsten Themen leichter werden. Wobei die Insulintherapie in jeder weiteren Schulungseinheit immer wieder ein Thema sein wird, alleine schon, weil Dr. Zeit und Frau Fröhlich die Insuline mit dem Patienten regelmäßig neu besprechen – entsprechend den Bedürfnissen des einzelnen Patienten.

Das kommt mir vor wie aus einem anderen Leben, dabei ist es doch nur ein paar Wochen her.

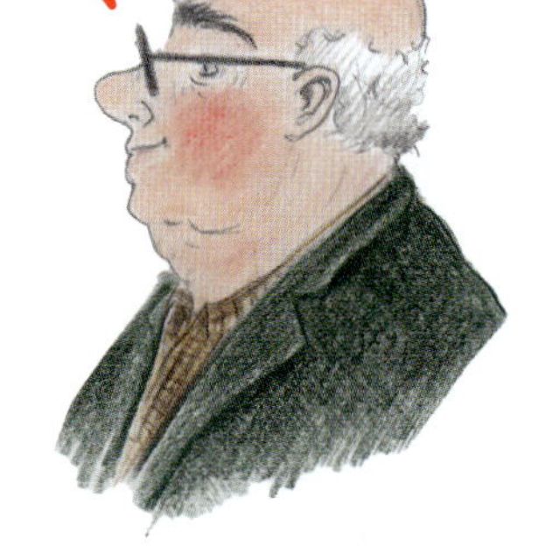

Otto in der Eisdiele

Otto ist nach der Schulung erst einmal platt. Das war richtig viel Stoff für sein Gehirn. Leider hat er keine Zeit, sich zu entspannen: Im Büro stapeln sich neue Ausschreibungsunterlagen, die muss er dringend bearbeiten. „Ohne Moos nix los", ist einer seiner Standardsprüche.

Nach dem Mittagessen erwartet ihn zu Hause eine Überraschung. Seine Tochter Gabi kommt vorbei und bringt die beiden Enkelkinder Chantal und den kleinen Brummer. Die Kleinen wollen mit Oma und Opa in die Eisdiele, während Gabi in Ruhe ein paar neue Schuhe für sich kaufen will. Otto gibt nach – sein Schreibtisch ruft zwar ganz laut, aber mit 69 kann man auch mal eine Ausnahme machen …

Es ist wunderschönes Wetter, die Sonne scheint und so macht sich die kleine Truppe auf den Weg. Anneliese wäre ja gerne den Weg zur Eisdiele gelaufen, aber Otto schnauft schon bei dem Gedanken daran und auch der kleine Dennis fährt lieber mit Opas Mercedes. Anneliese gibt nach, obwohl Otto die Bewegung gut tun würde.

In der Eisdiele ist ein schöner Tisch unter einem gelben Sonnenschirm frei. Anneliese und Otto setzen sich so, dass sie einen guten Blick über den Platz haben. Kaum dass sie sitzen, haben die Kinder schon die Eiskarte in der Hand. Dort sind tolle Bilder mit den unterschiedlichsten Eiskreationen abgebildet. Otto läuft das Wasser im Munde zusammen und auch Anneliese ist begeistert. Sie liebt Eis über alles, am liebsten Fruchteis … Erdbeer, Zitrone und Mango. Die Kinder haben sich schnell entschieden. Chantalschen nimmt „Biene Maya", der Brummer entscheidet sich für „Käpt'n Blaubeer" und Anneliese bestellt drei Kugeln Fruchteis.

Jetzt ist Otto an der Reihe. Sein Favorit ist – wie immer – der Nussbecher. Ein Traum aus vier großen Kugeln Vanille, Walnuss, Haselnuss und Schoko. Obendrauf eine riesige Portion Sahne, die mit Nusslikör, Nüssen und einer Fächerwaffel verziert ist. Oh, was liebt er diesen Nussbecher!

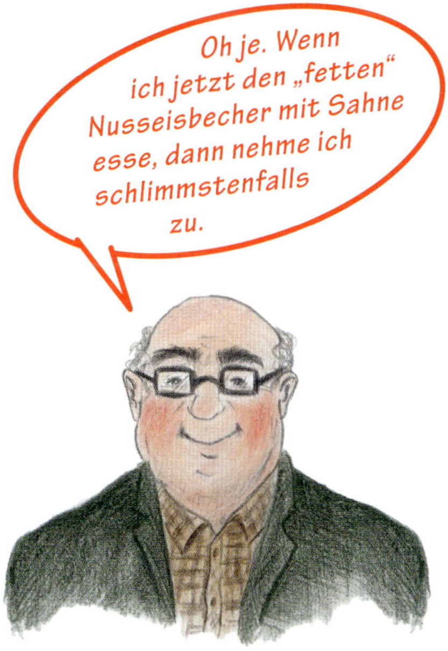

Auf der anderen Seite der Eiskarte ist ein großer Erdbeerbecher abgebildet, der auch nicht schlecht aussieht. Otto liest, was alles drin ist: mehrere Kugeln Erdbeereis und Joghurteis, frische Erdbeerstückchen und als Krönung – statt Sahne – eine weitere Kugel Erdbeereis, toll dekoriert mit einem silbernem Wedel, aus dem eine Papiererdbeere herausschaut. Otto überlegt …

Ohne die Diabetesschulung hätte er blind den Nusseisbecher bestellt, aber jetzt fängt Otto an nachzudenken. Klar, nach dem was er in der Ernährungsstunde gelernt hat, könnte er beide Eisbecher essen. Das ist nicht das Problem. Frau Fröhlich hat ihm in einer Einzelstunde aber klargemacht, dass er eine Insulinresistenz hat und dass er unbedingt seinen Bauchspeck reduzieren soll.

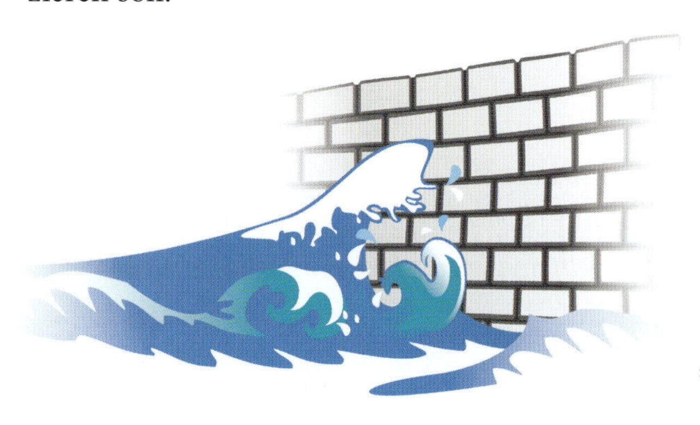

Otto sieht vor seinem geistigen Auge, wie die Diabetesberaterin die Insulinresistenz, d. h. die Blockade an den Zellen, mithilfe einer Geschichte erklärt. „Stellen Sie sich vor", hat sie damals zu ihm gesagt, „Sie stehen am Meer, hinter einer Kaimauer. Es ist schönes Wetter, das Wasser des Meeres plätschert friedlich gegen die Kaimauer. Sie stehen direkt hinter der Kaimauer und haben trockene Füße. Genauso, Herr Kleinschmidt, geht es Ihrer Körperzelle mit Ihrem eigenen Insulin, das Ihre Bauchspeicheldrüse noch produziert. Es plätschert gemütlich gegen die Zelle. Aber die ist durch das viele Fett blockiert und so hoch wie eine Kaimauer. Ihr körpereigenes Insulin ist zu schwach, es schafft es nicht, über die Mauer zu kommen. Das bedeutet: Ihr körpereigenes Insulin kann die Zelle für die Einschleusung des Zuckers aus dem Blut nicht öffnen und Ihr Blutzucker bleibt hoch."

Otto erinnert sich, was die Diabetesberaterin noch gesagt hat. „Wenn der Blutzucker weiter hoch bleibt, produziert die Bauchspeicheldrüse immer mehr Insulin, um den Zuckerspiegel auszugleichen. Sie schafft und schafft, bis sie irgendwann ganz müde und erschöpft ist."

„Die Krux bei der Geschichte ist, dass durch einen hohen Fettgehalt in der Nahrung der Blutzucker zwar nicht so schnell ansteigt, was eigentlich gut ist, der Patient aber an Gewicht zunimmt und damit die Insulinresistenz/Insulinunempfindlichkeit weiter steigt. Die Kaimauer wird also immer höher und die Körperzelle ‚verstopft' – langsam aber sicher!"

Otto gerät ins Schwanken. Nein, das will er auf keinen Fall riskieren.

Frau Fröhlich hat ihm gesagt, dass die Gewichtszunahme mit das größte Problem bei der Insulinunempfindlichkeit sei. Deshalb soll Otto unbedingt auf seine Fettzufuhr achten.

„Wissen Sie, Herr Kleinschmidt", hat ihm Frau Fröhlich damals erklärt, „damit Ihr Insulin über die Kaimauer kommt, spritzen Sie jetzt Ihr ‚Ferrari-Insulin' zu den Mahlzeiten. Dieses fremde Insulin verstärkt die Kraft Ihres eigenen Insulins, sodass es mit einer großen Welle über die Kaimauer schwappen und die Körperzelle aufschließen kann. Die Körperzelle kann dann wieder versorgt werden und der Blutzuckergehalt im Blut fällt."

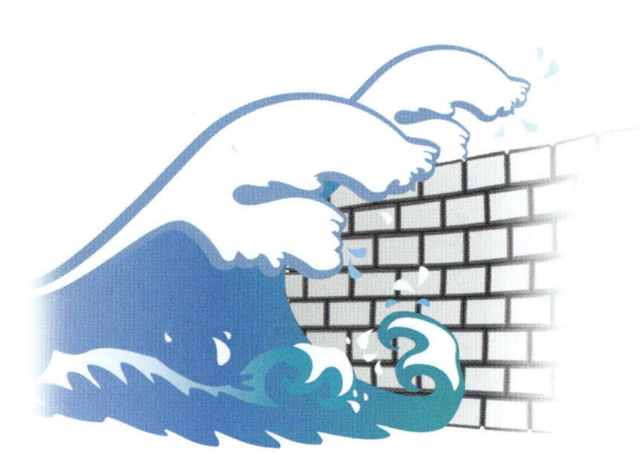

In diesem Moment läuft eine sportliche Blondine an Ottos Tisch vorbei und nimmt am Nachbartisch Platz. Seine Augen werden magnetisch von der hübschen Erscheinung angezogen. Otto MUSS ihre tollen Beine bewundern …

Die junge Frau kennt die Bedienung und so bestellt sie, ohne zu überlegen, den Erdbeerbecher, über den Otto gerade nachgedacht hat. Damit ist auch bei Otto die Entscheidung gefallen. Auch er wird sich den Erdbeerbecher bestellen und freut sich über das dritte Loch in seinem Gürtel, das er vielleicht schon bald nicht mehr braucht. Otto hat nämlich schon ein bisschen abgenommen, seitdem er etwas bewusster isst.

Nicht, dass er sich wie eine Ziege auf der Wiese ernährt, er gönnt sich schon etwas. Aber er überlegt viel mehr als früher, was die Nahrung so in seinem Körper verursacht. Er war mächtig beeindruckt von der letzten Schulungsstunde, als Frau Fröhlich ihnen das Glas mit dem Besteck und dem Totenkopf gezeigt hat. Nein, Essen soll Spaß machen, aber er will auch noch lange leben und sich nicht mit Messer und Gabel umbringen. Sonst könnte er sich ja gleich auf den Friedhof setzen und auf seinen Tod warten.

Als die Bedienung die Eisbecher bringt, öffnet Otto eine kleine Tasche, die er extra in der Apotheke gekauft hat. Es ist seine Insulintasche, die er jetzt immer bequem am Gürtel trägt. Darin befindet sich Ottos „Lebensversicherung": Sein handliches Messgerät, der Insulinpen, Traubenzucker und sogar sein Handy haben Platz.

Otto misst seinen Zucker und freut sich über den Wert von 117 mg/dl (6,5 mmol/l). Mittlerweile sind es schon drei Stunden her, seitdem er was zu Mittag gegessen hat. Er überlegt. Heute Morgen hat ihm Dr. Zeit gesagt, er solle vier Einheiten für eine Waffel spritzen. Ob er das auch beim Erdbeerbecher machen soll? Otto bespricht es kurz mit Anneliese. Sie war ja bei der Ernährungsstunde in der Praxis dabei. „Die Waffel von der Kerb hat kaum Fett, aber jede Menge Zucker. Und dein Erdbeerbecher mit Fruchteis und Erdbeeren hat auch kaum Fett, nur Zucker. Ich würde mal vier Einheiten spritzen ..."

Diese neue Technik ist genial. Wenn ich an die alten Spritzen von Oma Gertrud denke – kein Vergleich!

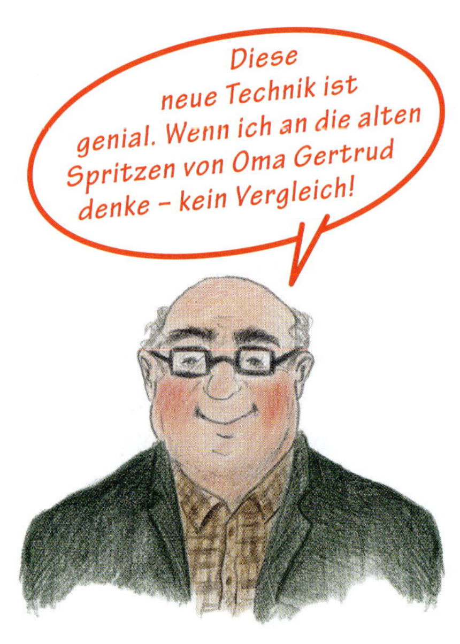

Gesagt, getan. Wie er es bei Frau Fröhlich gelernt hat, setzt sich Otto ein bisschen zur Seite, es muss ja nicht jeder gleich alles sehen, schraubt schnell eine neue Nadel auf – wenn er an den Angelhaken denkt wird ihm ganz übel –, schiebt Hemd und Unterhemd hoch und spritzt sich in seinen Trommelbauch.

Die Kinder haben schon angefangen, ihr Eis zu essen. Und nun kann auch Otto gleich loslegen, denn er muss ja keinen Spritz-Ess-Abstand einhalten. Das ist schon klasse, denkt Otto – aber ich bin eh ein schneller Bursche ... gar nicht so übel, der Erdbeerbecher ... daran kann man sich gut gewöhnen. Alle sind glücklich und die Familie lässt sich ihre Eisbecher schmecken.

X. Ottos 7. Schulungstag

- *Kreatinin*
- *Unterzuckerung/Notfall*
- *Notfall-Ausrüstung*
- *Checkliste Autofahren mit Diabetes*

Besuch bei den Müllmännern

Die Woche ist schnell vergangen. Mittlerweile ist es Freitag und Otto hat wieder ein „Date" mit Frau Fröhlich. Er hätte nie gedacht, dass ihm die Schulungsstunden und die anderen Teilnehmer so sehr ans Herz wachsen würden. Der Umgang ist doch recht vertraut geworden. Sie sitzen gemeinsam im „Diabetes-Boot" und das schweißt zusammen. Ottos Zuckerwerte sind im Lauf der vergangenen drei Wochen immer besser geworden und auch seine anfänglichen Sehstörungen sind weg.

Otto und Anneliese beeilen sich, um schon etwas früher da zu sein. Das Thema „Fremdhilfe bei einer Unterzuckerung" ist wichtig für die Angehörigen von Typ-2-Diabetikern. Deshalb kommt Anneliese, in Absprache mit Frau Fröhlich, auch zu dieser Schulungsstunde mit. Selbstverständlich setzt sie sich neben ihren Mann, sodass die anderen einen Stuhl weiter aufrücken müssen. Aber das ist okay. Otto ist froh, dass Anneliese dabei ist, und so kann er in aller Ruhe noch ein Schwätzchen mit Eduard Fleischermann und Wilfriede Gärtner halten. Auch Harald Schneider ist gar nicht so übel, wenn man mal von seinem Mr.-Wichtig-Gehabe absieht. Es ist immer gut, Kontakte zu knüpfen, und gewissermaßen sind sie ja in der gleichen Branche. Otto ist Bauunternehmer und Harald Schneider Immobilienmakler. Mal schauen, was sich da noch alles entwickelt ... Otto ist mit Leib und Seele Geschäftsmann!

Punkt 9:00 Uhr geht es los. Frau Fröhlich kommt voller Schwung in den Schulungsraum. Sie hat heute ein besonders straffes Programm vor sich, weil sie gleich nach Praxisende noch mit ihrer Enkelin Lina einkaufen gehen will. Darauf freut sie sich schon seit Tagen. Lina soll blaue Lackschuhe für den Geburtstag ihrer Urgroßmutter bekommen, aber Frau Fröhlich ist sicher, dass bestimmt noch ein schöner Pulli in ihrem Einkaufskörbchen landen wird. Sie seufzt. Lina ist wirklich ein süßer Sonnenschein.

Gedankenwechsel. Erst wird gearbeitet, dann kommt die Freizeit! Nach einem fröhlichen „Guten Morgen" haben die Schulungsteilnehmer wieder Zeit, Fragen zu stellen. Dieses Mal fängt Dr. Konrad Kraft an. Er war einen Tag zuvor bei seinem Hausarzt, der ihm seine Laborergebnisse mitgeteilt hat. Dr. Konrad Kraft ist geschockt. Er hat erfahren, dass sein Kreatininwert (Nierenfunktionswert) mit 1,8 mg/dl deutlich zu hoch ist.

Der Hausarzt hat ihm empfohlen, dringend eine weiterführende Untersuchung bei einem Nephrologen, einem Nierenspezialisten, machen zu lassen. Dr. Konrad Kraft ist für seine Verhältnisse völlig aus dem Häuschen: „Ich mache mir die größten Sorgen und habe kaum geschlafen. Liebe Frau Fröhlich, können Sie mir bitte ein bisschen mehr dazu sagen? Ich war zwar gestern Abend gleich im Internet, aber die Fülle der Informationen erschlägt einen ja. Ich bin ganz konfus."

Otto ist erstaunt. So aufgelöst hat er den ehemaligen Studienrat noch nie erlebt. Er ist gespannt, was Frau Fröhlich dazu sagen wird.

„Das mit dem Kreatinin ist ein komplexes Thema, das man nicht mit ein oder zwei Worten erklären kann. Weiß jemand von Ihnen, warum man diese Untersuchung macht?" Bis auf Dr. Konrad Kraft schütteln alle den Kopf. „Ich habe gestern im Internet gelesen, dass die Kreatininbestimmung gemacht wird, um die Nierenfunktion bei Diabetikern zu beurteilen. Damit erhält man einen Einblick über den Zustand der Nieren. Den Namen der Krankheit habe ich leider wieder vergessen, es war etwas mit ‚Pathie'." Otto kichert und ruft: „Vielleicht war es ja Sympathie?" Da muss selbst Dr. Konrad Kraft lachen – wenn auch leicht gequält.

„Mit der ‚Pathie' liegen Sie schon ganz richtig, Herr Dr. Kraft", antwortet die Diabetesberaterin. „Das Fachwort, das gemeint ist, lautet ‚Nephropathie'. Es ist eine mögliche Folgeerkrankung des Diabetes und des häufig mit dem Diabetes einhergehenden Bluthochdrucks. Mithilfe des Kreatininwertes – besser noch mit der errechneten Nierenfiltrationsrate, auch Glomeruläre Filtrationsrate (eGFR) genannt – lässt sich die Filterkapazität der Nieren im Blut aufdecken, und falls bereits eine Nephropathie vorliegt, ihr Verlauf kontrollieren."

Frau Fröhlich steht auf und zieht den Schulungs-Otto hervor. „Schauen Sie, hier liegen unsere beiden Nieren. Das sind die Müllmänner unseres Körpers.

In jeder Niere befinden sich eine Million Filter (Nierenkörperchen oder Glomerula), die die Schadstoffe aus dem Blut herausfiltern und in den Urin abgeben. Unter den vielen Stoffen, die herausgefiltert werden, befindet sich auch das Kreatinin – ein Stoffwechselabfallprodukt der Muskeln. Wenn die Nieren zum Beispiel durch einen langfristig zu hohen Blutzucker krank werden und nicht mehr so gut funktionieren, lässt die Leistung ihrer Filter nach. Das bedeutet, es wird weniger Kreatinin aus dem Blut gefiltert und damit steigt der Blutspiegel des Kreatinins. Das Schlimme daran ist, dass der Kreatininanstieg erst messbar ist, wenn die Filterleistung der Niere schon um mindestens 50 Prozent abgenommen hat." Dr. Konrad Kraft ist geschockt. Dann ist es ja höchste Eisenbahn, dass etwas geschieht.

Was ist Kreatinin?

Kreatinin ist ein Abbauprodukt von Kreatin, einem wichtigen Funktionseiweiß der Muskulatur, das über die Nieren ausgeschieden wird. Kreatin kommt fast ausschließlich in den Skelettmuskeln vor, die das Kreatin als Energiespeicher für die Muskelarbeit benötigen.

Folgende Kreatinin-Werte sind normal:

- Männer: 0,5 bis 1,2 mg/dl
- Frauen: 0,5 bis 1,0 mg/dl

Die errechnete glomeruläre Filtrationsrate (eGFR): größer 90 ml/min ist normal.

„Herr Dr. Kraft, ich verstehe Ihren Hausarzt. Sie sollten unbedingt einen Nierenfacharzt aufsuchen. Wenn Sie den Termin in der Fachpraxis vereinbaren, sagen Sie gleich, dass Sie Diabetiker sind. Nehmen Sie bitte auch Ihre Medikamente und Ihre Medikamentenliste mit. Das erleichtert Ihnen und der Praxis die Arbeit."

Prima, dass wir Frau Fröhlich immer fragen können. Sie erklärt alles so, dass wir es auch verstehen.

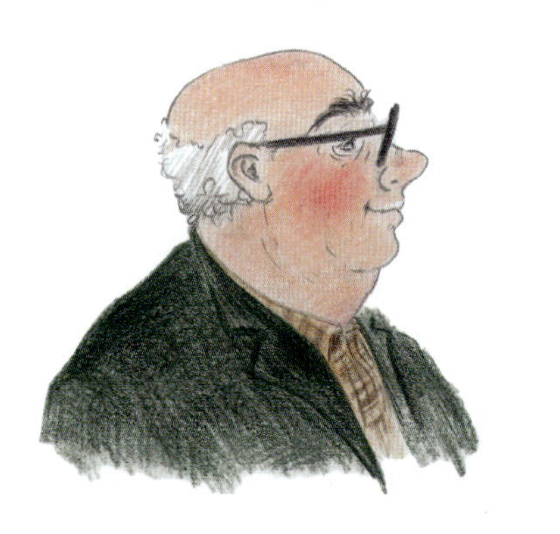

„Und bitte, Herr Dr. Kraft", sagt Frau Fröhlich mit einem beschwichtigenden Ton, „entscheidend ist, dass Sie jetzt eine gute Blutzuckereinstellung haben. Aber genauso wichtig ist, dass Ihr Blutdruck optimal eingestellt ist. Dadurch vermeiden Sie weitere Schäden an Ihren Nieren. Denken Sie immer daran: mit einer optimalen intensivierten Insulineinstellung, haben Sie Werte fast wie ein Nichtdiabetiker. Bedenken Sie auch, dass die Natur in ihrer Großzügigkeit unsere Organe mit Funktionsreserven ausgestattet hat. Eine eingeschränkte Nierenfunktion bedeutet nicht gleich, dass ein baldiges Nierenversagen droht."

Als Dr. Konrad Kraft das hört, merkt man, wie seine Anspannung langsam nachlässt. Das ist doch ein guter Ausblick.

Keine Angst vor Unterzuckerung

„Hat noch jemand von Ihnen eine Frage auf dem Herzen?“, will die Diabetesberaterin wissen. Als niemand antwortet, fährt sie mit ihrer Schulungsstunde fort. „Gut, liebe Zuckertruppe, dann kommen wir heute zu einem spannenden Thema, das sehr wichtig für Sie alle ist und – das sage ich gleich vorneweg – vielen Patienten auch Angst macht. Wir behandeln heute die Grundlagen der Unterzuckerung und ich gebe Ihnen Tipps, wie Sie diese Situation vermeiden können bzw. wie Sie aus einer Unterzuckerung schnell wieder herauskommen.“

„Was heißt überhaupt Unterzuckerung?“, Frau Fröhlich blickt in die Runde. Alle zucken die Schultern. „In unserem medizinischen ‚Fachchinesisch‘ sagen wir Hypoglykämie. Viele Diabetiker kürzen es ab und reden dann von ihren ‚Hypos‘. Eine Hypoglykämie bedeutet, wie der deutsche Begriff ‚Unterzuckerung‘ schon sagt, dass man – einfach erklärt – zu wenig Zucker im Blut hat.“

Hypoglykämie = Unterzuckerung

… liegt vor, wenn zu viel Insulin – und dadurch zu wenig Zucker – im Blut vorhanden ist. Man spricht von einer Unterzuckerung, wenn der Blutzucker unter 50 mg/dl (2,77 mmol/l) liegt. Unterzuckerungen können nur bei Personen auftreten, die insulinfreisetzende Tabletten (Sulfonylharnstoffe, Glinide) einnehmen oder Insulin spritzen. Bei dauerhaft erhöhten Blutzuckerwerten können Unterzuckerungsanzeichen schon bei höheren Blutzuckerwerten auftreten.

„Für Sie als Patient, wie auch für Ihre Angehörigen oder Freunde, ist es entscheidend, dass Sie die Anzeichen einer Unterzuckerung rechtzeitig erkennen können und dann auch wissen, was zu tun ist. Vor allem müssen Sie wissen, dass nicht nur die Anzeichen einer Unterzuckerung sehr unterschiedlich sein können, sondern auch die Patienten individuell auf eine Unterzuckerung reagieren. Während der eine anfängt zu schwitzen und Sehstörungen bekommt, wird der andere vor Schwäche immer langsamer und kann nicht mehr klar reden. Patienten erzählen mir auch häufig, dass sie richtige Heißhungerattacken bekommen und glatt den Kühlschrank leer essen könnten. Da das Gehirn für seine komplexen Funktionen auf einen normalen Blutzuckerspiegel angewiesen ist, kommt es bereits bei Blutzuckerwerten unter 70 mg/dl (3,9 mmol/l) schon zu leichten Unterzuckerungsbeschwerden. Diese werden durch Stresshormone ausgelöst. Die Stresshormone haben, neben vielen anderen Funktionen, auch die Aufgabe, den Blutzucker möglichst im Normalbereich zu halten. Dies gelingt am ehesten durch eine Mehrproduktion von Traubenzucker in der Leber."

Anzeichen einer Hypoglykämie

Abhängig vom Grad der Unterzuckerung und von der Schnelligkeit des Blutzuckerabfalls können folgende Anzeichen für eine Unterzuckerung sprechen.:

Symptome des vegetativen Nervensystems

- Schwitzen
- Ängstlichkeit
- Blässe
- Schneller Puls, Herzklopfen
- Innere Unruhe, Zittern
- Schwäche
- Heißhunger

Störungen der Funktion des Zentralnervensystems (Neuroglykopenische Symptome)

- Müdigkeit
- Kraftlosigkeit
- Schwindel
- Nervosität
- Stimmungsschwankungen
- Kopfschmerzen
- Sprachstörungen
- Nachlassende Konzentration
- Denkschwierigkeiten
- Sehstörungen
- Verlangsamung
- Aggressivität
- Verwirrtheit
- Bewusstseinsstörung bis hin zur Bewusstlosigkeit
- Krampfanfall

Wichtig: Die Anzeichen einer Unterzuckerung können sich jederzeit ändern, schwächer werden oder sogar ausbleiben. Auch bei einer Insulinumstellung können sich die Anzeichen einer Unterzuckerung verändern.

Otto hat sich übernommen

Otto meldet sich zu Wort. „Frau Fröhlich, gestern ist mir etwas Merkwürdiges auf der Baustelle passiert. Ich glaube, ich hatte eine Unterzuckerung, denn ich habe unglaublich geschwitzt, hatte auf einmal irgendwie lahme Beine, dazu war mir komisch im Kopf, wie benebelt, und ich hatte einen Bärenhunger. Ich hätte alles in mich reinstopfen können."

„Lieber Herr Kleinschmidt, können Sie mir dazu noch ein bisschen mehr erzählen? Wie hat es angefangen? Was haben Sie denn auf der Baustelle gemacht?"

„Ach", fängt Otto an zu berichten, „eigentlich hatte ich gestern meinen Bürotag. Ich saß friedlich am Schreibtisch, habe die Lieferscheine kontrolliert und war anschließend draußen im Warenlager. Meine Frau Anneliese war an diesem Vormittag beim Friseur, sie wollte sich eine neue Dauerwelle machen lassen. Plötzlich, kurz nach dem Mittagessen, klingelte das Telefon. Unser Polier, der Werner, war dran. Zusammen mit seiner Kolonne war er in der Sodenerstraße, die wegen Kanalarbeiten von der Polizei für 24 Stunden komplett gesperrt war. Bis um 16:00 Uhr musste alles fertig sein, weil das Ordnungsamt die Straße dann wieder für den Berufsverkehr freigeben wollte. Das hätte auch alles wunderbar geklappt, wir machen so was ja nicht zum ersten Mal. Aber zum Teufel, dieses Mal gab es einen Arbeitsunfall. Einer unserer Arbeiter, der Max, hatte sich an der Hand verletzt. Wegen der großen Schnittwunde musste ein zweiter Arbeiter ihn zum Arzt fahren. Mit dem Ergebnis, dass plötzlich zwei Kräfte gefehlt haben, und so etwas können die anderen nicht so leicht ausgleichen."

„Mir ist erst mal richtig der Kamm geschwollen und ich habe mich total aufgeregt. Allein schon die Schreiberei mit der Berufsgenossenschaft. Aber das Schlimmste war der Termindruck. Bis um 16:00 Uhr musste doch die Baustelle geräumt sein. ‚Werner, ich komme', habe ich ins Telefon gebrüllt und aufgelegt. Ich bin schnell in meine Arbeitskleidung gesprungen und dann mit Karacho auf die Baustelle gerast. Ohne lange zu zögern habe ich meinen Leuten geholfen, den Graben mit Sand zu verfüllen. Später sollte dann die Stahlplatte drauf und damit wäre die Straße erst einmal befahrbar gewesen. Da hieß es schippen, schippen, schippen. Heute Morgen ist dann der Straßenunterbau dran." Otto schaut auf seine Uhr … „in gut fünf Stunden werden sie damit fertig sein."

„Wissen Sie, Frau Fröhlich, ich bin ja schweres Arbeiten gewöhnt, aber dieses Mal war es irgendwie komisch. Schon nach kurzer Zeit habe ich angefangen zu schwitzen. Mir ging es gar nicht gut, aber das habe ich Ihnen eben schon geschildert. Plötzlich dämmerte es mir, dass meine Benommenheit vielleicht was mit meinem Zucker zu tun haben könnte."

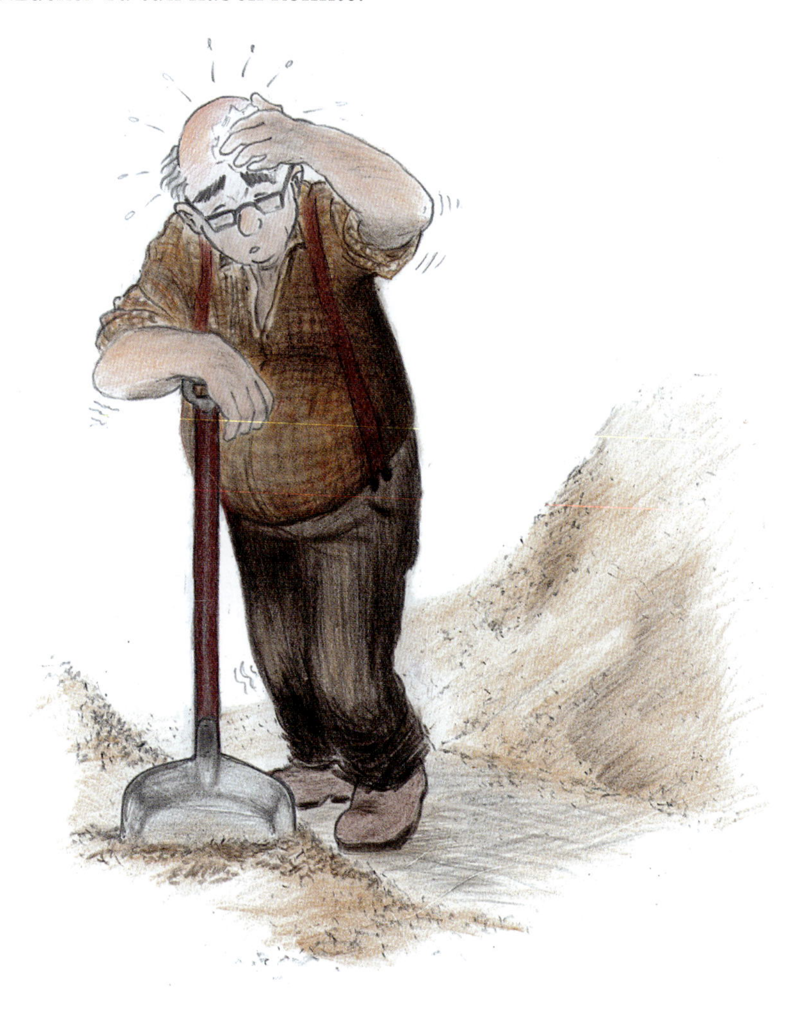

„Zum Glück hatte ich in meiner Hosentasche eine Rolle Traubenzucker, die hat Anneliese extra in der Apotheke geholt. Sie hat die Rollen überall im Haus verteilt, in meinen Sachen und sogar bei mir im Auto und in der Gartenhütte. Was ein Glück!" Otto lächelt bei diesen Worten seine Frau ganz verliebt an – auf sie ist Verlass, denkt er.

„Ich habe auf einen Rutsch eine halbe Rolle in den Mund gesteckt und weil die so schlecht runterrutschen wollte, drückte ich unserem Lehrbub die Schippe in die Hand, setzte mich in den Bauwagen und trank eine halbe Flasche ‚richtige' Cola. Mein Polier sagt dazu immer ‚fette Cola mit viel Zucker'. Die stand noch vom Frühstück auf dem Tisch. Auf einmal habe ich gemerkt, wie es mir langsam besser ging und ich wieder Kraft hatte. Auch das Schwitzen hörte auf."

„Da kam Werner, der Polier, in den Bauwagen und wollte wissen, wie es mir geht: ‚Mensch Otto, was ist denn los?' ‚Mein Zucker spielt verrückt', antwortete ich ihm. ‚Aber es geht wieder besser, ich habe nur einen Bärenhunger.' Werner griff sofort in seine Arbeitstasche und holte eine Tafel Nussschokolade heraus. Ich habe mir davon ein großes Stück abgebrochen, mmh, das hat lecker geschmeckt. Anschließend blieb ich noch ein bisschen im Bauwagen sitzen, der Graben war ja fast fertig mit Sand befüllt."

„Mein Blutzuckermessgerät hatte ich in der Eile natürlich im Büro liegen lassen. Deshalb habe ich zur Sicherheit noch mal was von der Cola getrunken. Den Termin konnten wir übrigens gut halten. Um Punkt 16:00 Uhr rollte der Verkehr wieder durch die Sodenerstraße. Auf dem Heimweg fuhr ich bei einem Blumenladen vorbei und kaufte meiner guten Anneliese einen großen Strauß. Den gibt es sonst nur zum Hochzeitstag. Aber Gott sei Dank hatte sie den Traubenzucker in meinen sämtlichen Hosen verteilt. Damals, als sie das gemacht hat, habe ich noch gelacht, von wegen ich bekomme doch keine Unterzuckerung, ich bin ein Mann wie eine deutsche Eiche. Ja, das habe ich gedacht …"

Die Lebensversicherung für Diabetiker

Als Otto mit seiner Erzählung fertig ist, lobt ihn Frau Fröhlich. „Gut gemacht, Herr Kleinschmidt, und auch Sie, Frau Kleinschmidt – das war vorbildlich! Der Traubenzucker war die Lebensrettung für Ihren Mann. Auch das Colatrinken war richtig, denn in Cola ist viel Zucker drin. Damit haben Sie, Herr Kleinschmidt, zuerst schnelle Kohlenhydrate zugeführt und später mit der Nussschokolade langsame Kohlenhydrate. Fast perfekt – aber das nächste Mal messen Sie bitte danach noch Ihren Zucker. Denn manchmal passiert es, dass nach einer Unterzuckerung noch eine weitere folgt, weil auch die Leber ihre Zuckerspeicher wieder auffüllen will. Deshalb, Herr Kleinschmidt, denken Sie immer an meinen Spruch ‚Erst essen, dann messen'. Dann brauchen Sie sich keine Sorgen mehr um eine Unterzuckerung zu machen. Sie wissen ja jetzt, wie Sie da wieder rauskommen!"

Erst essen, dann messen – der sichere Weg aus der Unterzuckerung

Folgende Nahrung hilft zuverlässig bei einer Unterzuckerung:

- Fruchtsaft: eine kleine Flasche oder ein Glas mit ca. 0,2 l Inhalt
- Cola: eine kleine Flasche oder ein Glas mit ca. 0,2 l Inhalt
- Traubenzucker: Die Rollen lassen sich am schnellsten öffnen
- Flüssiger Traubenzucker in der Tube oder als Beutel in der Apotheke erhältlich

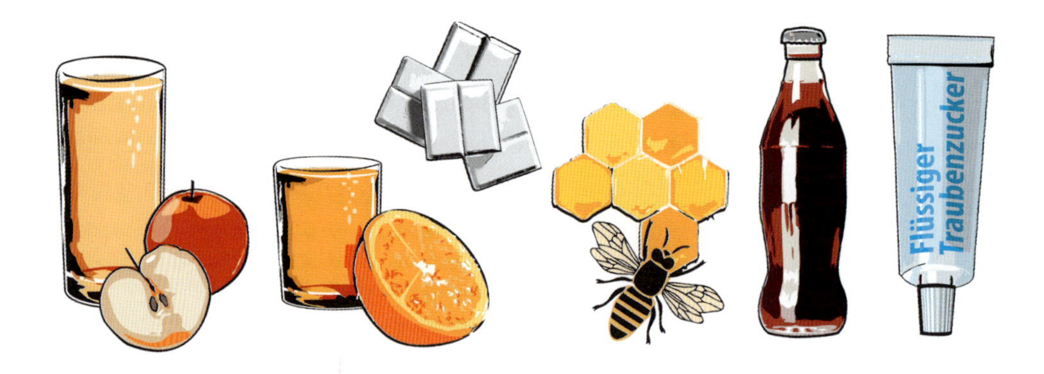

„Wenn Sie in einer Unterzuckerung sind, liebe Patienten“, Frau Fröhlich schaut ganz eindringlich, „greifen Sie im ersten Schritt immer zu einem süßen Getränk oder flüssigem Traubenzucker. Die hilft am schnellsten. Das hängt damit zusammen, dass der Mund während einer Unterzuckerung oft trocken ist und sich die Traubenzucker-Tafeln oder auch -Rollen erst einmal im Mund auflösen müssen. Eine zusätzliche Schwierigkeit liegt im Verpackungsmaterial. Bei einer Unterzuckerung kann es vorkommen, dass man sehr zittert und Probleme mit dem Öffnen der Verpackung hat, wobei Traubenzucker-Rollen sich leichter öffnen lassen als Traubenzucker-Tafeln, wie mir gerade ältere Patienten immer wieder bestätigen. Aber das Allerwichtigste ist, dass flüssige Nahrung bereits im Mund einen Blutzuckeranstieg verursacht. Außerdem werden süße Getränke und flüssiger Traubenzucker schnell aus dem Magen in den Darm befördert und dort der Zucker schnell ins Blut transportiert.“

Emma Herzog meldet sich, sie hat eine Frage: „Richtige Cola hat ja ziemlich viel Zucker, deshalb kaufe ich sie nie und habe sie nicht zu Hause, nur Cola Zero oder Cola light. Kann ich die auch bei einer Unterzuckerung trinken?“ Frau Fröhlich schüttelt den Kopf. „Nein, Frau Herzog, das geht leider nicht. Getränke mit Süßstoff sind dafür ungeeignet, weil sie Ihren Blutzucker nicht in die Höhe treiben. Sie sollten immer Apfelsaft, Orangensaft oder auch flüssigen Traubenzucker zu Hause haben und auf jeden Fall Traubenzucker immer bei sich tragen. Das ist Ihre Lebensversicherung!“

Nicht kleckern, sondern klotzen

Wenn Sie in einer Unterzuckerung sind, verlieren Sie keine Zeit. Die Unterzuckerung muss sofort behandelt werden:

1. Trinken Sie schnelle Kohlenhydrate (Cola, Apfelsaft, Orangensaft oder flüssigen Traubenzucker).
2. Essen Sie danach langsame Kohlenhydrate, wie zum Beispiel Schokoriegel. Die Verbindung von Kohlenhydraten mit Fett ist in dieser Situation sehr wichtig, weil dadurch der Blutzuckerspiegel konstant gehalten wird und einer Folge-Unterzuckerung vorgebeugt wird.
3. Zur Info: Eine BE/KE (ca. 10 g Kohlenhydrate) treibt den Blutzucker um ca. 30–40 mg/dl (1,7–2,2 mmol/l) hoch.
4. Messen Sie bitte 10 Minuten nach dem Essen von Traubenzucker Ihren Blutzucker. Nach 30 Minuten sollte eine weitere Kontrollmessung erfolgen.
5. Bestimmte Tabletten (sog. Sulfonylharnstoffe) und langwirkende Insuline können zu lang anhaltenden oder rasch wiederkehrenden Hypoglykämien führen.
6. Ziel ist, dass Ihre Blutzuckerwerte nach einer Unterzuckerung auf jeden Fall über 120 mg/dl (6,7 mmol/l) liegen.

Wichtig: Wenn Sie nach einer Unterzuckerung kurzzeitig hohe Blutzuckerwerte haben, ist das für Sie ungefährlich. Bei einer Unterzuckerung gilt: nicht kleckern, sondern klotzen!

Hildegard von Buckwitz rutscht auf ihrem Stuhl hin und her. Sie hat eine dringende Frage an Frau Fröhlich: „Ich bin schon älter, da ist nicht immer ein Tag wie der andere. Da kommt es manchmal schon vor, dass ich mich schwächer fühle und etwas wackelig auf den Beinen bin. Habe ich dann jedes Mal eine Unterzuckerung? Wie finde ich das heraus?"

Die Diabetesberaterin antwortet: „Liebe Frau von Buckwitz, das Sicherste ist, wenn Sie diese Situationen immer als Unterzuckerung ansehen und entsprechend behandeln. Die einfachste Methode ist es, erst etwas zu essen und anschließend gleich den Blutzucker zu messen. Manchmal hilft es auch, kurz zu überlegen, wie der Tag ablief. Es gibt nämlich mehrere unterschiedliche Ursachen, die zu einer Unterzuckerung führen können."

„Als Erstes haben wir die Kohlenhydrate. Wenn Sie nach dem Insulinspritzen zu wenig Kohlenhydrate gegessen oder aber die Broteinheiten/Kohlenhydrateinheiten BE/KE falsch eingeschätzt haben, kann es zu einer Unterzuckerung kommen. Das gilt auch, wenn Sie nach dem Insulinspritzen zu lange mit dem Essen gewartet haben oder durch besonders fettreiche Nahrungsmittel die Kohlenhydrate zu spät freigesetzt worden sind. Übrigens: Bei Magen-Darm-Problemen, zum Beispiel bei Erbrechen oder Durchfall, kann es auch zu einer Unterzuckerung kommen. Deshalb muss man im Krankheitsfall sehr vorsichtig mit dem Insulin umgehen und eventuell Rücksprache mit dem Hausarzt oder Diabetologen halten."

„Welche weiteren Gründe für eine Unterzuckerung kann es noch geben?", fragt Frau Fröhlich. Otto meldet sich: „Ich habe gestern schwer körperlich gearbeitet. Ich nehme an, das war der Grund." „Genau, Herr Kleinschmidt. Was bei Ihnen das Sandschippen war, ist bei jemand anderem die ungewohnte Gartenarbeit nach der Winterpause oder wenn man sich beim Wandern verläuft und statt fünf Kilometer dann zehn Kilometer unterwegs ist oder beim Hausputz kein Ende findet. Durch die körperliche Bewegung kommt es im Körper zu mehr Muskelarbeit. Das verbessert die Insulinwirkung, es wird mehr Traubenzucker in die Muskulatur geschleust und damit kommt es zu einer schnelleren Senkung des Blutzuckers."

„Wenn man das im Vorfeld schon weiß, kann man entweder sein Insulin anpassen und weniger Einheiten spritzen oder einfach vorher mehr Broteinheiten/Kohlenhydrate BE/KE essen. Aber das Leben ist nicht immer planbar, deshalb mein Tipp: Wenn Sie sich spontan mehr körperlich bewegen als geplant, legen Sie bitte eine Zwischenmahlzeit ein. Das stabilisiert Ihren Blutzucker."

Harald Schneider grinst und ruft frech: „Gut zu wissen! Wenn ich demnächst mit meiner Conchita wieder stundenlang zugange bin, dann lass ich mir vom Room-Service ein paar Tapas zur Stärkung machen. Und ne Pulle Schampus ist bestimmt auch nicht verkehrt, oder Frau Fröhlich?"

Hildegard von Buckwitz rollt die Augen und auch Otto denkt mal wieder, dieser Angeber kann es nicht sein lassen. Frau Fröhlich holt tief Luft und denkt sich ihren Teil, nach dem Motto „Träume sind Schäume", aber was soll's. „Lieber

Herr Schneider, das mit dem Schampus ist nicht wirklich prickelnd. Auch Alkohol, insbesondere in Kombination mit Sulfonylharnstoff-Tabletten, Metformin oder Insulin, kann zu einer Unterzuckerung führen, und wenn dann noch körperliche Bewegung dazukommt, droht eine Unterzuckerung. Alkohol hemmt nämlich in der Leber die Traubenzuckerproduktion. Also Vorsicht bei Alkohol. Unabhängig davon sollten Sie je nach Planbarkeit und Intensität vorher eine entsprechende Menge ‚Liebes-BEs' essen oder trinken." Bei dem Wort Liebes-BEs lacht die ganze Gruppe laut auf und Otto schlägt Anneliese sogar mit der Hand auf den Oberschenkel. Das ist ja richtig gut.

Harald Schneider schaut stolz in die Runde. Sollen die doch lachen, diese alten Hasen. Er ist immerhin noch ein Mann. Wenn er mit Dr. Zeit ein Wörtchen unter Männern geredet hat, wird es bestimmt Mittel und Wege geben, dass er weiterhin seinen Spaß hat. Er will ja nicht 90 werden, und ob er die 80 packt, ist ihm auch egal. Diese olle Spinatwachtel von Buckwitz ... nee, so was Verdörrtes soll aus ihm nicht werden ... lieber kurz und gut leben als lang und ohne Spaß.

Nachdem wieder Ruhe eingekehrt ist, erörtert Frau Fröhlich das Thema Insulin und Unterzuckerung. Die Palette möglicher Ursachen ist auch hier vielfältig: Die Insulindosis kann zu hoch gewesen sein, das Insulin wurde verwechselt, beim Spritzen wurde der Muskel getroffen oder nach dem Spritzen hat der Patient zu heiß gebadet oder war in der Sauna gewesen, wodurch das Insulin zu schnell wirkt.

Mögliche Ursachen für eine Unterzuckerung

- Zu wenig essen
- Ungewohnte körperliche Bewegung
- Zu viel Alkohol
- Fehler beim Insulinspitzen (zu viel Insulin, „falsches" Insulin, falscher Spritzort ...)
- Hypowahrnehmungsstörung

Emma Herzog schaut ganz verwirrt. Sie neigt zu Depressionen und hat viel Angst. „Frau Fröhlich, mir ist gar nicht wohl bei dem, was Sie uns da gerade erzählt haben. Wissen Sie, ich lebe alleine …“ Die Diabetesberaterin hat viel Verständnis für Emma Herzogs Bedenken. „Eine Unterzuckerung ist kein Pappenstiel, Frau Herzog, da haben Sie völlig Recht und man darf das auch nicht auf die leichte Schulter nehmen. Nur – die Erfahrung zeigt, dass gelegentliche leichte Unterzuckerungen kein Problem sind, vorausgesetzt, man reagiert sofort. Erhöhte Vorsicht ist jedoch geboten beim Autofahren, bei einem zurückliegenden Herzinfarkt oder Schlaganfall, bei einer fortgeschrittenen Augenerkrankung, bei wiederkehrenden schweren Unterzuckerungen, und falls man eine Hypowahrnehmungsstörung hat, d. h., wenn der Patient keine Unterzuckerungsanzeichen merkt. Deshalb ist es auch so wichtig, dass man regelmäßig den Blutzucker misst.“

„Wenn Sie möchten, Frau Herzog, werde ich mit Ihnen die einzelnen Schritte, wie man aus einer Unterzuckerung herauskommt, bei unserem nächsten Einzeltermin noch einmal üben. Ist das für Sie in Ordnung?“ Emma Herzog nickt, es tut ihr gut, dass ihre Angst ernst genommen wird. Alleine das hilft ihr schon sehr viel.

Die letzten 90 Minuten vergingen wir im Flug. Frau Fröhlich verabschiedet die Schulungsteilnehmer und wünscht ihnen ein schönes Wochenende. Es ist Freitag und Frau Fröhlich arbeitet heute nur bis 13:00 Uhr. Sie freut sich ganz besonders auf dieses Wochenende. Erst will sie mit ihrer Enkelin Lina einkaufen gehen und abends fährt sie ins Wellness-Hotel. Ihr lieber Mann hat ihr nämlich zum Hochzeitstag ein Wellness-Wochenende geschenkt.

Auch Otto hat Großes vor. Er will mit seinem Sohn Wolfgang, der im Bauunternehmen arbeitet und Junior-Chef ist, am Samstag in aller Früh mit dem Transporter nach München fahren, um dort Ottos neuen Bagger abzuholen. Der Baumaschinen-Hersteller hätte den Bagger auch überführt und vor Ort ausgeliefert, aber Otto will ihn unbedingt selbst abholen. Er ist ein ganzer Mann!

Otto holt seinen neuen Bagger

Endlich ist es so weit. Es ist Samstagmorgen. Otto ist schon um 4:00 Uhr aufgestanden, er konnte vor Aufregung und Freude kaum schlafen. Als er seinen Blutzucker misst, liegt dieser bei 74 mg/dl (4,1 mmol/l). So ein Mist, muss der ausgerechnet heute so niedrig sein! Eigentlich wollte er später auf dem Rastplatz frühstücken.

Anneliese hat am Abend zuvor extra eine Provianttasche für ihre Männer gepackt, es soll ja keiner verhungern. Sie schläft noch, während Otto in die Küche marschiert.

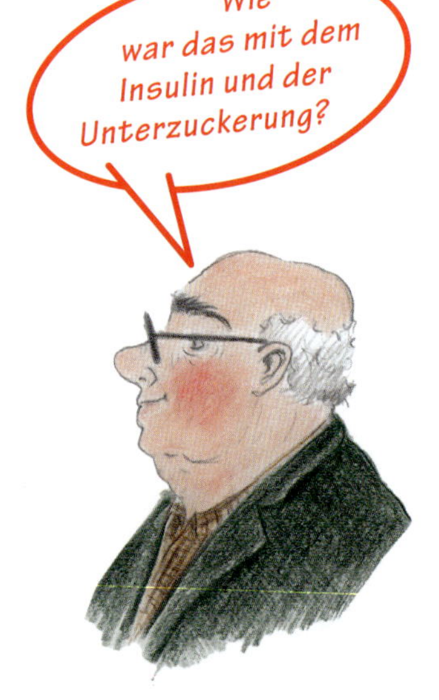

Otto überlegt. Gerade gestern hatten sie doch das Thema in der Schulungsstunde … nach und nach fallen ihm die Worte von Frau Fröhlich ein. Stimmt, man soll auf keinen Fall mit niedrigen Werten Auto fahren. Genau! Das hat sie gesagt.

Otto holt sich eine Banane aus dem Obstkorb, der auf der Anrichte steht, und schmiert sich ein Butterbrot. Er isst beides auf und beschließt, erst mal kein Insulin zu spritzen. Kurz darauf klingelt es. Wolfgang, sein Sohn steht mit dem Fahrrad vor der Tür. Er ist genauso hippelig und freut sich auf die gemeinsame Fahrt und den neuen Bagger. „Na, Vadder, mach zu, los geht's." „Komm erst mal rein, ich muss noch mal schnell meinen Zucker messen." „Ooch, Vadder, kannste des net später mache, mir wolle doch los?" „Nein, du weißt doch, ich muss den ganzen Weg hin und zurück alleine fahren, da muss mein Zucker stimmen."

Wolfgang hat seinen Führerschein verloren, deshalb kam er auch mit dem Fahrrad. Er übersah vor ein paar Wochen auf der Schiersteiner Brücke bei Wiesbaden die Radarkontrolle und war mit 120 km/h viel zu schnell. Dort darf man nur 60 km/h fahren. Das ganze Jammern half nichts, jetzt muss er für vier Wochen eine Zwangspause einlegen. Im Alltag macht ihm das keine Probleme. Entweder fährt ihn seine Frau oder aber einer von ihren Arbeitern. Nur jetzt ist es halt doof, weil Otto und er alleine den Bagger abholen. Im Transporter gibt es vorne nur zwei Sitzplätze … tja, was soll man machen?

Otto lässt sich nicht beirren. Er misst in Ruhe seinen Zucker. Der Wert liegt jetzt nach dem Frühstück bei 149 mg/dl (8,3 mmol/l). Er beschließt, heute Morgen kein Insulin für sein Essen zu spritzen, die Fahrt ist zu lang und er will nicht in eine Unterzuckerung hineinkommen. Frau Fröhlich hatte sie gestern in der Schulung ausdrücklich davor gewarnt und ihnen auch Tipps gegeben …

Auf dem Weg nach München ist an diesem Morgen schon viel los. Es gibt viele Baustellen und der erste Stau kommt bei Würzburg. Nach zweieinhalb Stunden spürt Otto seine Blase. Sein Harndrang ist zwar nach der Blutzuckereinstellung viel besser geworden, sprich, er muss weniger zur Toilette, aber jetzt muss er doch mal raus. Otto fährt auf den nächsten Rastplatz. Wolfgang packt inzwischen den Proviant aus, den seine Mutter für sie eingepackt hat. Lauter gute Sachen hat sie ausgesucht: kleine Landjäger, Eier, Brot, Äpfel und noch leckere Zimtschnecken. Die beiden fangen an zu frühstücken … Plötzlich fällt Wolfgang auf, dass sein Vater keinen Blutzucker gemessen hat. Otto holt es schnell nach. Sein Blutzuckerwert liegt jetzt bei 213 mg/dl (11,8 mmol/l). Mist, jetzt ist er doch recht hoch, denkt Otto. Na ja, er hat ja auch schon zweimal gefrühstückt. Otto überlegt: was tun?

Normalerweise müsste er jetzt nach seinem Anpassungsplan, den er von Dr. Zeit bekommen hat, 13 Insulineinheiten spritzen. Er beschließt, die Menge um 30 % zu reduzieren, weil er auf der Fahrt nicht in eine Unterzuckerung kommen will. Anneliese hat ihm dafür extra ein Sicherheitspäckchen zurechtgemacht mit einer Tube flüssigem Traubenzucker, einer Packung Schokokekse und mit einer kleinen Flasche Apfelsaft. Das liegt vorne im Ablagefach. Außerdem hat er in seiner Hosentasche noch vier Traubenzucker-Tafeln. Es war gut, dass Anneliese in der Schulungsstunde dabei war.

Checkliste Autofahren mit Diabetes

- Vermeiden Sie eine Unterzuckerung beim Autofahren. Achtung: erhöhte Unfallgefahr!
- Seien Sie besonders vorsichtig, wenn Sie neue Medikamente erhalten oder sich in einer Insulinneueinstellung befinden. Achtung: Gefahr von Sehstörungen!
- Fahren Sie unmittelbar nach einer Therapieänderung möglichst kein Auto!
- Halten Sie im Auto immer ausreichende Mengen Traubenzucker, flüssigen Traubenzucker, Kekse und Müsliriegel bereit (Handschuhfach).
- Nehmen Sie bei einer längeren Fahrt (länger als 1 Stunde Fahrtzeit) auch Brot, Obst oder Kekse mit.
- Messen Sie unbedingt vor Antritt der Fahrt Ihren Blutzucker.
- Essen Sie sicherheitshalber unterwegs, wenn Sie nicht sicher sind, dass Ihr Blutzucker über 120 mg/dl (6,7 mmol/l) liegt.
- Wenn Sie anfangen leicht zu schwitzen oder Herzklopfen bekommen und sich hungrig fühlen, unterbrechen Sie sofort die Fahrt und halten Sie an. Essen Sie zuerst ausreichend Traubenzucker oder trinken Sie Obstsaft und essen Sie dann eine Mahlzeit. Machen Sie mindestens 30 Minuten Pause. Solange dauert es, bis die volle Konzentrationsfähigkeit wieder erreicht ist. Messen Sie anschließend Ihren Blutzucker (150 mg/dl bzw. 8,3 mmol/l sind gut).
- Vermeiden Sie Übermüdungen am Steuer. Legen Sie alle zwei Stunden eine Pause ein.
- Trinken Sie NULL Alkohol, wenn Sie mit dem Auto unterwegs sind. Vorsicht: Am Morgen nach einer Feier mit Alkoholgenuss besteht Unterzuckerungsgefahr.
- Lassen Sie als Autofahrer mit Diabetes mindestens 1 x pro Jahr Ihre Sehkraft überprüfen.

Gut gestärkt geht die Fahrt weiter. Kurz vor München wird Otto leicht unruhig. Die Spannung steigt, der Verkehr ist recht dicht und er will eigentlich nicht mehr anhalten. Mit dem Transporter ist das auch kein Kinderspiel. Auf einmal fühlt er sich nicht mehr wohl. Er schwitzt jetzt auch, wird richtig aggressiv und brummelt vor sich hin, sodass Wolfgang anfängt, sich zu wundern. „Was is denn auf einmal los mit dir, Vadder? Is alles o. k.?“

„Jetzt lass mich in Ruhe …“, Otto schnaubt vor Wut. Worauf er so wütend ist, weiß er selbst nicht …

Wolfgang ist beunruhigt. „Vadder, komm, lass uns schnell noch ne Pause einlegen. Schau mal, da vorne kommt der nächste Parkplatz.“ Otto setzt den Blinker und fährt langsam rechts raus. Puh, das wäre geschafft. Ihm ist auf einmal ganz schwindlig.

Wolfgang nimmt die kleine Flasche Apfelsaft aus dem Ablagefach, schraubt sie auf und hält sie dem Vater unter die Nase. „Vadder, des trinkste jetzt. Die Mama hat mir erklärt, dass isch uffpasse muss wegen einer Unterzuckerung bei dir. Sie war doch gestern extra deswege mit dir in dere Schulung. Du weest doch, dass du dir in diesem Fall von annere helfe lasse musst.“

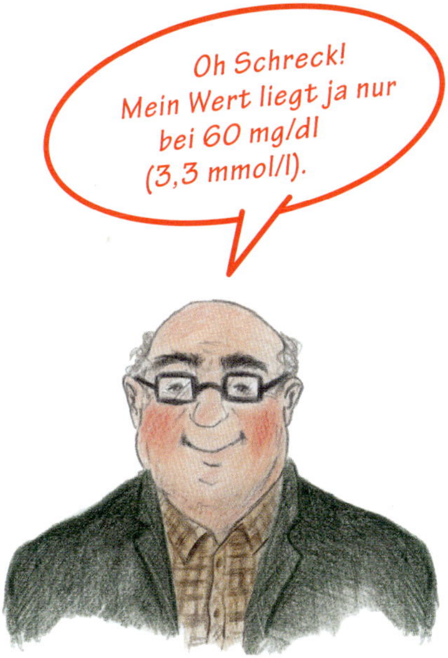

Otto ist unwirsch, aber er trinkt den Apfelsaft dann doch. Sofort fühlt er sich besser. Auf einmal hat er das Gefühl, wieder klar denken zu können. Er nimmt noch ein paar Schlucke und lässt sich von Wolfgang noch die Kekse geben. Otto geht es Minuten später deutlich besser, das Schwitzen hat aufgehört und er wird auch ruhiger. Puh, das war knapp, denkt er. Er misst schnell seinen Zucker: 60 mg/dl (3,3 mmol/l).

Eine Unterzuckerung auf der Autobahn, das hätte leicht schiefgehen können. Otto ist froh, dass sein Sohn richtig reagiert hat. Er selbst war nicht mehr in der Lage, die Situation richtig einzuschätzen. Vater und Sohn machen nun 30 Minuten Pause. Alles andere hat keinen Sinn. Otto isst zusätzlich noch von dem mitgebrachten Proviant. Anneliese hat zum Glück genug eingepackt. Bevor sie weiterfahren, misst Otto noch einmal seinen Blutzucker. Der liegt jetzt bei 157 mg/dl (8,7 mmol/l). Otto spritzt auch dieses Mal kein Insulin. Nach einer knappen halben

Stunde Fahrtzeit biegen sie in den Hof des Baugeräteherstellers ein. Sie kommen zwar mit einer leichten Verspätung an, aber besser, als wenn etwas passiert wäre.

Otto freut sich, als er seinen neuen Bagger sieht. Er geht hin und streichelt ihn, so glücklich ist er. Ach, das Leben kann wunderschön sein … Wolfgang kümmert sich mittlerweile um den Papierkram und eine Stunde später treten Vater und Sohn entspannt die Rückfahrt an – Ottos Blutzucker liegt jetzt bei 144 mg/dl (8 mmol/l). Zuvor rufen sie aber noch Anneliese an, damit sie sich keine Sorgen machen muss. Otto und Wolfgang lassen sich jetzt viel Zeit. Unterwegs machen die beiden noch zweimal ausgiebig Pause und essen auch etwas Warmes an einer Raststätte. Otto misst mehrmals seine Zuckerwerte, und alles ist o. k. Zu Hause angekommen, umarmt er seine Frau und gibt ihr einen dicken Kuss. Otto ist froh, dass sie so gut für ihn sorgt und auch seinen Sohn Wolfgang wegen der Unterzuckerung informiert hat. Er ist froh, so eine Familie zu haben.

XI. Ottos 8. Schulungstag

- *Vorteile körperlicher Bewegung*
- *Bewegung im Alltag*
- *Ausdauersport*
- *Sport und Insulin*

Runter vom Sofa

Es ist Montagmorgen, 9:00 Uhr, und Ottos letzte Schulungswoche hat angefangen. Heute, Mittwoch und Freitag – dann hat er es geschafft. Juhu. Vier Wochen Intensivtraining in Sachen Diabetes liegen dann hinter ihm. Wenn Otto daran denkt, wie wenig Lust er am Anfang hatte – und jetzt macht es ihm sogar ab und zu richtig Spaß.

Frau Fröhlich wirbelt wieder gut gelaunt in den „Blauen Salon". Wo diese Frau nur ihre Energie hernimmt, wundert sich Otto. Vielleicht hat sie eine Schnellladestation für ihre Akkus zu Hause …

Während Otto noch seinen Gedanken nachhängt und von seinem neuen Bagger träumt, den er am letzten Samstag aus München geholt hat, hört er mit einem Ohr zu, wie die Diabetesberaterin das Thema der Schulungsstunde vorstellt: „Bewegung". Och, denkt Otto, ich bewege mich schon genug. Er macht es sich gemütlich auf seinem Stuhl und will die Stunde an sich vorbeirauschen lassen.

„Bewegung ist eine ganz wichtige Säule in der Diabetestherapie", erklärt Frau Fröhlich, stellt ihre Schatzkiste auf den Stuhl neben sich, öffnet sie und holt etwas Riesiges heraus. Otto hebt den Kopf, jetzt ist sein Interesse doch geweckt. „Ich habe Ihnen heute jemanden mitgebracht, den jeder von Ihnen gut kennt: den ‚inneren Schweinehund', den ich immer Gottfried nenne. " Das könnte ich sein, denkt Otto, und träumt von seiner bequemen Couch zu Hause.

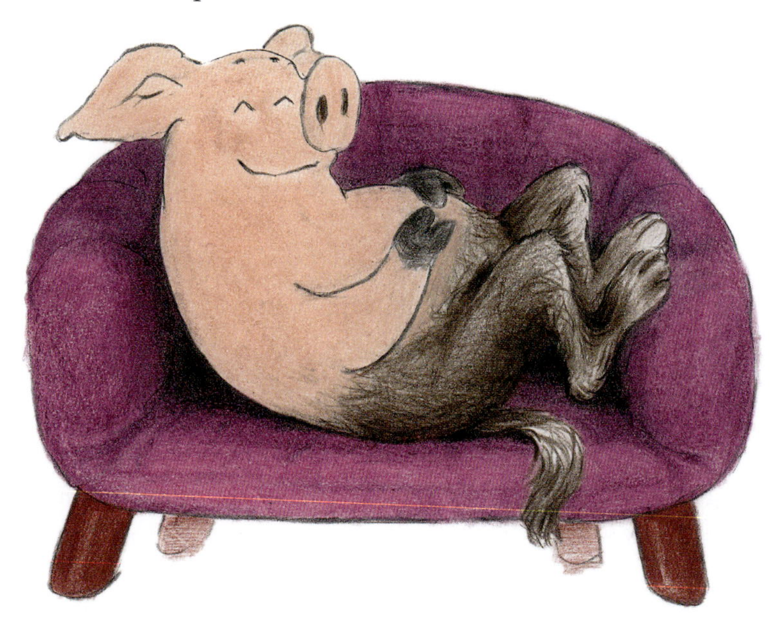

„Sehen Sie, liebe Schulungsteilnehmer, unser Gottfried hat keine Lust, sich zu bewegen, und er hat tausend gute Gründe, warum er es nicht tun will: Weil er müde ist und zu viel gearbeitet hat. Weil es draußen regnet und seine Füße weh tun. Weil er zu viel gegessen hat und sein Bauch voll und schwer ist, weil es im Fernsehn eine tolle Sendung gibt, die er nicht verpassen will … weil … Und außerdem: Morgen ist auch noch ein Tag! Morgen fängt er an mit dem Spazierengehen, Fahrradfahren und Schwimmen. Morgen!"

„Ja, so ist das mit unserem inneren Schweinehund. An den meisten Tagen ist er ganz riesig, und deshalb müssen wir intensiv mit ihm sprechen und gute Gründe für die Bewegung finden", erklärt Frau Fröhlich. Sie weiß, wovon sie spricht. Auch sie weiß oft nicht, wie sie noch eine halbe Stunde Fahrradfahren in ihrem vollbepackten Arbeitstag unterbringen soll. Deshalb hat sie sich dazu entschieden, öfter mit dem Rad zur Arbeit zu fahren. Das sind immerhin 40 Minuten für den Hin- und Rückweg. Ein Traum!

Bewegung wirkt Wunder

„Im Grunde", erzählt die Diabetesberaterin, „wissen wir alle, dass Bewegung guttut. Aber das ist noch nicht alles: Unser Körper braucht regelrecht die Bewegung. Wir sind nämlich von der Menschheitsgeschichte her darauf angelegt, uns zu bewegen: Jäger und Sammler!"

„Aber verstehen Sie mich nicht falsch. Wir reden hier nicht von einem stundenlangen Marathon. Bereits eine halbe Stunde Bewegung am Tag wirkt Wunder. Das Herz wird leistungsfähiger, die Blutfettwerte sinken und der Blutdruck wird besser oder normalisiert sich. Außerdem sinken die Blutzuckerwerte und man braucht weniger blutzuckersenkende Medikamente. Dazu wird die Sauerstoffversorgung des Organismus gesteigert. Wir können besser denken und vergessen weniger. Gleichzeitig erhöhen sich die Abwehrkräfte unseres Körpers. Bewegung unterstützt auch eine Gewichtsabnahme bzw. das Gewichthalten geht viel leichter."

„Glauben Sie mir, liebe Schulungsteilnehmer, ich weiß, wovon ich spreche. Auch ich habe in meinem früheren Leben, nachdem ich meine beiden Töchter zur Welt gebracht hatte, viel zu viel gewogen. Abnehmen ist keine einfache Sache …", berichtet Frau Fröhlich. Immer wenn die Diabetesberaterin von sich erzählt, ist es mucksmäuschenstill im Schulungsraum. Alle merken, hier steht eine Frau aus Fleisch und Blut, die es ernst meint, die selbst Höhen und Tiefen kennengelernt hat und die den Mut hat, davon zu berichten.

Jeder Meter zählt

Jede Treppe mehr, die man hochsteigt, jeder Meter mehr, den man pro Tag läuft, schwimmt oder mit dem Rad fährt, freut unseren Körper und wirkt sich positiv auf Gesundheit und Wohlbefinden aus. Dazu muss man nicht gleich einen Sportkurs buchen oder eine neue Ausrüstung kaufen. Gerade im Alltag finden sich viele Bewegungsmöglichkeiten. Wer statt mit dem Auto zum Bäcker oder in die Apotheke läuft, hat locker 10–20 Minuten mehr auf seinem Bewegungskonto, und das so ganz nebenbei. Alle Aktivitäten in der frischen Luft tun gut.

„Herr Kleinschmidt, wie sieht denn Ihre tägliche Bewegung aus …“, will Frau Fröhlich von Otto wissen. Der wird erst einmal rot. „Ich, mmh, ich schaffe auf der Baustelle, da kommt man ganz schön ins Schwitzen … Aber ehrlich gesagt, ich sitze mehr im Bagger als dass ich Sand schippe … und dann bin ich ja auch viel im Büro. Ich muss mich um die Angebote und die Rechnungen kümmern, das ist ganz wichtig, sonst bleibt von der ganzen Plackerei nichts übrig … Meine Anneliese hat letztens erst so komische Stöcke mitgebracht und heute Abend soll's losgehen, na, ich bin gespannt.“

Frau Fröhlich ist begeistert: „Das ist aber schön, Herr Kleinschmidt, ich drücke Ihnen die Daumen. Das Wetter soll ja gut bleiben.“

Nacheinander fragt die Diabetesberaterin auch die anderen Schulungsteilnehmer nach ihrer körperlichen Bewegung. Jeder macht etwas anderes. Wilfriede Gärtner geht – wie ihr Name schon sagt – gerne in den Garten, da hat sie von Frühjahr bis in den Herbst hinein den ganzen Tag Bewegung. Kunigunde Ludwig fährt oft ihr Enkelkind aus, Hildegard von Buckwitz besucht eine Gymnastikgruppe, Eduard Fleischermann geht gerne spazieren, Dr. Konrad Kraft ging jahrelang tanzen, aber jetzt nach der OP muss er sich noch ein bisschen schonen. Harald Schneider spielt Golf und geht ab und zu zum Schwimmen, obwohl er lieber am Strand liegt und den Mädels zuschaut. Tja, und Emma Herzog, die macht es wie Gottfried, der Schweinehund. Sie liebt ihr Sofa, denn durch ihre hohen Blutzuckerwerte hat sie keine Energie und kann sich zu nichts aufraffen. Das ändert sich jetzt langsam dank ihrer Insulintherapie. Ihre Körperzellen bekommen wieder mehr Energie und dadurch wird auch sie wieder munterer und unternehmungslustiger. Letzten Sonntag hat sie es immerhin geschafft, eine Runde im Park spazieren zu gehen.

Beispiele für körperliche Bewegung

- Gründlicher Hausputz
- Gartenarbeit
- Holzhacken
- Renovierungsarbeiten in Wohnung oder Haus
- Auto putzen
- Spazierengehen
- Wandern
- Schwimmen
- Gymnastik
- Tanzen
- Kegeln
- Radfahren
- Nordic Walking
- Tennis
- Golf

„Sehen Sie", fasst Frau Fröhlich zusammen, „Bewegung ist etwas ganz Individuelles. Hauptsache, Sie machen das, was Ihnen langfristig Freude bereitet. Alles andere hat keinen Sinn. Sonst wird Ihr innerer Schweinehund nur noch größer. Das wäre genauso, als wenn ich mit Tennis anfangen würde. Da hätte ich jedes Mal das Gefühl, dass die Hürde, aus dem Haus zu gehen und mich zu bewegen, noch größer wird. Am besten Sie probieren alles einmal selbst aus. Ob Wandern, Schwimmen, Gymnastik, Tanzen, Radfahren, Nordic Walking, Tennis oder Golfspielen – jede Ausdauersportart eignet sich für Sie. Und denken Sie bitte daran, dass Sie sich während des Sports noch gut unterhalten können. Sie sollten auf keinen Fall aus der Puste kommen, sonst läuft die Fettverbrennung nicht optimal. Überanstrengen Sie sich bitte nicht. Bevor Sie loslegen, lassen Sie von Ihrem Arzt bitte einen Bewegungs-/Sportcheck machen. Es ist wichtig, dass Sie genau wissen, ob und wie Sie Ihren Körper belasten können."

Sport ist Mord?

Wenn Sie Sport treiben, sollten Sie Ihre Belastungsgrenzen kennen. Sprechen Sie unbedingt mit Ihrem Hausarzt bzw. Ihrem Diabetologen, wenn Sie folgende Erkrankungen haben:

- Herz-Kreislauf-Erkrankungen
- Gelenkerkrankungen
- Netzhauterkrankung
- Nervenstörungen an den Beinen
- Fußprobleme

Insulinanpassung ist das „A und O"

„Wir haben bis jetzt schon viele Vorteile der Bewegung kennengelernt. Aber das Beste kommt noch", lächelt Frau Fröhlich. „Sie erinnern sich bestimmt daran, dass Insulin der Schlüssel für unsere Zellen ist. Wenn wir bei diesem Bild bleiben, ist körperliche Bewegung wie gutes Olivenöl. Damit eingeschmiert, lässt sich der Insulinschlüssel einfacher umdrehen und das Insulin kann die Zelltüren leichter aufschließen. Die Folge: Ihre Blutzuckerwerte sinken und Sie können bzw. müssen Ihr Insulin verringern. Denn wenn wir uns körperlich bewegen, verstärkt sich die Insulinwirkung (weniger Insulinresistenz!) und der Organismus schleust mehr Traubenzucker in die Zellen ein, speichert ihn z. B. als Leberglykogen und verbrennt mehr Zucker in der Muskulatur. Deshalb müssen Sie bei einer erhöhten körperlichen Aktivität, beim Sport, im Garten oder auch bei einem ausgiebigen Hausputz immer Ihr Insulin anpassen. Es gibt dazu eine einfache Grundregel: Entweder passen Sie vor der körperlichen Aktivität Ihr Insulin an oder aber Sie nehmen zusätzlich Kohlenhydrate zu sich."

Insulinanpassung bei körperlicher Bewegung

Wenn Sie ein **kurz wirksames Insulin** (Essensinsulin) verwenden, spritzen Sie 30–50 % weniger Insulin zu den Mahlzeiten, die direkt vor oder nach der körperlichen Bewegung liegen.

Wenn Sie ein **lang wirksames Insulin** (Basalinsulin) verwenden, gelten folgende Regeln:

1. Bei einem NPH-Insulin kürzen Sie morgens Ihre Einheiten um ca. 30–50 %, wenn Sie sich vormittags oder ganztägig bewegen wollen (z. B. Tages-Radtour oder Wohnungsrenovierung). Je nachdem, wie viel Sie körperlich tagsüber geleistet haben, kürzen Sie am Abend zusätzlich Ihr Insulin noch einmal um ca. 30–50 %.
2. Bei einem lang wirksamen Analoginsulin können Sie auch am Abend nach der Bewegung ca. 10–20 % reduzieren.

Schauen Sie bitte auch in Ihren individuellen Anpassungsplan, den Ihr Arzt/Diabetesteam mit Ihnen für Sie entwickelt hat. Besondere Aktivitäten besprechen Sie bitte vorab mit Ihrem Arzt/Diabetesteam.

„Neben der Insulinanpassung müssen Sie auch dafür sorgen, dass Sie für den Notfall immer Ihre ‚Lebensversicherung‘ dabei haben, wie ich immer so schön sage“, erklärt Frau Fröhlich. „Beim Sport gilt, wie für alle körperlichen Aktivitäten, dass Sie sich gut selbst kontrollieren. Ihre Notfall-Ausrüstung muss immer griffbereit in Ihrer Nähe sein, bei der Wanderung im Rucksack, im Gartenhäuschen und wenn Sie beim Schwimmen sind, in einer wassergeschützten Tasche am Rand des Schwimmbeckens.“

Checkliste Sport und Insulin

1. Nehmen Sie Ihr Blutzuckermessgerät, Messstreifen, Stechhilfe und Tagesprofil mit.
2. Nehmen Sie Ihre Medikamente/Insulin mit.
3. Achten Sie darauf, dass Sie genügend Getränke dabei haben.
4. Packen Sie Ihre Sport-BEs ein.
5. Nehmen Sie Ihre Notfall-Ausrüstung mit.
6. Passen Sie Ihr Insulin bei der Mahlzeit vor Sportbeginn an.
7. Messen Sie öfter Ihren Blutzucker.
8. Tragen Sie geeignete Schuhe.
9. Beginnen Sie langsam mit dem Sport.
10. Bei einer Unterzuckerung machen Sie eine Pause von 30 Minuten.
11. **Wichtig:** Beim Sport erkennen Sie häufig schwieriger eine Unterzuckerung.
12. **Wichtig:** Passen Sie Ihr Insulin auch nach dem Sport an.

Spontan sein ist erlaubt

„Aber was mache ich, wenn ich plötzlich auf der Baustelle mithelfen muss?“, will Otto wissen, denn nicht immer ist alles im Leben planbar. Da muss es Lösungen geben für alle möglichen Eventualitäten. Frau Fröhlich lobt Otto, das sei eine wichtige Frage! „Zwar wird keiner seine Wohnung spontan neu anstreichen“, fährt sie fort, „aber es kommt doch vor, dass nach Dauerregen die Sonne plötzlich wieder scheint und man kurzfristig eine Runde Fahrradfahren will oder nach dem Mittagessen kommt der Anruf von der Freundin, von wegen eine Runde

Auch nicht schlecht … dann kann ich mir ja mal eine Portion Leberkäse zwischendurch gönnen. Vielleicht sollte ich doch ein bisschen mehr Sport machen?

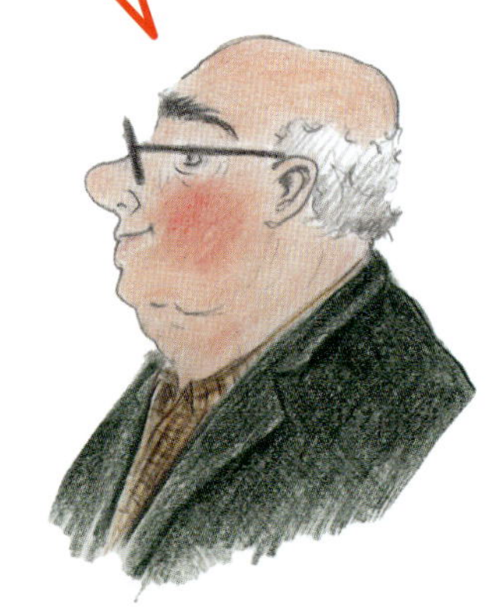

Schwimmen zu gehen. In all diesen Fällen konnten Sie vorher Ihr Insulin nicht verringern, das bedeutet: Sie müssen Ihre Sport-BEs essen!“

Otto geht walken

Otto kommt hoch motiviert von der Diabetesschulung nach Hause. Das mit der Extraportion Leberkäse hat es ihm angetan. Erst laufen, dann futtern – warum nicht, denkt er. Anneliese muss lächeln, als Otto ihr von seiner Idee berichtet. Sie selbst läuft schon seit einem Jahr mit einer Frauengruppe. Damals hatte der Sportverein einen Schnuppertag Nordic Walking angeboten. Anneliese fand das klasse und ist seitdem begeistert mit ihren Stöcken unterwegs. Otto fand das bisher nicht gerade prickelnd, aber was soll's. Er will es heute Abend einmal selbst ausprobieren. Weil aber nicht klar ist, ob Otto das mag, hat Anneliese erst einmal von einer ihrer Lauf-Freundinnen ein paar Stöcke ausgeliehen. So was muss man nicht gleich kaufen, nachher stehen sie dumm in der Ecke herum …

Otto bereitet sich gut vor. Er geht mit Anneliese die „Checkliste Sport und Insulin“ sorgfältig durch. Bis jetzt hat er schon zweimal eine Unterzuckerung erlebt, einmal auf der Baustelle und einmal während der Fahrt nach München. Das braucht er nicht noch einmal. Bevor es losgeht, misst er seinen Blutzucker: Zur Sicherheit steckt er sich eine ganze Rolle Traubenzucker in seine Trainingshose. Anneliese trägt so einen neumodischen kleinen Sportrucksack, dort sind ein paar Müsliriegel drin, eine Flasche stilles Wasser für sie beide und extra Apfelsaft für Otto, außerdem noch sein Messgerät mit dem passenden Zubehör.

Anneliese hat sich eine schöne Wegstrecke ausgesucht, die nicht so steil ist, weil Otto am Anfang nicht aus der Puste kommen soll. Anneliese will im Feld laufen, dann weiter am Friedhof entlang und zum Schluss an den Schrebergärten vorbei. Das wird circa 45 Minuten dauern. Es ist Frühjahr und alles blüht und grünt. Nachdem Anneliese Otto kurz die Technik erklärt hat, laufen sie munter los. Otto muss sich erst an die Stöcke gewöhnen, aber bald geht es ganz gut. Anneliese läuft langsamer als sonst, denn Otto soll sich nicht überanstrengen.

Als sie an den Schrebergärten vorbeikommen, hört Otto einen Ruf: „He Otto, was ist denn los mit dir? Suchst du den Schnee und willst du zur Olympiade?“ Dann folgt ein lautes Lachen … Das kann nur Martin, Ottos Stammtischbruder, sein. Kurz darauf sieht er Martin auf sich zukommen, vielmehr schwanken. Martin wiegt über 150 kg.

Otto bekommt einen roten Kopf und ärgert sich. „Tja, mein lieber Martin, ich tue etwas für meine Gesundheit. Ich laufe meinem Diabetes davon. Du brauchst gar nicht zu lachen, dir würde ein wenig Bewegung auch guttun. Anstatt nur in deiner Gartenhütte zu sitzen und ein Bierchen nach dem anderen zu trinken.“

Otto ist richtig sauer! Anneliese, die vorausgegangen ist, wartet auf ihn an der nächsten Biegung. Sie hatte keine Lust auf das Geschwätz und die dummen Bemerkungen von Ottos Kumpel Martin. Gemeinsam laufen sie die letzten Meter nach Hause, jeder hängt seinen Gedanken nach. Zu Hause angekommen, misst Otto als Erstes seinen Blutzucker: 88 mg/dl (4,9 mmol/l) – ein super Wert. Alles hat gut geklappt, aber jetzt ist Otto richtig hungrig.

Anneliese deckt den Abendbrottisch. Sie hat an den Ernährungsstunden in der diabetologischen Schwerpunktpraxis teilgenommen und fängt nun ganz langsam mit Ottos Ernährungsumstellung an. Sie achtet darauf, dass die Lebensmittel, die sie kauft, viel weniger Fett haben, und statt weißer „Luftbrötchen“ gibt es nun welche aus Vollkorn. Otto war anfangs nicht so begeistert, aber Frau Fröhlich hat ihm klargemacht, wie wichtig das ist. Mittlerweile schmecken ihm die Vollkornsachen sogar viel besser, weil sie einen kräftigeren Geschmack haben und Otto länger satt bleibt.

Auf den Hund gekommen

Während des Essens kommen Anneliese und Otto auf die Beerdigung von Lieselotte Wagenscheid zu sprechen. Die alte Frau ist im Alter von 89 Jahren verstorben. Anneliese war vorgestern mit den anderen Nachbarn auf ihrer Beerdigung. Otto will von Anneliese wissen, was denn mit Lieselottes Dackel Waldi passiert ist. Der dicke kleine Kerl war oft im Hof und bellte jeden an, der vorbeiging. „Ach“, sagt Anneliese, „die Liselotte hatte doch keine Kinder und ihr Neffe, der sich ein bisschen um sie gekümmert hat, ist oft selbst krank. Das arme Tier wurde vom Tierschutzverein ins Tierheim gebracht. Ob der wohl noch ein neues Herrchen oder Frauchen findet?“ Anneliese schaut ganz betrübt.

Otto kommt spontan ein Gedanke. „Du, Anneliese, was hältst du davon, wenn wir mal ins Tierheim fahren und nach Waldi schauen. Oder nach einem anderen Hund? Weißt du, dann muss ich einfach jeden Tag laufen gehen. Mit so einem Hund muss man bei Wind und Wetter raus.“

Anneliese hat zwar nichts gegen Tiere, aber sie ist nicht wirklich begeistert. Sie denkt an die Arbeit und den Dreck, den so ein Hund macht. Sie ist schließlich auch nicht mehr die Jüngste und sie kennt ihren Otto. Am Ende liegt der faul auf dem Sofa und sie darf mit dem Hund raus. So war das schon bei den Kindern. Otto lässt nicht locker. Letzten Endes kann er Anneliese doch überreden. Man kann ja mal schauen, das kostet nichts und ist ganz unverbindlich …

Am nächsten Morgen fahren die beiden ins Tierheim. Sie werden von der Leiterin begrüßt, die sie herumführt. Im Tierheim wimmelt es von Katzen, Meerschweinchen, einem Papagei, der von der Feuerwehr im Park eingefangen wurde, und vielen, vielen Hunden. Kleinen, großen, einfarbigen, bunt gescheckten, dicken, dünnen, traurigen und frechen. Otto und Anneliese gelangen durch das Katzenhaus zu den Hundezwingern. In der ersten Box sitzt ein Schäferhund, der ganz aufgeregt hin und her springt. Otto überlegt sich, was er sich von einem Hund erwartet … Mmh, er weiß nicht so recht, vielleicht war es doch etwas übereilt von ihm, hierher zu kommen.

Die Leiterin stellt jeden Hund einzeln vor: „Hier, das ist Charlie, ein noch junger Schäferhund. Der muss ordentlich erzogen werden und braucht viel Bewegung. Mit ihm müssen Sie mindestens zwei bis drei Mal am Tag spazieren gehen. Charlie ist schon öfter ausgerissen. Er ist nicht unbedingt ein Anfängerhund." Otto holt tief Luft, na das kann ja heiter werden. Er hat drei Kinder großgezogen, na ja, eigentlich hat das Anneliese gemacht, wenn er ehrlich ist, und dann haben sie noch die Enkelkinder, also auf großes Erziehungsgedöns hat er keine Lust mehr. Am liebsten wäre ihm ein Hund, der schon fix und fertig ist.

Sie kommen zur nächsten Box. Dort sitzt ein Windhund mit ellenlangen Beinen, der auch viel Auslauf braucht. Otto schaut sich seine Beine an. Oh je, denkt er, hinter dem komme ich nicht her. Da muss ich ja rasen wie ein Bekloppter, nein das wäre was für meinen Heribert, der Marathon läuft. Der hat auch so dünne lange Beine wie ein Storch. In der nächsten Box sitzt ein Kampfhund. Anneliese erschreckt sich bei seinem Anblick. „Nein, so etwas kommt für uns nicht infrage", sagt sie mit fester Stimme. Eigentlich würde sie am liebsten gleich nach Hause gehen, so eine Schnapsidee von Otto, hierher zu kommen …

Während die Tierheimleiterin noch mit Otto redet, entdeckt Anneliese plötzlich Waldi, den kleinen Hund von Lieselotte Wagenscheid. Der dicke Kerl sitzt in der Ecke und schaut ganz traurig mit seinen Dackelaugen durch die Gitterstäbe. Es ist Liebe auf den ersten Blick. Allein schon diese Augen. Otto schmilzt dahin. Und dann die Figur: Waldi hat einen kleinen Kugelbauch. Fast so wie ich, denkt Otto. Auch die kurzen Dackelbeine gefallen Otto. Der rennt bestimmt nicht so schnell, der wurde immer mit Hundekuchen verwöhnt.

Als die Leiterin die Box öffnet, hüpft Waldi ganz aufgedreht zwischen beiden hin und her. Er freut sich. Keine nervigen Kinder, die ihn zwicken, denkt er, keine jungen Leute, die mit ihm herumrasen wollen, sondern ein gediegenes Ehepaar mit einem bequemen Sofa … Waldi ist zufrieden. Und wenn er sich Otto so anschaut, dann stimmt bestimmt auch die Verpflegung in seinem neuen Zuhause. Waldi wedelt ganz heftig, seine neuen Herrchen sind ganz nach seinem Geschmack.

Otto will Waldi gleich mitnehmen. Sie erledigen die Formalitäten im Tierheim und packen Waldi ins Auto. Zum Glück hat das Tierheim noch Waldis Körbchen, seine Hundedecke und auch die Leine sind noch da. Otto und Anneliese bekommen alles mit, ebenso Futter für einen Tag. Im Auto setzt sich Anneliese auf den Rücksitz, um Waldi festzuhalten, während Otto vorsichtig nach Hause fährt. Beide sind ganz aufgeregt und freuen sich sehr. Seit die Kinder aus dem Haus sind, ist es doch oft recht still, mal vom Fernseher abgesehen. Waldi hat im Nu auch Annelieses Herz erobert. Der arme kleine Kerl. Otto plant gleich seinen ersten Spaziergang. „Weißt du, Anneliese, jetzt muss ich jeden Tag raus mit Waldi, das wird mir, meinem Zucker und dem Hund guttun. Waldi und ich können ja gemeinsam ein bisschen abspecken."

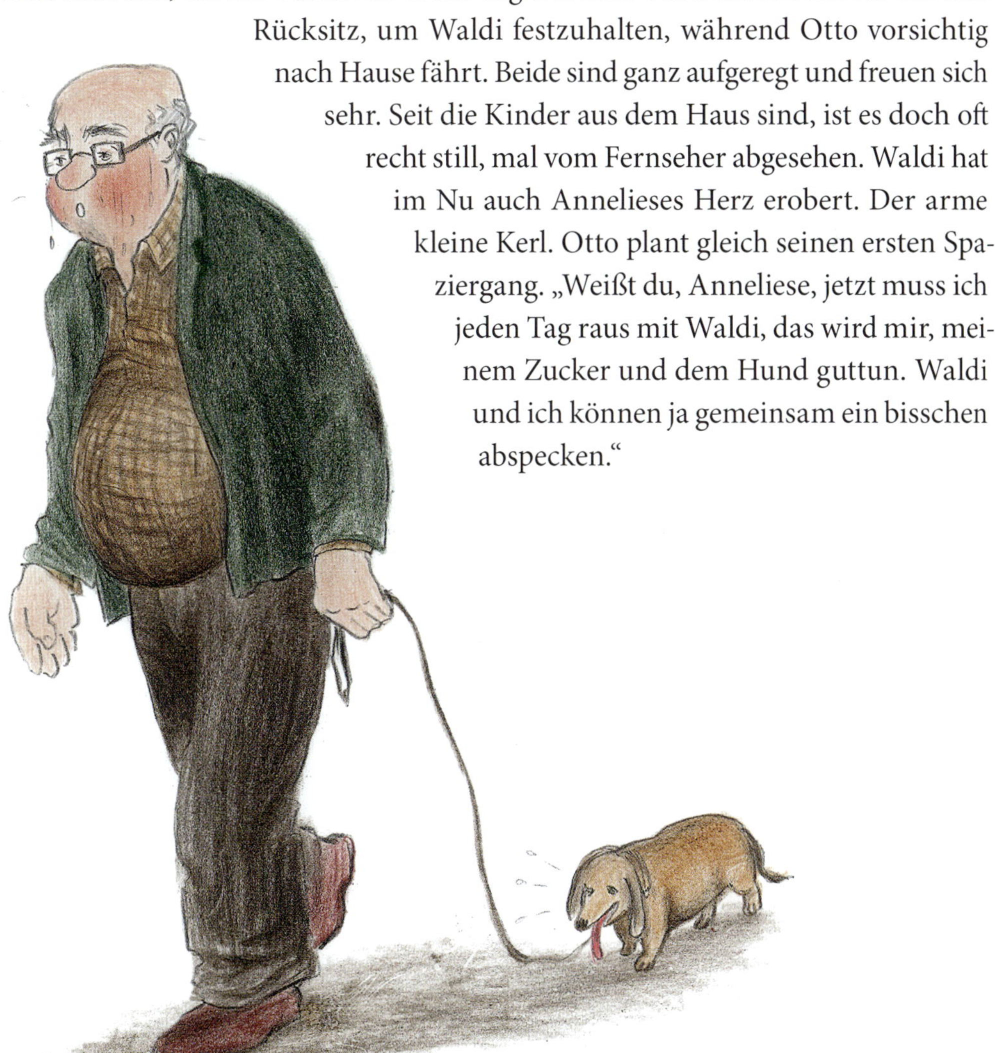

XII. Ottos 9. Schulungstag

- *Diabeteskontrolle*
- *Diabetische Folgeerkrankungen: Potenzstörungen, Arteriosklerose, Schaufensterkrankheit, Herzinfarkt, Schlaganfall, Retinopathie, Nephropathie, Polyneuropathie, diabetischer Fuß*
- *Gesundheits-Pass Diabetes*

Schutz vor Folgeerkrankungen

Es ist Mittwochmorgen. Die vorletzte Schulungseinheit bricht an. Otto erzählt gerade ganz aufgeregt von Waldi, seinem neuen Freund, und wie er am Montagabend walken war und sein Freund Martin so blöde Bemerkungen gemacht hat. Dabei sieht der selbst aus wie ein Walross und täte sich besser mal ein bisschen mehr bewegen. Wie Anneliese und er beide am Dienstag spontan im Tierheim waren – tja, und jetzt haben sie Familienzuwachs bekommen. Der gute dicke Waldi. Otto ist ganz glücklich. Heute will er das erste Mal mit dem Hund spazieren gehen. Gestern war alles noch viel zu neu für den kleinen Kerl. Aber gut gefressen hat er und Ottos Sofa hat er auch schon erobert. Schwupp hat es gemacht – und schon war er draufgesprungen und hat sich gleich eingerollt. So viel sportliches Geschick hatte Otto ihm gar nicht zugetraut. Anneliese hat erst einmal eine alte Decke hingelegt, damit der Hund nichts schmutzig macht. Es war richtig gemütlich und mitten im schönsten TV-Film sind alle drei friedlich eingeschlafen. Waldi ist ein Hund ganz nach Ottos Geschmack.

Hildegard von Buckwitz ist wie immer ein bisschen pikiert. Sie findet es eklig, Tiere in der Wohnung zu haben. Das sind doch Bakterienträger, igittigitt! Emma Herzog hingegen hängt förmlich an Ottos Lippen. Sie liebt Tiere über alles. Tja, so ein kleines Kerlchen wäre auch was für sie. Dann wäre sie nicht mehr so einsam. Emma Herzog ist noch am Nachdenken, als Frau Fröhlich zur Tür hereinkommt.

Sie holt gleich zu Anfang ihre große Schatzkiste aus dem Regal, die sie morgens schon passend für die Schulungsstunde bestückt hat. „In dieser Stunde beschäftigen wir uns mit dem Thema diabetesbedingte Folgeerkrankungen. Dazu habe ich ganz viel Anschauungsmaterial entwickelt. Sie werden sehen, damit verstehen Sie vieles leichter."

Frau Fröhlich hat ihre schwere Kiste mittlerweile auf den Stuhl neben sich bugsiert. Sie holt kurz tief Luft und zieht dann den Schulungs-Otto in den Raum, der dieses Mal allerdings fast nackt vor ihnen steht. „Wir machen heute wieder eine Reise mit dem Zuckerexpress zu den einzelnen Organen und schauen uns an, was der Zucker so alles im Körper anstellen kann. Wenn man auf seinen Diabetes achtet und der Blutzucker gut eingestellt ist, dann braucht man kaum Angst zu haben. Wissen Sie, ich habe die Erfahrung gemacht, dass Diabetiker sich oft gesünder ernähren und sich mehr bewegen als andere Patienten. Wenn Sie regelmäßig Ihre Kontrolluntersuchungen machen lassen – das erkläre ich Ihnen gleich nachher, wenn wir den Gesundheits-Pass Diabetes durchnehmen – und bei Verletzungen vor allem an den Füßen immer zum Arzt gehen, sind Sie auf der sicheren Seite. Dennoch ist es gut, aufgeklärt zu sein."

Zucker – ein schleichendes Gift

Diabetesbedingte Folgeerkrankungen sind Veränderungen an den kleinen und großen Blutgefäßen des Körpers sowie Schädigungen des Nervensystems. Diese können entstehen, wenn der Blutzuckerspiegel über längere Zeit zu hoch ist.
Zucker ist wie ein schleichendes Gift, was man nicht merkt. Mit einer langfristig guten Blutzuckereinstellung kann man jedoch das Risiko von diabetesbedingten Folgeerkrankungen erheblich mindern.

„Bevor wir nun in unseren Zuckerexpress einsteigen, haben Sie noch Fragen zur letzten Stunde – oder auch zu den anderen Themen? Heute haben Sie die Möglichkeit, Ihren Körper besser kennenzulernen. Also bitte fragen Sie viel!"

Emma Herzog meldet sich ganz hektisch: „Ich bin bisher zu jeder Stunde in die Praxis gekommen. Und ich finde es ganz toll, dass ich jetzt so gute Blutzuckerwerte habe und nur die Hälfte der Insulinmenge von früher brauche. Vor allem habe ich schon vier Kilos abgenommen. Endlich klappt es, ich kann es kaum glauben und bin Ihnen wirklich sehr dankbar, Frau Fröhlich. Aber heute fiel es mir sehr schwer herzukommen. Sie wissen ja, ich bin depressiv und nicht immer so gut drauf. Ich habe fast die halbe Nacht nicht geschlafen, weil ich solche Angst vor dem Thema Folgeerkrankungen habe. Ich hatte schon einen Herzinfarkt und habe Arteriosklerose. In meinem Körper ist viel kaputt, wie in einem alten Haus, wo die Wasserrohre verkalkt sind. Stellen Sie sich mal vor, wenn da noch mehr zerstört ist? Das verkraften meine Nerven nicht. Mir ist vor Angst schon ganz schlecht." Emma fängt leise an zu weinen und alle fühlen mit ihr mit. Es ist schon ein Drama, denkt Otto, und putzt sich laut die Nase. Und selbst Harald Schneider wischt sich schnell mit der Hand übers Gesicht …

Frau Fröhlich greift beherzt in die Situation ein, legt ihre Hand kurz auf die Schulter von Emma Herzog und spricht ihr Mut zu. „Herr Dr. Zeit und ich, wir haben uns darauf geeinigt, in unserer Praxis nicht mit der Angst zu schulen. Im Gegenteil, wir wollen, dass es Ihnen gut geht und dass Sie wissen, wie Sie sich selbst schützen können. Wenn Sie aktiv mitarbeiten, können wir gemeinsam Ihre Lebensqualität erhöhen. Durch eine gute Blutzuckereinstellung können Sie viele diabetische Folgeschäden weitgehend vermeiden. Und falls Sie schon welche haben, dann setzen wir alles daran, um diese zu lindern. Die Medizin von heute ist sehr weit, die Ärzte können viel tun. Wir in der Praxis arbeiten mit einem Netz von hervorragenden Spezialisten zusammen. Gemeinsam kümmern wir uns um unsere Patienten und versorgen sie bestmöglich. Die entsprechenden ärztlichen Kontrolluntersuchungen spielen dabei eine große Rolle ebenso wie die Diabeteskontrolle durch den Patienten. Dadurch können Krankheitsfolgen verhindert oder hinausgezögert werden. Dabei spielt der Gesundheits-Pass Diabetes eine große Rolle."

Wie Sie sich selbst schützen können: Diabetesmanagement

- Sorgen Sie für gute Blutzuckerwerte
- Messen Sie regelmäßig Ihren Blutzucker – wie mit dem Arzt vereinbart
- Achten Sie auf Ihren Blutdruck
- Passen Sie auf Ihre Blutfettwerte auf
- Ernähren Sie sich ausgewogen und versuchen Sie bei Übergewicht abzunehmen
- Bewegen Sie sich jeden Tag körperlich – nach Möglichkeit mindestens 30 Minuten
- Halten Sie sich an die mit Ihnen vereinbarte Diabetestherapie
- Nehmen Sie Ihre Diabetestabletten ein, bzw. spritzen Sie Ihr Insulin oder Ihr GLP-1 wie besprochen und miteinander beschlossen
- Rauchen Sie bitte nicht
- Schränken Sie Ihren Alkoholkonsum ein
- Sorgen Sie für eine gründliche Reinigung Ihrer Zähne
- Überprüfen Sie täglich Ihre Füße auf Schnittwunden, Blasen und wunde Stellen
- Beurteilen Sie Ihre Haut und Ihre Spritzstellen auf Rötungen und Schwellungen
- Nehmen Sie an den Kontrolluntersuchungen im Rahmen des DMP und nach Empfehlungen des Gesundheits-Passes Diabetes teil

Frau Fröhlich will nun von der Schulungsgruppe wissen, ob sie eine Ahnung haben, wo es zu Folgeerkrankungen im Körper kommen kann.

Prompt schnellt eine Hand in die Höhe. Harald Schneider will etwas sagen … Oh, denkt Hildegard von Buckwitz, der kommt bestimmt wieder mit seinem Lieblingsthema Sex und Diabetes. Man könnte glauben, der hätte nix anderes in seinem Kopf. In ihrer Jugend hat man solche Themen überhaupt nicht angesprochen. Da zog man sich im Dunkeln aus und viele wussten nicht, wo die Kinder herkommen. Gut, dass sich die Zeiten geändert haben. Dennoch: Dieser Mann ist eine Herausforderung für die alte Dame.

Auch Otto muss grinsen. Aber im Gegenteil zu Hildegard von Buckwitz findet er das Thema gar nicht so unspannend. Er findet es gut, dass Harald Schneider damit immer wieder anfängt, dann kann Otto in Ruhe zuhören und muss nicht selbst fragen.

Es dauert keine Sekunde und dann kommt „Potenzprobleme“ wie aus der Pistole geschossen aus Harald Schneiders Mund. „Richtig“, bestätigt Frau Fröhlich, „Erektionsstörungen entstehen oft durch ein Zusammenspiel von körperlichen und psychischen Faktoren. Sie treten bei Patienten mit Diabetes häufiger auf als bei Nicht-Diabetikern. Inzwischen gibt es jedoch verschiedene medikamentöse und nicht medikamentöse Möglichkeiten, die zu einem erfüllten Sexualleben verhelfen können.“

„Und was ist das?“, will Harald Schneider sofort wissen. Frau Fröhlich bleibt ganz souverän: „Herr Schneider, was halten Sie davon, wenn wir einen Termin mit Dr. Zeit ausmachen?“ Der Immobilienmakler brummelt zwar ein bisschen, ist letztendlich aber einverstanden und nickt. Otto findet das zwar schade, aber er kann verstehen, dass nicht alle Themen für alle Ohren geeignet sind. Es gibt ja schließlich immer noch so etwas wie eine Privatsphäre. Auch Hildegard von Buckwitz und Emma Herzog sind froh, dass dieser Kelch an ihnen vorübergegangen ist.

„Gibt es denn noch weitere Stellen im Körper, die das schleichende Gift angreifen kann?“, fragt die Diabetesberaterin. „Gehirn“, „Herz“, „Augen“, „Nieren“, „Füße“, „Blutgefäße“ und „Nerven“, rufen die Schulungsteilnehmer nacheinander in den Raum. „Prima“, meint Frau Fröhlich und greift bei jedem Begriff in ihre Schatzkiste, um das passende Organ herauszuholen und es auf dem Schulungs-Otto zu platzieren.

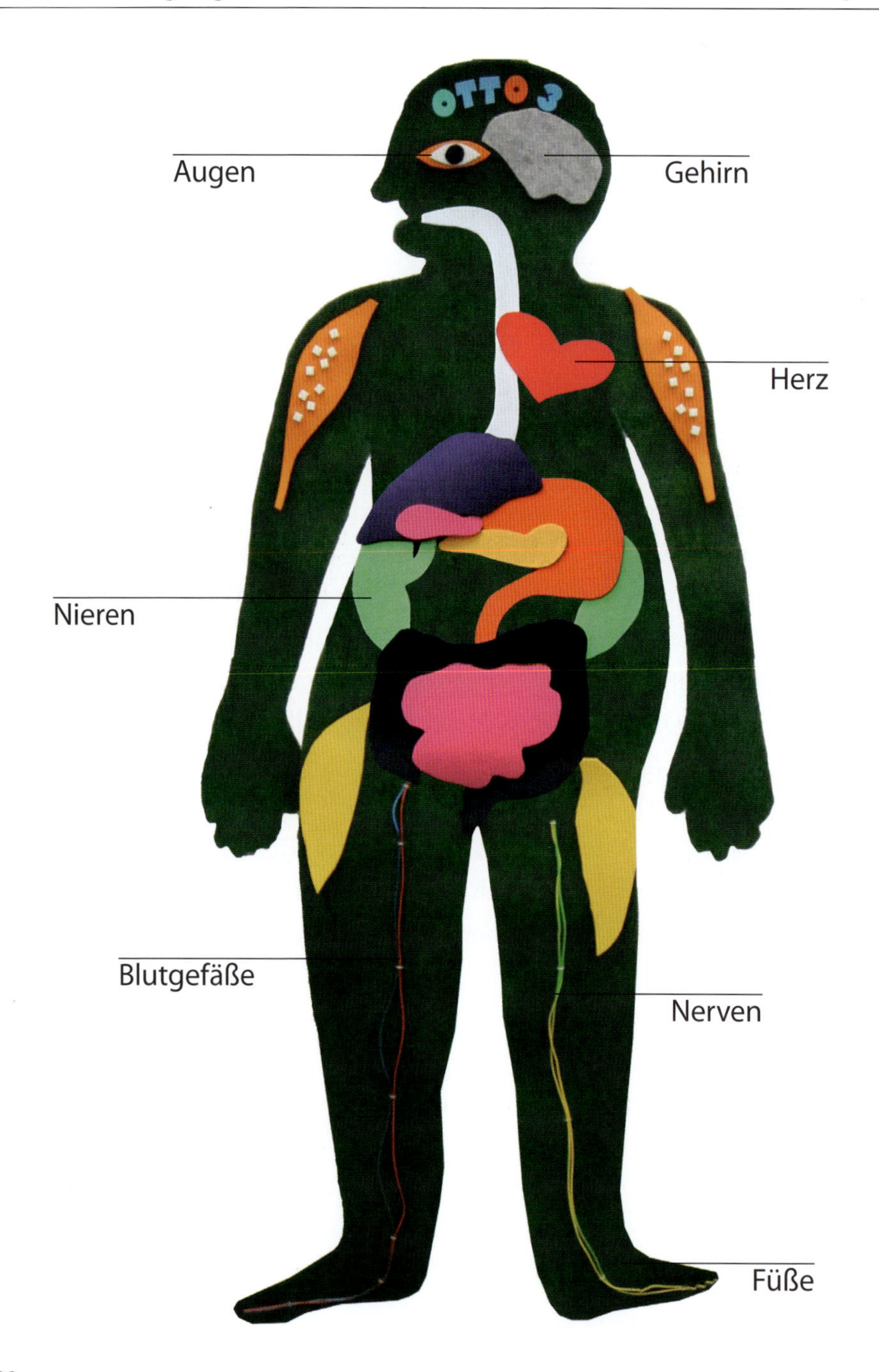
OTTO 3
Augen
Gehirn
Herz
Nieren
Blutgefäße
Nerven
Füße

„Sehen Sie, und jetzt wissen wir auch, wohin heute unsere Reise mit dem Zuckerexpress geht. Am besten fangen wir mit dem Krankheitsbild an, das Frau Herzog uns vorhin genannt hat: die Arteriosklerose, die zu den Folgekrankheiten des Typ-2-Diabetes zählt, aber auch bei Menschen ohne Diabetes entstehen kann. Insgesamt gibt es zwei Hauptgruppen von Folgeerkrankungen: Die eine betrifft die kleinen Blutgefäße, dazu zählen die Augenschäden (Retinopathie und Makulopathie), Nierenschäden (Nephropathie) und die Gefäße, die die peripheren Nerven versorgen (Neuropathie). Die andere betrifft die großen Blutgefäße, dazu zählen die koronare Herzkrankheit, der nicht seltene „stumme" Herzinfarkt, der Schlaganfall wie auch die Schaufensterkrankheit, eine arterielle Verschlusskrankheit in den Beinen. Die Nervenfunktionsstörungen sind sehr komplex und betreffen die kleinsten Gefäße der Nerven wie auch die Nerven selbst, die durch eine chronische Überzuckerung des Blutes direkt geschädigt werden. In allen Fällen kommt es zu krankhaften Veränderungen und Verengungen der Adern, was zu Durchblutungs- und Funktionsstörungen der verschiedenen Organe führt."

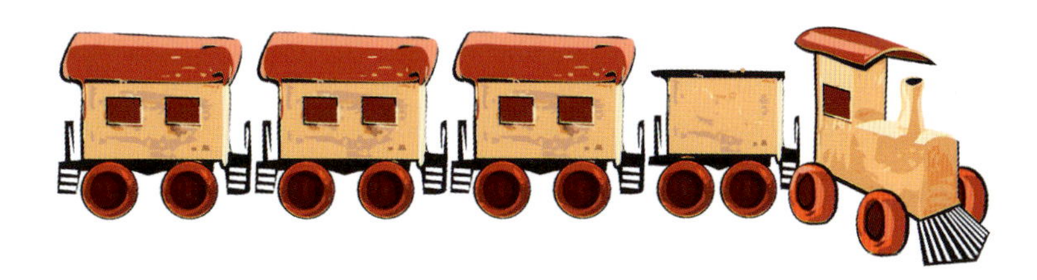

„Steigen Sie nun bitte wieder in unseren Zuckerexpress ein. Wir starten heute bei dem kleinen Mann unseres Ottos, das Thema haben wir ja gerade besprochen, nicht wahr Herr Schneider?" Der Angesprochene nickt und wird ein bisschen rot, bei seinem braunen Sonnenteint fällt es aber kaum auf.

„Von dort fahren wir zu den Adern in Ottos linkem Bein. Bitte festhalten! Nach einer scharfen Kurve, wir sind gerade an der Prostata vorbeigefahren, kommen wir zu unserem nächsten Halt, hier bei der großen Beinschlagader. Bitte alle aussteigen." Frau Fröhlich ruft „Tut, tut."

„Bei der Arteriosklerose von Frau Herzog ist es zu Ablagerungen in den Blutgefäßen gekommen, die landläufig als Arterienverkalkung bezeichnet werden." Bei diesen Worten steht Frau Fröhlich auf und holt aus ihrer zweiten Schatzkiste drei große Rohre mit Bauschaum heraus. Otto ist begeistert. Das geht hier ja zu wie auf seinen Baustellen. Er streckt sich, um alles genau zu sehen.

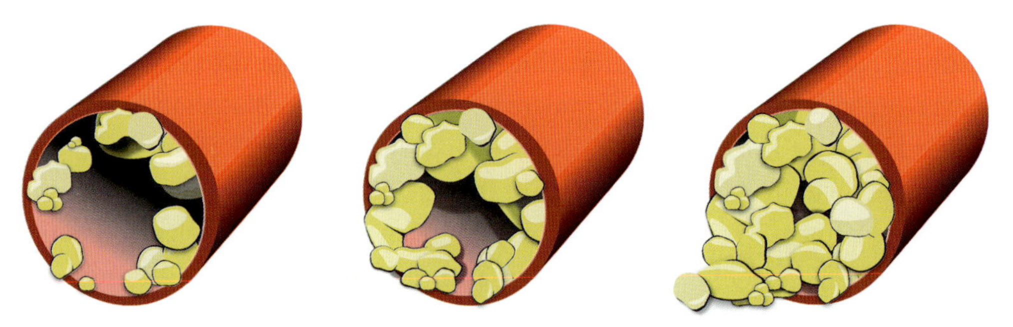

Frau Fröhlich erklärt anhand ihrer Rohre, dass die ersten Stadien der Arteriosklerose weitgehend unbemerkt verlaufen und es ziemlich lange dauert, bis man eine Durchblutungsstörung spürt. In der Regel tauchen die ersten Beschwerden bei Belastungen auf. Es kann aber auch sein, dass ein Diabetiker die Durchblutungsstörung gar nicht spürt – das passiert häufig dann, wenn er eine schwere Nervenfunktionsstörung hat."

„Wie muss man sich nun so eine Verkalkung der Adern vorstellen?" Frau Fröhlich malt mit großen Strichen eine Arterie auf das Flipchart. „So eine Ader", erklärt sie, „hat ganz viele Schichten und für eine Arteriosklerose sind viele Faktoren verantwortlich, u. a. hohe Zuckerwerte, hoher Alkoholkonsum und Nikotin."

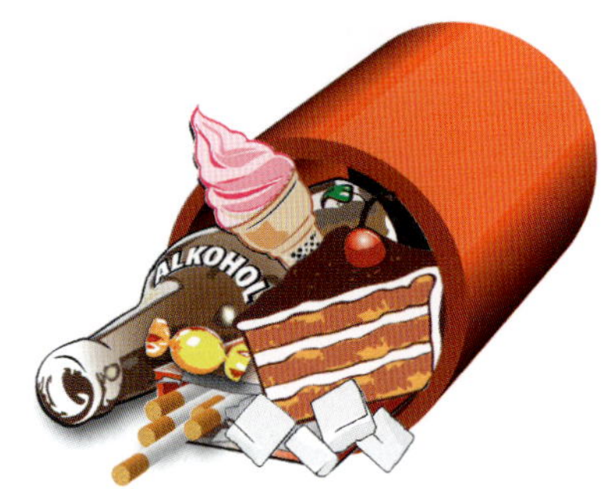

Arteriosklerose

Bei der Arteriosklerose handelt es sich um eine Durchblutungsstörung. Man geht heute davon aus, dass es sich bei der Arteriosklerose um einen Entzündungsprozess handelt, bei dem Gewebehormone, hohe Blutdruck- und Blutzuckerwerte, eine bestimmte Fettzusammensetzung im Blut (z. B. hohes LDL-Cholesterin), aktivierte Blutplättchen und Alterungsprozesse die Gefäßwände so „verletzen", dass es zum Austritt von Blutbestandteilen und Blutzellen in die Gefäßwand kommt. Dieser Entzündungsprozess führt – wie bei einem verkalkten Wasserrohr – zur Einengung der Gefäßwand und zur Verletzung der Innenauskleidung der Arterien (Endothel).

Im Laufe von Jahren kommt es dann häufig zu schweren Durchblutungsstörungen bis hin zu kompletten Gefäßverschlüssen, den Thrombosen. Oder aber die Blutgerinnsel lösen sich von der Wand und werden vom Blut weitertransportiert, bis sie ein kleineres Blutgefäß verstopfen und es zu einer Embolie kommt.

Wilfriede Gärtner hebt die Hand: „Mein Hausarzt meint, ich hätte die Schaufensterkrankheit. Als ich das meinem Schorsch zu Hause erzählt habe, lachte der aus vollem Hals und meinte, da hätte der Arzt ja mal Recht, so gerne wie ich einkaufen ginge. Außerdem hätte ich die Krankheit an unsere beiden Töchter Daniela und Jaqueline vererbt, die hätten auch nur Shoppen im Kopf."

Der Kerl hat einfach kein Benehmen, da kann er noch so viel Golfspielen und irgendwelche hohen Tiere kennen.

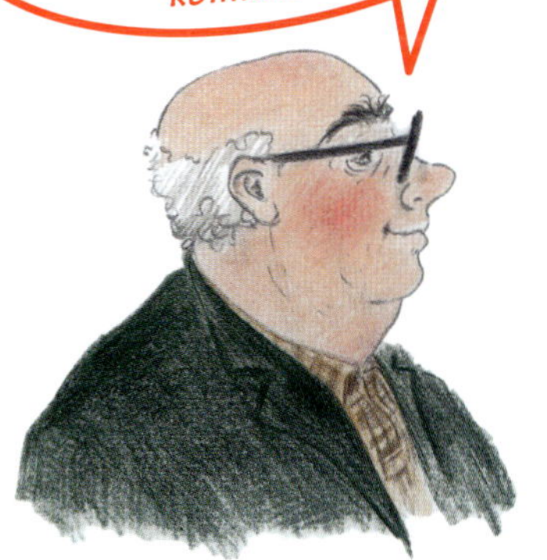

Bei diesen Worten fängt die ganze Schulungsgruppe laut an zu lachen. Wilfriede ist schon eine Nummer für sich, denkt Otto. Gerade als Frau Fröhlich anfangen will, das Krankheitsbild zu erklären, platzt Harald Schneider dazwischen.

„Frau Fröhlich, hat das auch was mit dem Raucherbein zu tun?", will er wissen. Die Diabetesberaterin nickt, „Das hängt alles miteinander zusammen. Hat man eine Arteriosklerose in den Beinarterien, gibt es am Anfang keine Beschwerden. Später schaffen die Adern aber die zum Gehen oder Arbeiten erforderliche Mehrdurchblutung nicht mehr. Die unter Belastung auftretenden Schmerzen (hervorgerufen durch Sauerstoff- und Nahrungsmangel der angrenzenden Gewebe) zwingen immer wieder zum Stehenbleiben (intermittierendes Hinken). Daher kommt auch der Name ‚Schaufensterkrankheit'."

„Im fortgeschrittenen Stadium hat man dann selbst in Ruhestellung und besonders beim Hochlagern der Beine Schmerzen. Diese Durchblutungsstörungen sind besonders gefährlich, wenn zum Diabetes und Bluthochdruck ein erheblicher Nikotinkonsum dazu kommt. Solche Beine, und damit wären wir dann bei Ihrer Frage, Herr Schneider, bezeichnet man auch als Raucherbeine. Wird dagegen nichts unternommen, kann die Durchblutung mit der Zeit so schlecht werden, dass es zum Gewebetod kommt – zunächst in den Zehen, später im Fuß und dann im Bein."

„Lassen Sie uns nun wieder einsteigen und zu unserem nächsten Stopp weiterfahren", ruft Frau Fröhlich. Der Zuckerexpress rattert quer durch den Bauchraum, vorbei an den Gedärmen bis zum Magen und von dort direkt hoch zum Herzen. „Bitte wieder alle aussteigen! Tut, tut", lacht Frau Fröhlich. Trotz des ernsten Themas schafft sie es, das Ganze mit einer gewissen Leichtigkeit zu vermitteln, die sehr angenehm ist. Statt betreten zu schweigen und innerlich abzuschalten, sind die Schulungsteilnehmer ganz bei der Sache.

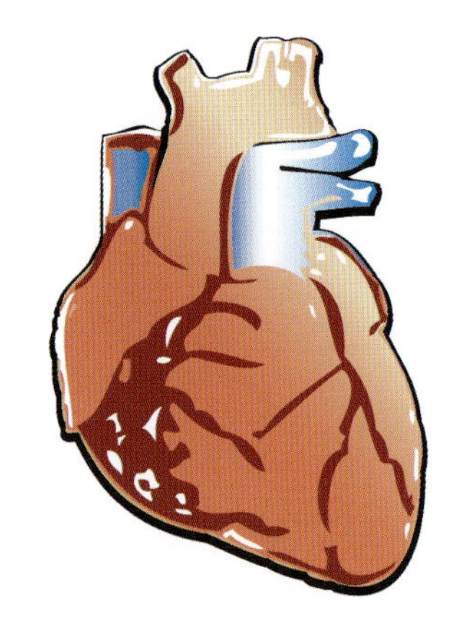

Otto meldet sich: „Frau Fröhlich, meine Oma Gertrud, Sie wissen, die mit den dicken Nadeln, also diese Oma hatte einen Schlaganfall. Ist das auch eine Durchblutungsstörung?" „Ja, Herr Kleinschmidt. Eine Arteriosklerose kann sich in allen Körperregionen entwickeln. Neben den Beinarterien, wo wir eben waren, sind auch die Nierengefäße, die Herzkranzgefäße, die Halsschlagadern und die Gehirnarterien betroffen. Aber bleiben wir zunächst beim Herz. Als Folge der Arteriosklerose kann es zum Beispiel zur Entstehung einer Koronaren Herzkrankheit bis hin zum Herzinfarkt kommen. Übrigens: Je weniger Herzmuskelgewebe davon betroffen ist, umso größer ist die Chance, den Herzinfarkt zu überleben. Werden nur die kleinen Gefäße im Herzen betroffen (sog. Mikroangiopathie), führt das schleichend zur Verschlechterung der Pumpfunktion des Herzens (Herzinsuffizienz), die schließlich zum Herzversagen führen kann."

Ach, was ein Thema. Wären wir doch lieber bei Herrn Schneiders Potenzproblemen geblieben – das ist lustiger.

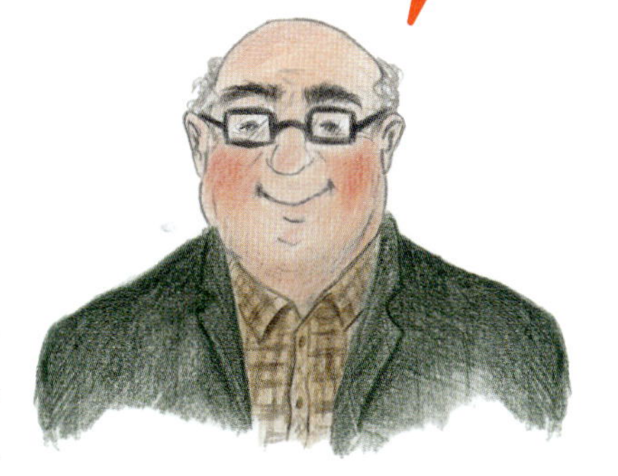

Frau Fröhlich spürt die Betroffenheit der Schulungsteilnehmer und führt das Thema Herzinfarkt nicht weiter aus. „So, bitte nun wieder einsteigen, wir fahren jetzt zum Gehirn." Der Zuckerexpress ruckelt weiter, an der Speiseröhre vorbei Richtung Gehirn. Dort ist der nächste Halt. „So, Herr Kleinschmidt, jetzt werde ich noch mal genauer auf Ihre Frage eingehen. Es ging doch um den Schlaganfall, den Ihre Oma Gertrud hatte?" Otto nickt.

„Je nachdem, welche Blutadern von der Arteriosklerose befallen sind, werden unterschiedliche Gehirnfunktionen in ihrer Leistung gemindert. Wird ein Gehirnabschnitt plötzlich überhaupt nicht mehr durchblutet, spricht man von einem Schlaganfall. Hauptrisikofaktoren dafür sind Bluthochdruck, Diabetes und Rauchen."

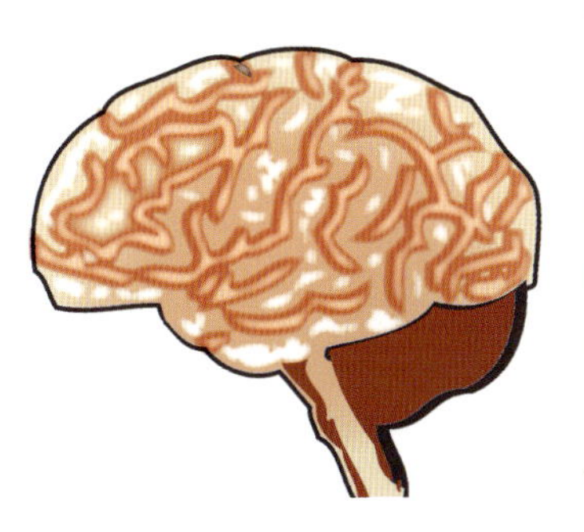

Otto schluckt. Wie gut, dass er schon vor Jahren mit dem Rauchen aufgehört hat … und während er noch darüber nachdenkt, fährt die Diabetesberaterin fort: „Jeder von Ihnen kann aber etwas tun, damit es nicht so weit kommt. Vorbeugende Maßnahmen sind eine ausgewogene Ernährung, normales Körpergewicht, täglich mindestens 30 Minuten körperliche

Bewegung und vor allem eine gute Behandlung des Bluthochdrucks.“ Otto atmet auf, für seine gesunde Ernährung sorgt Anneliese und mit Waldi ist ab jetzt auch mehr Bewegung angesagt.

Plötzlich hebt Kunigunde Ludwig den Arm und meldet sich: „Frau Fröhlich, mein Augenarzt hat mir neulich gesagt, ich hätte eine Retinopathie und das käme von meinem Diabetes. Ich frag mich nur, wie der Zucker in mein Auge kommt.“ Bei dieser Formulierung muss nicht nur Otto lachen, auch Frau Fröhlich kann sich ein Lächeln nicht verkneifen. „Wissen Sie was“, die sonst eher stille Bauersfrau berichtet weiter, „er hat gesagt, da muss was gelasert werden, das sei so wie Schweißen, um eine Blutung in meinem Auge vorbeugend auszuschließen. Blut in meinem Auge – ich hab das nicht verstanden …!“

Die Diabetesberaterin bittet als Nächstes die Gruppe, wieder in den Zuckerexpress einzusteigen. Die Fahrt geht jetzt vom Gehirn hinüber zum Auge. „Sehen Sie, Frau Ludwig, beim Diabetes können auch die sehr kleinen Blutgefäße, die sogenannten Kapillaren der Augennetzhaut (Retina), in Mitleidenschaft gezogen werden. Bei der diabetischen Retinopathie kommt es dort zu Störungen in der Nährstoff- und Sauerstoffversorgung. Das Auge versucht das zu reparieren und bildet neue Gefäße, die aber nicht wirklich gesund sind. Sie sind brüchiger und können platzen. Dadurch entstehen Blutungen in die Netzhaut hinein und eventuell in den Glaskörper des Auges. Die Folge davon können vorübergehende wie auch bleibende Seheinschränkungen sein – bis hin zur kompletten Erblindung.“

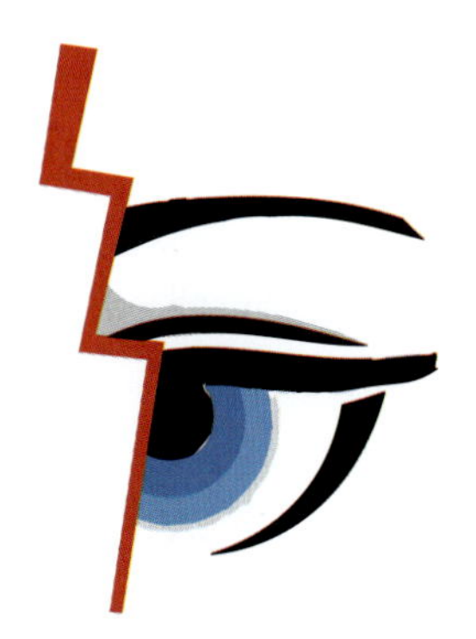

Zu viel Zucker im Auge

Neben der diabetischen Retinopathie (Veränderungen an der Augennetzhaut) kann es auch zur diabetischen Makuladegeneration kommen.
Die Makula ist in der Netzhaut der Punkt des schärfsten Sehens – auch gelber Fleck genannt. Durch eine Vielzahl von Faktoren kann es dort zu Netzhautsehstörungen kommen.

Darüber hinaus kommen bei Menschen mit Diabetes der Graue Star (Katarakt) wie auch der Grüne Star (Glaukom) ebenfalls häufiger vor.

Wichtig sind regelmäßige und gründliche Untersuchungen durch einen Augenarzt und die Behandlung der Risikofaktoren durch den behandelnden Diabetologen/Hausarzt. Eventuell fallen auch augenärztliche Behandlungen der Retino- und Makulopathie (Lasertherapie) oder der anderen möglichen Augenkomplikationen durch Operationen am Auge an.

Eduard Fleischermann schaut ganz verstört aus. Die Diabetesberaterin hat das Gefühl, dass ihn das Thema der heutigen Stunde sehr belastet. Sie fragt ihn, ob alles in Ordnung sei. Der Finanzbeamte nickt … und fängt dann leise an zu erzählen, dass seine Nachbarin auch Diabetes hat und dreimal pro Woche zur Dialyse abgeholt wird. Das macht ihn ganz traurig.

Frau Fröhlich holt tief Luft. Es ist auch für sie, trotz aller Erfahrung, nicht immer einfach, mit den vielen Schicksalen klarzukommen, denen sie in der Praxis begegnet. Sie erklärt Eduard Fleischermann und den anderen nun, was es mit der Nephropathie bei Diabetes auf sich hat.

„Was die wenigsten wissen: Zu den gefährdetsten Organen bei Diabetes gehören die Nieren. Wir haben schon vor zwei Stunden darüber gesprochen. Erinnern Sie sich noch? Dr. Kraft hatte wegen seines Kreatininwertes nachgefragt.“ Der Angesprochene nickt und auch Otto erinnert sich vage.

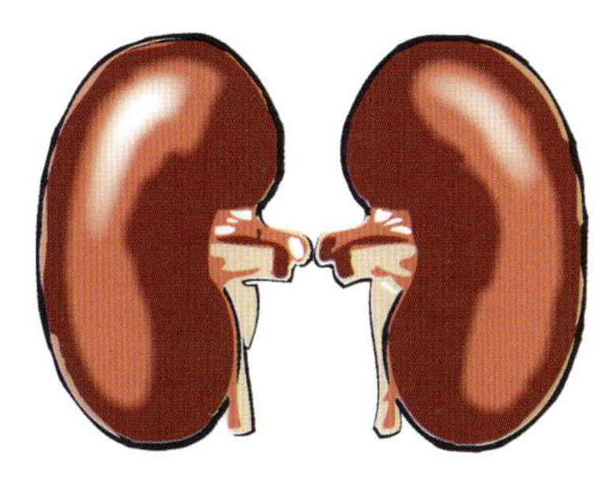

Nephropathie bei Diabetes

Unsere Nieren sind neben der Leber und der Lunge (Abatmen von Kohlendioxid) die wichtigsten „Reinigungsorgane" des Körpers. In jeder Niere befinden sich etwa eine Million Filter (Nierenkörperchen), die die Schadstoffe aus dem Blut herausfiltern und über komplizierte Mechanismen schließlich in den Urin abgeben.

Sind lange Zeit der Blutzuckerspiegel und der Blutdruck hoch, werden die feinen Blutgefäße in den Nierenkörperchen (Glomerula) geschädigt – vergleichbar mit den kleinen Gefäßen in den Augen. Zusätzlich kommt es auch zur Arteriosklerose der großen Arterien, die die Nieren mit Blut versorgen. Dadurch ist der Körper zunehmend weniger in der Lage, die Gift- und Abfallstoffe mit dem Urin auszuscheiden.

Wenn die Nieren nur noch eingeschränkt arbeiten oder schließlich ganz ihre Funktion verlieren, muss dieses Nierenversagen durch Nierenersatzverfahren behandelt werden (Dialyseverfahren wie Blutwäsche oder Bauchfell-Dialyse oder durch Nierentransplantation). Da Nierenkomplikationen bei Diabetes meist keine Schmerzen verursachen, ist es notwendig, regelmäßig die Nierenfunktion überprüfen zu lassen.

Eduard Fleischermann bedankt sich bei Frau Fröhlich für die Erklärung – jetzt weiß er wenigstens Bescheid. Auch Dr. Konrad Kraft nickt. Er hat nach dem letzten Gespräch mit Frau Fröhlich direkt einen Termin beim Nierenspezialisten vereinbart.

Jetzt meldet sich Kunigunde Ludwig ein weiteres Mal. Sie hat noch eine Frage. „Meine Füße bereiten mir in letzter Zeit Sorge. Es kribbelt, bitzelt, brennt und sticht darin. Besonders abends, wenn ich vor dem Fernseher sitze. Manchmal sind sie sogar richtig taub. Und wenn ich abends mein Fußbad nehme, spüre ich oft gar nicht, ob das Wasser heiß oder kalt ist! Frau Fröhlich, meinen Sie, ich sollte das mal untersuchen lassen?"

Die Diabetesberaterin ist alarmiert. Das hört sich nicht gut an. „Liebe Frau Ludwig, für mich klingt es so, als ob Sie eventuell eine diabetische Polyneuropathie haben. Die Symptome, die Sie beschreiben, sind die typischen Merkmale für eine Nervenschädigung durch zu hohe Zuckerwerte. Wir machen bei Ihnen heute direkt im Anschluss an diese Stunde eine Fußinspektion hier in der Praxis und untersuchen Ihre Füße und Beine. Keine Angst, das sind harmlose und nicht schmerzhafte Untersuchungen, die Dr. Zeit durchführt. Eine Überweisung zu einem Nervenspezialisten ist nur in besonderen Fällen notwendig." Otto nickt bei diesen Worten. Er hat bereits die Fußinspektion hinter sich und war davon total fasziniert.

Diabetische Polyneuropathie

Zucker lagert sich nicht nur in den Blutgefäßen, sondern auch in den Nerven ab, was zu einer Vielzahl von Funktionsänderungen durch entsprechende Stoffwechselveränderungen in den Nerven führt. Diese schädigen das Transportsystem der Nerven, indem sie die Weiterleitung der Impulse verhindern oder falsche Signale geben.

Auch hier gilt: Lassen Sie einmal pro Jahr eine schmerzfreie neurologische Bestandsaufnahme machen. Rechtzeitiges Erkennen hilft Schäden zu vermeiden oder zumindest erfolgversprechend zu begrenzen.

Otto ist froh, dass seine Füße fit sind. Ein Problem weniger, denkt er. Dr. Zeit hatte seine Füße vor ein paar Wochen intensiv untersucht und alles war in Ordnung, bis auf den großen Zeh. Aber darum wird sich die auf Diabetes spezialisierte Fußpflege kümmern. Anneliese hat schon bei der empfohlenen Podologin Marlene in ihrer Praxis „Alles für die Füss'" angerufen und einen Termin für sie beide vereinbart. Auch Anneliese will sich von nun an professionell die Füße pflegen lassen.

Hildegard von Buckwitz war bis jetzt überraschend still gewesen. Da sie sehr auf sich und ihren Körper achtet, hat sie trotz ihres Alters noch keine diabetischen Folgeschäden. Das soll auch so bleiben und deshalb klinkt sie sich nun in das Gespräch ein. „Frau Fröhlich, das mit der Polyneuropathie habe ich verstanden. Aber was ist denn ein ‚diabetischer Fuß'?"

„Gut, dass Sie das gefragt haben", antwortet die Diabetesberaterin. „Ein ‚diabetischer Fuß' oder auch ‚diabetisches Fußsyndrom' genannt hat mehrere Ursachen: Es handelt sich fast immer um eine Funktionsstörung der Nerven der Beine. Kompliziert werden Veränderungen der Füße durch eine mangelnde Durchblutung der großen Gefäße und mechanische Verletzungen an den Füßen (z. B. durch schlechtes Schuhwerk etc.). Die Folge sind Hornhautbildung und Geschwüre, die chronisch oder auch innerhalb kürzester Zeit durch bösartige Infektionen mit Bakterien zu Entzündungen führen können. Diese können die Zehen, den Fuß oder sogar das ganze Bein gefährden. Mehr dazu und auch über die Pflege Ihrer Füße erfahren Sie in der nächsten Stunde."

Als Frau Fröhlich die betrübten Gesichter der Schulungsteilnehmer sieht, steht sie auf. „Liebe Patienten, ich wiederhole es noch einmal: Jeder von Ihnen hier im Raum hat gute Chancen, eine diabetische Folgeerkrankung zu vermeiden oder – falls bereits eine vorhanden ist – diese gut in den Griff zu bekommen. Wir stellen Sie hier in der Praxis so ein, dass Ihre Werte das Risiko für die Entwicklung oder das Fortschreiten von Komplikationen minimiert. Wenn Sie dann noch auf Ihre Diabetes-Selbstkontrolle achten und außerdem regelmäßig die diabetologischen Kontrolluntersuchungen im Rahmen des Gesundheits-Passes Diabetes durchführen, sind Sie auf der sicheren Seite. Denken Sie immer: Sie sind der Chef im Ring!"

„So, und nun lassen Sie uns wieder in unseren Zuckerexpress einsteigen und zur letzten Haltestelle für heute fahren: zu den Zähnen. Patienten mit Diabetes haben nämlich ein höheres Risiko für die Entwicklung von Zahnfleischerkrankungen und Infektionen der Mundhöhle. Achten Sie bitte deshalb auf eine gute Zahn- und Mundhygiene sowie regelmäßige Besuche beim Zahnarzt."

Gesundheits-Pass Diabetes

„Bevor wir nun zum Ende unserer heutigen Schulung kommen, möchte ich Ihnen den Gesundheits-Pass Diabetes vorstellen. Für Sie als Patient und für uns in der diabetologischen Schwerpunktpraxis ist er ein gutes Instrument, um Ihre Diabeteserkrankung zu überwachen. Darüber hinaus ist er ein ausgezeichnetes Kommunikationsmittel für die behandelnden Ärzte – vom Hausarzt über den

Diabetologen und Klinikarzt bis hin zu den Spezialisten wie Nierenfacharzt, Augenarzt, Neurologe usw."

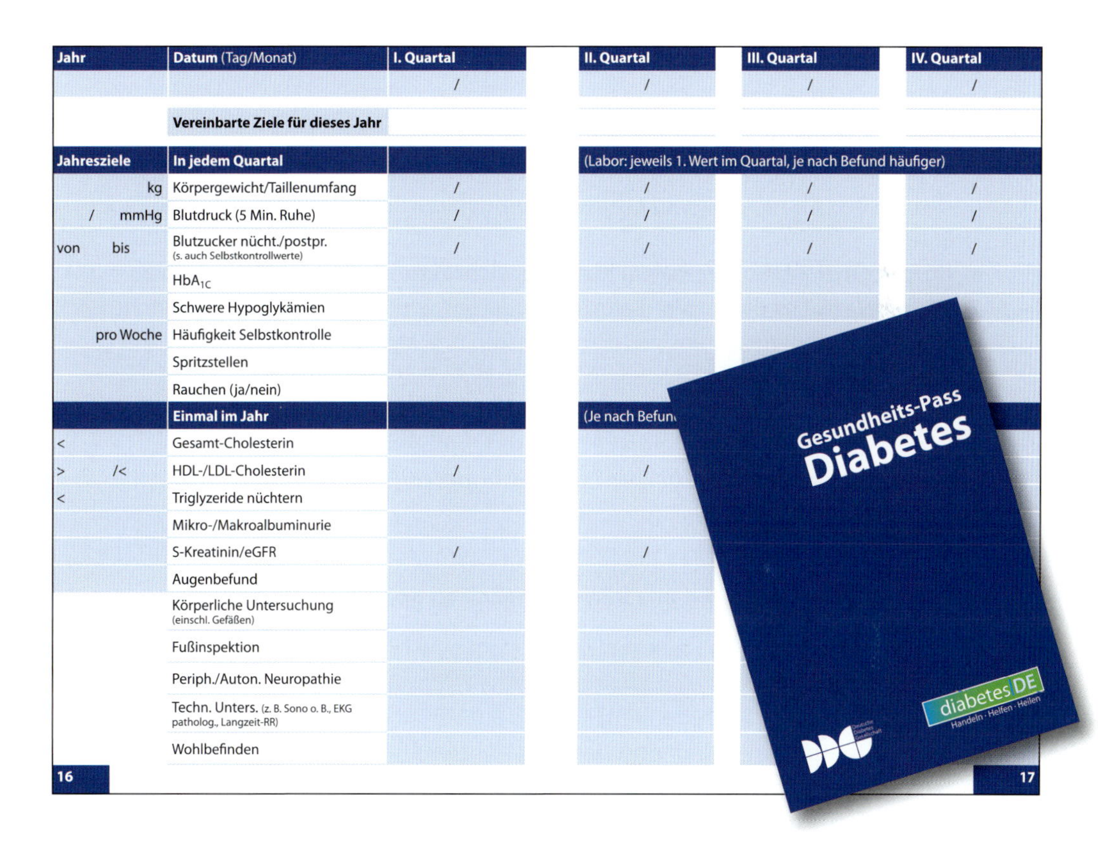

Jahr	Datum (Tag/Monat)	I. Quartal	II. Quartal	III. Quartal	IV. Quartal
		/	/	/	/
	Vereinbarte Ziele für dieses Jahr				
Jahresziele	**In jedem Quartal**		(Labor: jeweils 1. Wert im Quartal, je nach Befund häufiger)		
kg	Körpergewicht/Taillenumfang	/	/	/	/
/ mmHg	Blutdruck (5 Min. Ruhe)	/	/	/	/
von bis	Blutzucker nücht./postpr. (s. auch Selbstkontrollwerte)	/	/	/	/
	HbA_{1C}				
	Schwere Hypoglykämien				
pro Woche	Häufigkeit Selbstkontrolle				
	Spritzstellen				
	Rauchen (ja/nein)				
	Einmal im Jahr		(Je nach Befun		
<	Gesamt-Cholesterin				
> /<	HDL-/LDL-Cholesterin	/	/		
<	Triglyzeride nüchtern				
	Mikro-/Makroalbuminurie				
	S-Kreatinin/eGFR	/	/		
	Augenbefund				
	Körperliche Untersuchung (einschl. Gefäßen)				
	Fußinspektion				
	Periph./Auton. Neuropathie				
	Techn. Unters. (z. B. Sono o. B., EKG patholog., Langzeit-RR)				
	Wohlbefinden				
16					17

Frau Fröhlich holt aus Ihrer Schulungskiste einen ganzen Packen blaue Diabetes-Pässe heraus, die sie bereits vorbereitet hat und jedem Schulungsteilnehmer einzeln übergibt. Sie erklärt, dass dort alle wichtigen Untersuchungen notiert werden, die der Hausarzt/Diabetologe pro Quartal durchführen sollen, um den Verlauf des Diabetes zu kontrollieren. Der Pass ist so angelegt, dass alle wichtigen Daten aus fünf Jahren Platz haben. Er dokumentiert sozusagen auf einen Blick die Diabetesgeschichte eines Patienten. Frau Fröhlich bittet die Teilnehmer, deshalb bei jedem Arztbesuch ihren Gesundheits-Pass Diabetes mitzunehmen.

Im Anschluss daran vereinbart Frau Fröhlich mit jedem Teilnehmer einen separaten Termin, an dem gemeinsam die individuellen Behandlungsziele im Gesundheits-Pass besprochen und festgelegt werden. Otto entscheidet ich für einen Termin am kommenden Mittwoch, gleich um 8:00 Uhr.

Kontrolluntersuchungen – 4 x pro Jahr

Lassen Sie alle drei Monate folgende Untersuchungen bei Ihrem Hausarzt/Diabetologen durchführen:

- **Körpergewicht:** Bei normalem Körpergewicht kann das Insulin besser wirken
- **HbA_{1c}-Wert:** Das Blutzucker-Langzeitgedächtnis gibt Auskunft über die durchschnittliche Blutzuckereinstellung der letzten drei Monate
- **Fußcheck:** Damit beugen Sie dem diabetischen Fußsyndrom vor
- **Blutdruck:** Eine gute Blutdruckeinstellung ist noch wichtiger als eine supergute Diabeteseinstellung. Ihr Blutdruck sollte nicht höher als 130/80 mm/Hg sein
- **Spritzstellen:** Damit beugen Sie Liphypertrophien/Fettwucherungen vor

Kontrolluntersuchungen – 1 x pro Jahr zusätzlich zu den Quartalsuntersuchungen

- **Niere:** Bestimmung von Albumin im Urin, um eine beginnende Nierenschädigung erkennen zu können
- **Augen:** Kontrolle des Augenhintergrunds auf Veränderungen
- **Beine:** Überprüfung zumindest des Vibrationsempfindens an den Füßen oder Beinen
- **Durchblutung:** Fußpulse und gegebenenfalls Ultraschall-Doppler-Untersuchung geben Aufschluss über die Durchblutungssituation der Beine
- **EKG/Belastungs-EKG/Langzeit-RR:** Überprüfung der Herzfunktion
- **Laborwerte:** Blutfette informieren über das Arteriosklerose-Risiko. Kreatinin und die errechnete Kreatinin-Clearance (eGFR) geben Auskunft über die Nierenfunktion und besonders auch über das Arteriosklerose-Risiko
- **Ganzkörperuntersuchung:** Überprüfung sämtlicher Körperfunktionen

Die Stunde mit den Folgeschäden war weniger dramatisch, als Otto gedacht hatte. Er ist zufrieden. Auf dem Weg aus der Praxis plaudert Otto noch ein bisschen mit Wilfriede Gärtner über seinen Dackel Waldi. Harald Schneider beteiligt sich an dem Gespräch. Er erzählt, dass er früher mal einen Schäferhund besaß und dass er schon oft überlegt hat, sich wieder einen anzuschaffen. Bei seinem Hin- und Herpendeln zwischen Spanien und Deutschland ist das nicht ganz einfach, aber mal schauen, wie sich sein Leben noch so entwickelt …

Während Wilfriede Gärtner auf den Bus wartet, gehen die beiden Männer zu ihren Autos. Auf dem Parkplatz kommen sie noch einmal auf das Thema ‚kleiner Mann'. Harald Schneider verspricht, Otto nach dem Spezialgespräch mit Dr. Zeit anzurufen. Die beiden tauschen bei dieser Gelegenheit ihre Telefonnummern aus.

Otto verwechselt sein Insulin

Nach der Schulung fährt Otto direkt ins Büro. Er ist voller Energie und hat heute noch jede Menge vor. Nach dem Mittagessen will er mit Waldi spazieren gehen und nachmittags die einzelnen Baustellen abfahren. Ein straffes Programm für jemanden, der eigentlich schon im Pensionsalter ist. Aber wer rastet, der rostet – das ist Ottos Devise.

Der Tag vergeht wie geplant und nach dem Abendessen freut sich Otto auf einen schönen Fernsehabend mit Anneliese und seinen neuen Freund Waldi. Beide haben heute beim Spazierengehen schwer geschnauft – aber ein Anfang ist gemacht. Genauso wie mit seiner Diabetestherapie. Sein Blutzucker vor dem Abendessen war sehr gut, er lag bei 81 mg/dl (4,5 mmol/l). Es stimmt, was er in der Schulung gelernt hat: Bewegung senkt den Zucker! Deshalb hat er heute Abend auch nur sieben Einheiten „Ferrari-Insulin" spritzen müssen, so stand es jedenfalls auf seinem Anpassungsplan.

Wenn er damals vor ein paar Wochen gewusst hätte, wie einfach so eine Insulintherapie ist! Er hatte sich alles viel schwieriger vorgestellt. Aber die Diabetesschulung ist schon wichtig, man muss einen Führerschein für die Insulintherapie machen. Alles andere ist Quatsch, denkt Otto. Nur gut, dass er das Diabetesteam und seine Frau Fröhlich hat. Übermorgen ist der letzte Schulungstag, eigentlich schade. Er hat sich so daran gewöhnt und die Gruppe ist eine Nummer für sich – so viele unterschiedliche Charaktere. So, jetzt aber genug vom Diabetes! Jetzt kommt die Tagesschau und dann sein Lieblingskrimi.

Otto ist zufrieden mit dem, was er bereits erreicht hat, und macht es sich in seinem Fernsehsessel gemütlich. Waldi liegt auch schon auf dem Sofa. Otto erlebt noch die Tagesschau und den Anfang seines Krimis, dann ist es um ihn geschehen. Er ist in seinem Sessel eingenickt und schnarcht leise vor sich hin. Anneliese, die bei Waldi auf dem Sofa sitzt, wird auch immer müder. Sie mag aber nicht im Wohnzimmer schlafen und will ins Bett gehen. Kurzerhand weckt sie Otto, damit er mitkommt. Der murmelt aber was von weiter fernsehen, weil er wissen will, wer der Mörder ist.

Anneliese geht allein schlafen. Otto ist nun wach und konzentriert sich auf seinen Krimi, aber nach ein paar Minuten übermannt ihn wieder die Müdigkeit und er schläft erneut ein. Plötzlich schreckt er hoch! Was war das? Er blickt um sich. Waldi liegt noch immer auf dem Sofa und schläft tiefenentspannt auf dem Rücken mit allen vier Beinchen in der Luft. Im Fernseher läuft jetzt eine laute Musiksendung. Otto ist sauer, dass er das Ende des Krimis verpasst hat.

Na ja, vielleicht hat ja einer seiner Mitarbeiter den Film gesehen und kann ihm morgen erzählen, wie er ausgegangen ist. Otto ist müde, aber er muss noch seinen Blutzucker messen und dann sein Basalinsulin für die Nacht spritzen. Er geht in die Küche, macht sich Licht und schaut, wo seine Sachen liegen. Alles fliegt wie immer ungeordnet in einem Mäppchen herum. Auf seinem Plan schaut er nach, wie viel er spritzen sollte: 22 Einheiten. Er macht alles nach Vorschrift: Stellt die Einheiten im Pen ein, setzt sich auf einen Stuhl, dreht sich leicht nach links, bildet eine Hautfalte am seitlichen Oberschenkel – und drückt ab.

Oh Schreck! In diesem Moment registriert er, dass er den falschen Pen verwendet hat. Otto flucht! Statt seinem Basalinsulin hat er sich sein „Ferrari-Insulin“ gespritzt. Er schimpft vor sich hin. Warum hat er nicht auf Frau Fröhlich gehört?

Sie hat ihnen doch in der Schulung immer wieder gesagt, sie sollen die Pens getrennt aufbewahren. Und nun das!

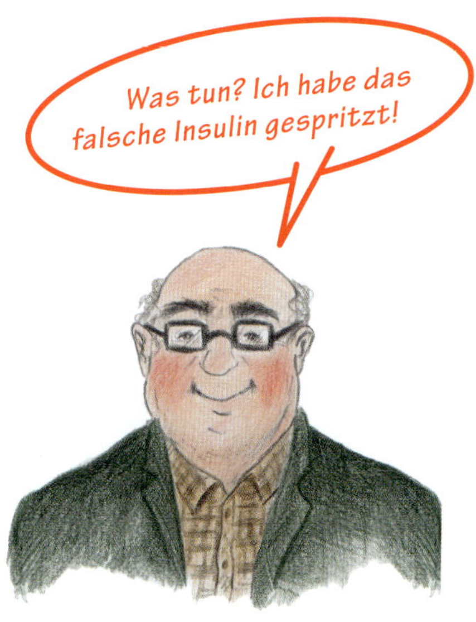

Otto ist mit einem Mal hellwach und schweißnass. Er hat sich 22 Einheiten schnelles Analoginsulin gespritzt und das bei einem Blutzuckerwert von 104 mg/dl (5,8 mmol/l). In seiner Aufregung schreit er durchs ganze Haus: „Anneliese, Anneliese, komm, es ist was ganz Schlimmes passiert!“

Anneliese kommt verschlafen aus dem Schlafzimmer. Otto erzählt aufgeregt von seinem Missgeschick. Jetzt ist guter Rat teuer. Otto schaut auf die Uhr, es ist 23:36 Uhr, da kann er niemanden mehr anrufen …

Otto überlegt, was er in der Schulung zum Thema „Grundlagen der Insulintherapie“ gelernt hat: Bei seinem Ferrari-Insulin, einem kurzen Analoginsulin, findet die Hauptwirkung in den nächsten drei Stunden statt, das bedeutet, er wird wahrscheinlich einen starken Blutzuckerabfall bekommen.

Was tun? Otto muss schnell Zucker und Kohlenhydrate zu sich nehmen. Er schickt Anneliese in die Küche, sie soll Cola holen, es ist bestimmt noch etwas von Dennis, dem kleinem Brummer, im Kühlschrank. Anneliese kommt mit einer Flasche Cola Zero zurück. „Mensch Anneliese, ich brauche richtige Cola, die hier hat doch nur Süßstoff drin, der hilft mir nicht!“ Wie man es macht, ist es falsch, denkt Anneliese. Sie hat extra keine richtige Cola mehr gekauft, weil Dennis zu dick ist. Ihr fällt ein, dass sie noch Apfelsaft im Haus haben. Schnell holt sie das Getränk aus dem Keller und gibt Otto ein großes Glas davon. Otto trinkt, es geht ihm eigentlich gut, er fühlt sich nur ein wenig kraftlos, etwas schwindlig und er fängt an noch mehr zu schwitzen. Das muss eine Unterzuckerung sein, denkt Otto. Was Frau Fröhlich immer gesagt: Erst essen – dann messen!

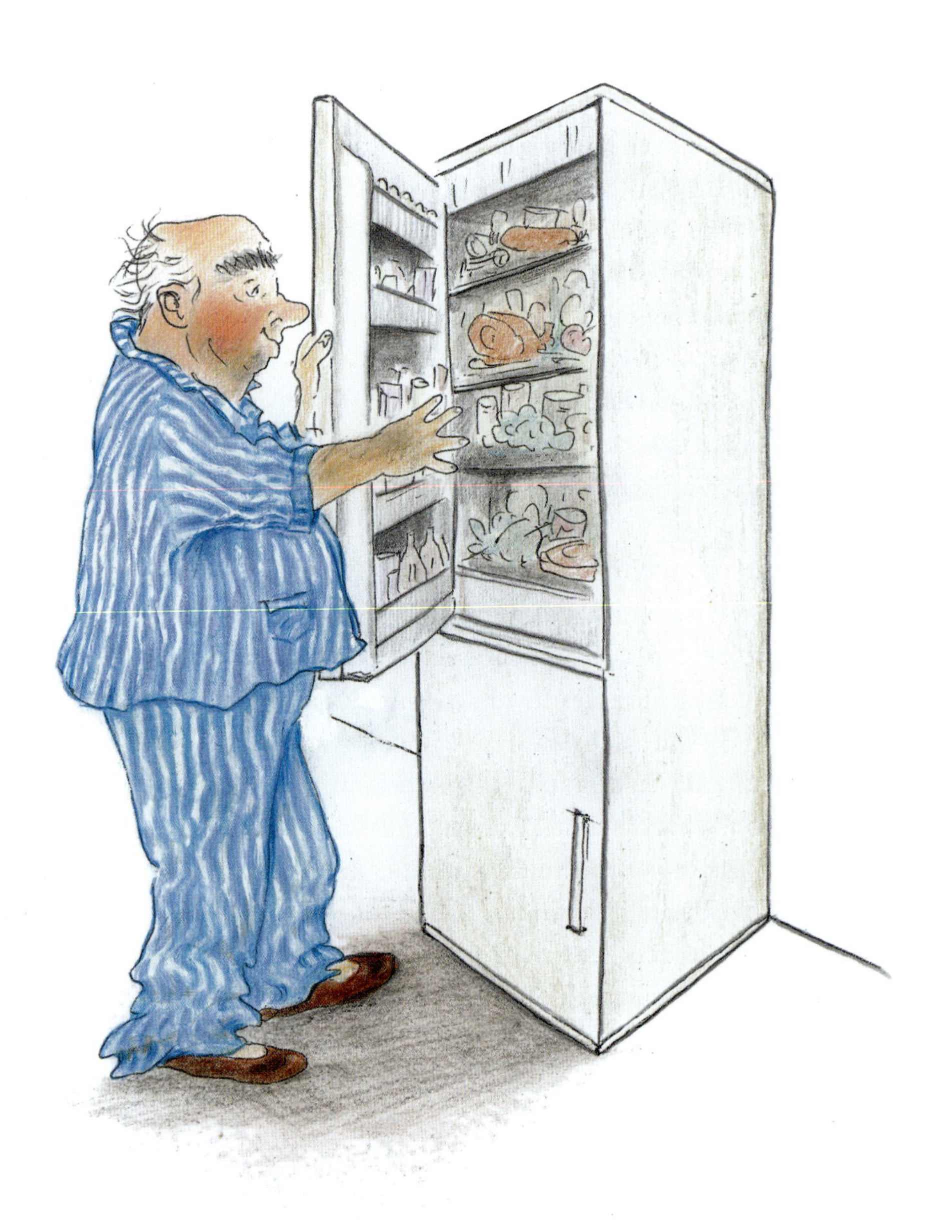

Essen ist das richtige Wort. Otto schaut in den Kühlschrank. Dort sieht er einen selbst gebackenen Bienenstich. Das ist eigentlich der Geburtstagskuchen für seinen Sohn Wolfgang. Aber was soll's, da hilft jetzt kein Zögern. Otto schneidet sich ein großes Stück Bienenstich ab und verdrückt es mit großem Genuss. Prompt geht es ihm spürbar besser, der Schwindel lässt nach, und auch das Schwitzen wird besser. Na ja, denkt Otto, so eine Unterzuckerung hat auch ihre Vorteile. Er isst noch ein zweites Stück Bienenstich.

Otto wird langsam ruhiger. Er holt sein Blutzuckermessgerät und ist gespannt, was da für ein Wert erscheint. Anneliese schaut ihm über die Schulter. Sein Blutzuckerwert liegt nun bei 136 mg/dl (7,5 mmol/l). Er ist zufrieden, aber er weiß auch, dass die Wirkung des kurzen Analoginsulins immer noch sehr stark ist. Seit dem Spritzen ist erst eine Stunde vergangen. Anneliese bringt Otto noch vier Täfelchen Traubenzucker, die er auch brav isst. Im Moment fühlt er sich eigentlich ganz gut, er ist nur aufgeregt und traut sich nicht schlafen zu gehen. Er hat Angst vor einer weiteren Unterzuckerung. Otto will lieber seinen Blutzucker weiter kontrollieren, jedenfalls so lange, bis die Insulinkurve anfängt abzuflachen. Er geht ins Wohnzimmer und setzt sich wieder in seinen Fernsehsessel. Anneliese ist zwar müde, aber sie bleibt bei ihm. In dieser Situation will sie ihn nicht alleine lassen. Die Zeit vergeht langsam. Das Ehepaar unterhält sich über dieses und jenes und Otto misst alle 30 Minuten seinen Blutzucker. Der Wert bleibt zum Glück konstant zwischen 145–163 mg/dl (8–9 mmol/l). Um 3:00 Uhr beschließen die beiden, dass die größte Gefahr vorüber ist. Anneliese holt zur Sicherheit noch ein Stück Schokolade, dass Otto auch bereitwillig isst. Dann gehen sie schlafen. Na, da hat er am Freitag in der Schulung wieder was zu erzählen. Er schwört sich, den Pen mit dem Basalinsulin ab sofort in seinen Nachttisch zu legen. So etwas wie heute Abend passiert ihm nicht mehr … aber aus Fehlern lernt man.

XIII. Ottos 10. Schulungstag

- *Podologe*
- *Anzeichen diabetischer Polyneuropathie*
- *Fußkontrolle*
- *Checkliste Fußpflege*
- *Strümpfe & Schuhe*
- *Orthopädietechniker/-schuhmacher*
- *Diabetiker-Selbsthilfegruppen*

Otto beantragt Verlängerung

Heute ist Ottos letzte Schulungsstunde. Er sitzt mit gemischten Gefühlen im „Blauen Salon". Auf der einen Seite freut er sich, so weit gekommen zu sein und bald seinen Diabetes-Führerschein in den Händen zu halten. Auf der anderen Seite bedeutet dies aber auch Abschied zu nehmen: von Frau Fröhlich und seinen Schulungsgenossen, die ihm mittlerweile alle ans Herz gewachsen sind. Wenn er so jung wäre wie seine Tochter Gabi, könnte er jetzt locker den Kontakt über E-Mail oder sogar Facebook halten. Aber so? Im Vorfeld hat er schon mit Anneliese überlegt, die ganze „Zuckertruppe" mal zum Grillen nach Hause einzuladen. Dann würden die auch seinen neuen Freund Waldi kennenlernen.

Waldi ... wenn er an seinen kleinen dicken Dackel denkt, fließt ihm das Herz über. Dass er so viel Freude mit seinem Hund haben würde, hätte er nie gedacht.

Otto ist total glücklich. Waldi liebt ihn und er liebt Waldi! Beide schätzen gutes Essen, ein gemütliches Sofa und einen gepflegten Spaziergang ohne Hektik und Stress. Immerhin – seitdem Waldi im Haus ist, geht Otto fast jeden Tag eine Stunde mit ihm spazieren. Das „fast" hängt damit zusammen, dass Waldi absolut wasserscheu ist, sprich, wenn es regnet, hat Otto keine Chance. Waldi weigert sich dann vor die Tür zu gehen, bzw. er macht es nur, wenn die Not am allergrößten ist. Otto hat schon überlegt, einen großen Regenschirm für Waldi anzuschaffen, damit dieser nicht nass wird, wenn er sein Geschäft auf Ottos englischem Rasen verrichtet. Anneliese schüttelt den Kopf. Dass sie das noch erleben würde: Waldi auf Ottos handgepflegtem Rasen. Da gab es sogar immer Ärger, wenn die Buben Fußball spielen wollten. Aber Waldi ist eben etwas anderes, er ist Ottos Seelenfreund!

Otto ist so in Gedanken versunken, dass er gar nicht mitbekommt, wie Frau Fröhlich die Stunde eröffnet. Als er nach ein paar Minuten bemerkt, dass die Diabetesberaterin schon angefangen hat, hebt er schnell die Hand, weil er unbedingt etwas loswerden will. „Liebe Frau Fröhlich", fängt er an, „bevor wir heute weitermachen, beantrage ich eine Verlängerung – so wie beim Fußball! Ich kann mir nicht vorstellen, wie es in Zukunft ohne Sie und die Gruppe sein wird." Die anderen klatschen. Ihnen geht es genauso, selbst Harald Schneider murmelt etwas von „schade". Die Diabetesberaterin freut sich. Auch ihr hat die Gruppe viel Spaß gemacht, vor allem, dass sie trotz aller Unterschiede zusammengehalten haben und voller Respekt miteinander umgegangen sind. Für Frau Fröhlich ist es eine tolle Gruppe und sie glaubt, dass jeder vom anderen profitiert hat. Aber noch ist die Schulung nicht zu Ende. Es steht noch ein besonders wichtiges Thema an.

Am Ende der Beine

„Zum Abschluss befassen wir uns heute mit der Pflege der Füße", erläutert Frau Fröhlich. „Wie Sie letzte Stunde erfahren haben, ist das für Diabetiker ein sehr wichtiges Thema im Hinblick auf die diabetische Polyneuropathie, die peripheren Durchblutungsstörungen („Schaufensterkrankheit“) und den diabetischen Fuß.“

„Schauen Sie sich zu Hause bitte einmal Ihre Füße in Ruhe an und dann überlegen Sie, was diese alles leisten müssen. Unsere Füße sind nämlich weit mehr als nur das Ende der Beine. Sie tragen Tag für Tag tausendfach die Last unseres Körpers – ohne Murren, ohne Meckern. Und wie oft machen Sie ein Fußbad oder cremen sie schön ein?“, Frau Fröhlich schaut fragend in die Runde.

Hildegard von Buckwitz hebt die Hand: „Also ich pflege meine Füße regelmäßig, außerdem kommt alle vier Wochen eine Podologin zu mir. Ich bin zwar noch gelenkig, aber so gut komme ich doch nicht mehr an alles heran. Erst gibt es ein kurzes Fußbad, dann entfernt die Podologin die Hornhaut und kürzt meine Zehennägel. Selbstverständlich verwendet sie wegen der Verletzungsgefahr dafür keine Schere, sondern schleift sie ab. Anschließend überprüft sie sorgfältig die Haut an meinen Füßen und zum Schluss gibt es noch eine Fußmassage. Sehr angenehm, kann ich nur sagen. Das Ganze dauert 45 Minuten und ich habe Füße wie ein kleines Baby.“ Hildegard von Buckwitz nickt und ist sichtlich stolz.

Es fehlt gerade noch, dass sie Schuhe und Strümpfe auszieht, um uns ihre Füße zu zeigen, denkt Otto. Na ja, meine Füße sind nicht so gepflegt, aber ich bin ja auch ein Mann und schaffe noch auf dem Bau. Aber nächste Woche habe ich auch einen Termin bei der Podologin, wegen meines großen Fußzehs.

Ich bin gespannt ...
bisher durfte keiner an
meine Füße ran.

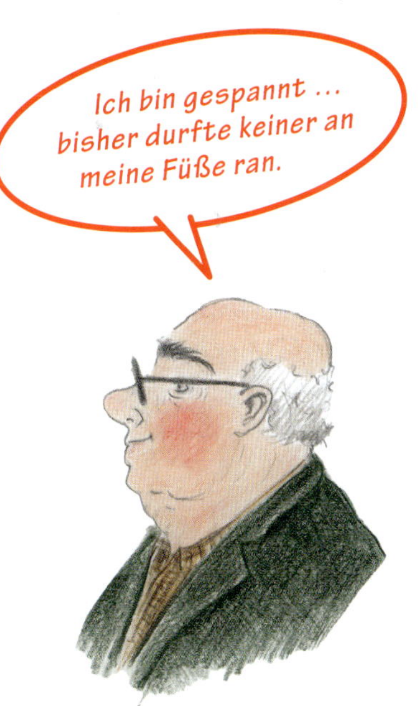

Was macht ein Podologe?

Ein Podologe führt, in Absprache mit einem ärztlichen Fußspezialisten, vorbeugende sowie heilende und therapeutische Maßnahmen an den Füßen durch. Seit Januar 2002 ist die Berufsbezeichnung „Podologe/Podologin" gesetzlich geschützt und darf nur von Personen geführt werden, die die erforderliche mehrjährige Fachausbildung zum staatlich examinierten Podologen absolviert haben.

Zu den Behandlungsmethoden eines Podologen zählen:

- Untersuchung der Füße auf trockene, rissige Haut, Fußpilz, eingewachsene Fußnägel, Druckstellen, Verletzungen, Fußdeformitäten oder Skelettveränderungen
- Beratung bei Fußproblemen auch in Bezug auf das Schuhwerk
- Kürzung der Nägel
- Pflege von eingewachsenen Nägeln
- Pilzbehandlungen
- Entfernung von Hornhaut
- Fachgerechtes Abtragen von Hühneraugen
- Nagelkorrekturspangen
- Orthesentechnik für dauerhafte Druckentlastung
- Fußmassagen oder Gymnastikübungen

Wichtig: Im Rahmen der Heilmittelverordnung können Menschen mit Diabetes, Rheuma, Patienten mit Durchblutungsstörungen und Patienten mit einer blutverdünnenden Therapie (z. B. Marcumar) eine podologische Fußbehandlung erhalten (falls der Arzt die Notwendigkeit sieht). Die Patienten bekommen ein Rezept vom Arzt mit genauen Angaben über das jeweilige Krankheitsbild. Auf dem Rezept wird genau vermerkt, was der Podologe machen soll.

Frau Fröhlich lobt Hildegard von Buckwitz, denn die Füße von Diabetikern müssen besonders gepflegt werden. „Um einen diabetischen Fuß zu vermeiden, sind ein paar Dinge absolut wichtig", erklärt sie. „Das eine sind gute Blutzuckerwerte, zum anderen sollten Sie alles vermeiden, was zu Verletzungen an Ihren Füßen führen kann. Was die wenigsten wissen: Durch Druckstellen an den Füßen und Hornhautschwielen kann das darunterliegende Gewebe geschädigt werden. Sie kennen das vom Gartenumgraben: Entweder kommt es durch die mechanische

Beanspruchung der Hände gleich zu Blasenbildungen oder bei längerer Belastung zu Schwielen an den Handinnenflächen. Unter diesen Schwielen kann es durch weitere mechanische Belastung zur (Blut-)Blasen-Bildung kommen. Auch zu enge, abgetragene oder den Füßen schlecht angepasste Schuhe, Barfußlaufen oder Fehler bei der Fußpflege können zu Verletzungen an den Füßen führen. Hat man Nervenfunktionsstörungen (= periphere Polyneuropathie) an den Füßen mit Störungen der sensiblen und motorischen Funktionen in den Füßen und Beinen und/oder Durchblutungsstörungen in den Beinen (= periphere arterielle Durchblutungsstörungen = pAVK = Schaufensterkrankheit) und eine anhaltend schlechte Diabeteseinstellung, dann heilen selbst kleinste Wunden an den Füßen sehr schlecht und es kann sehr schnell zu Entzündungen und Geschwürbildungen kommen."

Bei diesen Worten meldet sich die sonst eher stille Kunigunde Ludwig. Sie ist ganz aufgeregt. Erst vor Kurzem hat Dr. Zeit ihre Füße untersucht, weil es darin immer so kribbelt, bitzelt und sticht. Manchmal hat sie sogar das Gefühl, dass ihre Füße taub sind. Diese Beschwerden treten bei ihr vor allem in Ruhe und nachts im Bett auf. Bei der Fußinspektion hat der Diabetologe festgestellt, dass Kunigunde Ludwig – wie von Frau Fröhlich vermutet – eine diabetische Polyneuropathie hat.

Ich wusste gar nicht, wie wichtig meine Füße sind! Tja, der Mensch lernt nie aus ...

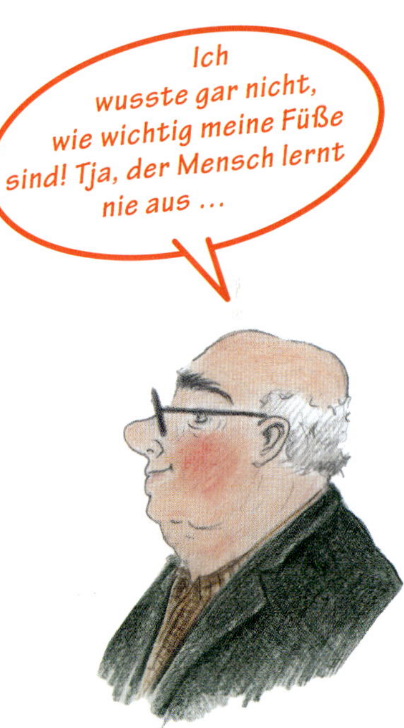

Anzeichen einer diabetischen Polyneuropathie

Folgende Anzeichen sind Hinweise für eine Nervenschädigung an den Füßen:

- Kribbeln, Ameisenlaufen
- Missempfindungen
- Taubheitsgefühl, „eingeschlafene" Füße
- Trockene, rissige Haut
- Vermindertes oder fehlendes Schmerz- oder Temperaturempfinden
- Brennende Schmerzen, vor allem in Ruhe
- Unruhige Beine

Hinweise für eine Gefäßschädigung (eventuell Durchblutungsstörung) in den Beinen sind:

- Kalte Füße
- Bläuliche Verfärbung, marmorierte Haut
- Schmerzen bei Belastung
- Besserung durch Stehenbleiben (Schaufensterkrankheit)

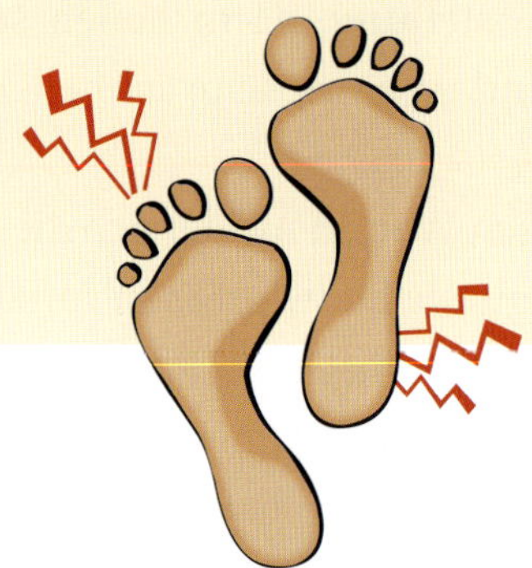

Eine Reißzwecke im Fuß

„Oh, Frau Fröhlich", Kunigunde Ludwig wird immer nervöser, „mir ist da gestern was passiert. Ei, ich weiß gar nicht, was ich sagen soll … oh je, hoffentlich ist das nicht so schlimm."

Otto hat Kunigunde Ludwig noch nie so erlebt, man könnte meinen, sie wäre dem Teufel begegnet. Auch Wilfriede Gärtner wird ganz unruhig, „Kunigunde", – die beiden sind seit ein paar Tagen per Du –, „so erzähl doch. Was ist los?"

Kunigunde Ludwig holt ein paar Mal tief Luft und fängt dann an, ihre Geschichte zu erzählen: „Gestern habe ich mit meinem Enkel, dem kleinen Finn, das ist so ein richtiger Lausbub, Zwiebeln aufgehängt. Wir waren in unserer alten Scheune, wo wir die Zwiebeln erst einmal ausgeputzt haben. Der Bub war die ganze Zeit dabei, er hängt halt sehr an seiner Oma."

Die Schulungsgruppe hört interessiert zu. Die Bauersfrau erklärt, wie sie die Zwiebeln mit Bast zu Bündeln zusammengebunden hat, um sie dann zum Trocknen aufzuhängen. Dafür befestigt man die Zwiebelbündel mit Reißzwecken an den Balken der Scheune. „Als wir fertig waren, gingen Finn und ich gemeinsam in die Milchküche. Dort zogen wir unsere Gummistiefel und die dicken Socken aus, weil wir ins Haus rein wollten. Plötzlich rief der kleine Bengel ‚Oma, Oma, du hast da was im Fuß stecken.'"

„Ich wusste erst gar nicht, was er meint, bis ich mit Müh und Not und unter vielen Verrenkungen eine Reißzwecke in meiner Fußsohle entdeckt habe. Ich habe meinen Augen nicht getraut! Vor allem – ich habe nichts gespürt. Wenn das dem Bub nicht aufgefallen wäre, oh je, dann wär ich vielleicht tagelang damit herumgelaufen." Kunigunde Ludwig klingt sehr besorgt.

„Genau das kann passieren", antwortet die Diabetesberaterin, „wenn man, wie Sie, eine schwere diabetische Polyneuropathie hat. Dann spürt man nicht, wenn ein Fremdkörper in den Fuß eintritt. Man hat kein Gefühl und empfindet keinen Schmerz. Leider können aus so einer Kleinigkeit ganz rasch (innerhalb weniger Stunden!) eine Entzündung und ein diabetischer Fuß entstehen!"

„Was haben Sie denn gestern gemacht, als Sie die Reißzwecke entdeckt haben?", will Frau Fröhlich wissen. „Ich habe sie mir rausgezogen, dann ein bisschen Verbandsspray, das wir für den Finn da haben, auf die Wunde gesprüht und ein Pflaster draufgeklebt", antwortet die Bauersfrau, „aber zum Arzt bin ich deswegen nicht gegangen. Hätte ich das machen sollen?"

Frau Fröhlich nickt. „Genau! Was Sie gemacht haben, war für eine Erstversorgung sehr gut. Behandeln Sie bitte Verletzungen am Fuß nie mit Fußbädern, Salben, Pudern oder Tinkturen. Desinfizieren Sie die Wunde auch bitte nicht wie früher mit ‚Jod', sondern holen Sie sich ein modernes Verbandsspray und sterile Verbandsstoffe aus der Apotheke. Das ist ganz wichtig! Anschließend müssen Sie direkt zum Arzt gehen, denn jede Fußverletzung bei Menschen mit schwerer Neuropathie an den Füßen ist ein Notfall! Deshalb, liebe Frau Ludwig, bleiben Sie am Ende der Schulungsstunde bitte noch einen Moment da. Dr. Zeit wird sich

Ihren Fuß anschauen. Vielleicht müssen wir die Wunde versorgen und – je nach Entzündungsgrad – brauchen Sie eventuell ein Antibiotikum." Kunigunde Ludwig schnauft – das Ganze hat sie doch schwer beunruhigt.

Die Diabetesberaterin wendet sich an die Schulungsteilnehmer: „Das, was ich gerade zu Frau Ludwig gesagt habe, gilt für Sie alle! Bitte kontrollieren Sie unbedingt täglich Ihre Füße und gehen Sie auch bei den kleinsten Verletzungen, selbst bei Blasen, immer zum Arzt. Nur so können rasch fortschreitende ernsthafte Komplikationen an den Füßen – die auch mal zu einer Amputation unterhalb oder oberhalb des Sprunggelenks führen können – vermieden werden."

Der TÜV für die Füße

- Kontrollieren Sie Ihre Füße jeden Tag gründlich – am besten abends und in Ruhe
- Verwenden Sie einen Handspiegel, um auch die Fußsohlen anschauen zu können
- Falls Sie Sehstörungen haben und/oder schlecht beweglich sind, lassen Sie sich von Partnern, Familie oder Freunden bei der Beurteilung Ihrer Füße helfen
- Fühlen Sie, ob Ihre Füße besonders warm oder kalt oder geschwollen sind
- Schauen Sie nach Druckstellen, Hornhautschwielen, feinen Rissen oder Blasen
- Überprüfen Sie die Zehenzwischenräume auf gerötete oder schuppende Hautstellen (Pilzinfektion?)
- Überprüfen Sie Ihre Füße nach körperlicher Bewegung (Laufen, Walken, Wandern …)

Wichtig: Verwenden Sie bei Verletzungen an Ihren Füßen moderne Desinfektionssprays und sterile Verbandsstoffe. Gehen Sie direkt zum Arzt!

Wellness für Schwerstarbeiter

„Unabhängig von der Betreuung Ihrer Füße durch eine geschulte Podologin", fährt die Diabetesberaterin fort und schaut in die Runde, „was glauben Sie, was für Ihre Füße gut ist?" Hildegard von Buckwitz meldet sich wieder als Erste: „Ich bade meine Füße öfter mal. Das ist sehr entspannend und dann creme ich sie gründlich ein.“ „Was noch?“, will Frau Fröhlich wissen. Dr. Konrad Kraft hebt die Hand, „ich habe erst neulich im Internet gelesen, dass man als Diabetiker nicht barfuß laufen soll. Stimmt das?“ „Ja“, bestätigt die Diabetesberaterin. „Dazu kommen wir gleich. Hat sonst noch jemand Ideen, was den Füßen gut tut?“ Otto meldet sich und meint, „nicht zu enge Schuhe!“ Frau Fröhlich nickt zustimmend.

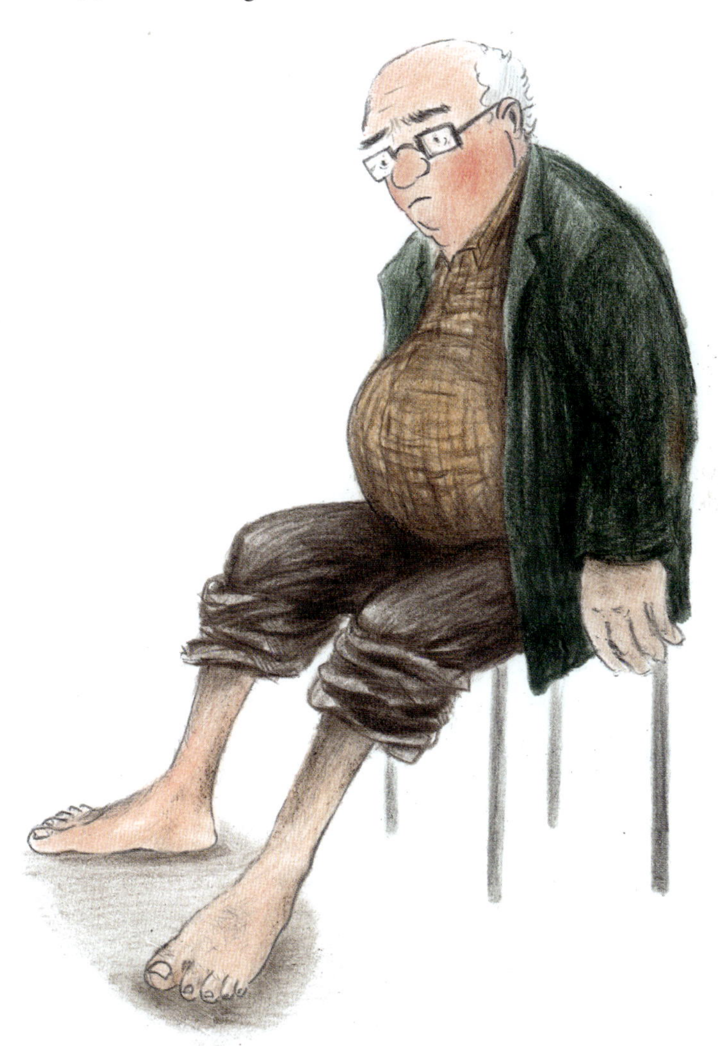

„Unsere Füße leisten ein Leben lang Schwerstarbeit. 270 Millionen Schritte, 160.000 Kilometer, viermal um die ganze Welt – so weit tragen sie uns in einem Leben. Dabei transportieren sie mit jedem Schritt das 1,5-Fache unseres Körpergewichts durch die Gegend. Das sind am Tag, wenn man es zusammenrechnet, mehrere Tonnen. Kein Wunder also, dass die Verteilung dieser Kräfte auf den Fußsohlen eine große Rolle spielt und zu Schmerzen bzw. Problemen führen kann. Einem gesunden Fuß machen diese Kräfte nichts aus, d.h., er verteilt diese im Bruchteil einer Sekunde durch den Abrollvorgang beim Gehen. Ist die Gewölbestruktur des Fußes allerdings abgesenkt oder stimmt die Statik des Fußes nicht mehr (Platt-, Senk-, Spreizfuß), dann kommt es an bestimmten Stellen zu einer erhöhten Druckbelastung."

Die Diabetesberaterin erklärt weiter: „Unser Körper hat dafür einen Schutzmechanismus entwickelt: Schmerzsignale und Hornhautbildung. Diese Hautverdickung wird gebildet, weil die normale Haut einer lokalen Dauerbelastung nicht mehr standhalten kann. Die Hornhaut ist allerdings weniger elastisch und reißt daher gerne leicht ein. Dadurch können kleinere Wunden bzw. offene Stellen entstehen oder sich unter der Hornhaut Blasen bilden. Hinzu kommt nicht selten eine besondere Form der Polyneuropathie, die sog. autonome (vegetative) Nervenfunktionsstörung mit Störungen der Schweiß- und Talgdrüsen an den Füßen. Das Ergebnis ist eine trockene, schuppige und fettarme Haut, die besonders verletzlich ist. Entzündet sich eine kleine offene Stelle, dann haben wir genau das Problem, das wir verhindern wollen: eine offene Stelle, die schwer wieder zuheilt oder rasch größer werden kann. Denn die Wundheilung ist bei Neuropathie, Durchblutungsstörung und schlechter Zuckereinstellung besonders stark eingeschränkt."

„Wer solche Schwerstarbeit leistet", erklärt Frau Fröhlich weiter, „braucht regelmäßige Pflege. Dazu gebe ich Ihnen jetzt ein paar Tipps, wobei nicht die kosmetischen Aspekte im Vordergrund stehen, sondern die gesundheitlichen. Denn die sind für Sie als Diabetiker ausschlaggebend!"

Checkliste Fußpflege

- Baden Sie Ihre Füße täglich maximal 5 Minuten bei 30 bis 35 Grad Celsius (mit Badethermometer kontrollieren!)
- Verwenden Sie milde Waschlotionen und weiche Waschlappen
- Trocknen Sie Ihre Füße vorsichtig mit einem weichen Handtuch ab (um Verletzungen zu vermeiden). Keinen Föhn zum Trocknen verwenden
- Trocknen Sie vorsichtig auch die Zehenzwischenräume ab (da sonst Gefahr von Pilzinfektionen!)
- 1 x pro Woche Hornhaut mit Naturbimssteinen oder einer abgerundeten Hornhautfeile sanft entfernen (keine Rasierklingen, Hornhauthobel oder Hornhautraspel verwenden). Wegen der Verletzungsgefahr bitte keine „Badezimmer-Chirurgie"
- 1–2 x pro Woche Zehennägel feilen (keine Nagelschere oder Nagelknipser verwenden –Verletzungsgefahr!)
- Füße mit Creme, Cremeschaum oder Lotion eincremen, die Harnstoff (5–10 %) enthalten, wenn die Füße extrem trocken sind (siehe oben). Eventuell fettende Salben, Cremes oder Öle verwenden
- Bei diabetischer Neuropathie keine Wärmflaschen, Heizkissen und keinen Fön zum Erwärmen der Füße verwenden (Verbrennungsgefahr)

Gut bestrumpft

„Was ist aber mit den Strümpfen?“, will Emma Herzog wissen, „Ich bekomme nämlich leicht Blasen.“ Frau Fröhlich erklärt daraufhin, dass Patienten mit Diabetes auf keinen Fall Strümpfe mit auftragenden Nähten oder einschnürenden Rändern tragen sollten.

„Soll ich jetzt alle meine Strümpfe wegwerfen?“, fragt Emma Herzog, „das geht doch ganz schön ins Geld …“

„Nein, das müssen Sie nicht! Mein Tipp: Tragen Sie Ihre Strümpfe mit den Nähten ‚auf links‘, damit die Nähte nicht drücken. Achten Sie außerdem auf jeden Fall darauf, dass sie keine Falten bilden. Machen Sie bitte keine Experimente mit ungeeigneten Strümpfen – besser weg damit. Und wenn Sie neue Strümpfe kaufen, dann am besten welche ohne Nähte und mit einem hohen Baumwollanteil. Wichtig ist auch, dass Sie keine dunklen Farben tragen, sondern helle, weil Sie dann leichter erkennen können, ob Sie sich verletzt haben."

„Ach ja", sagt Frau Fröhlich und wendet sich an Kunigunde Ludwig: „Frau Ludwig, für Sie gilt, dass Sie bitte ab sofort nicht mehr barfuß oder in Strümpfen laufen, auch nicht im Haus. Bei einer diabetischen Neuropathie können bereits kleinste Krümel oder Sandkörnchen unbemerkt zu Verletzungen führen. Passen Sie deshalb auch bitte auf, wenn Sie mit Ihren Enkelkindern auf den Spielplatz gehen. Und beim Baden in einem See oder im Meer müssen Sie unbedingt Badeschuhe tragen zum Schutz vor Verletzungen durch Steine, Muscheln, Seeigel etc."

Bei den Worten „Baden" und „Meer" schaut Harald Schneider ganz interessiert auf. Er verbringt immerhin mehrere Monate im Jahr an der spanischen Mittelmeerküste. Sonne, Strand und hübsche junge Mädels sind sein Ding. Braungebrannt, mit karierter Hose, Poloshirt und Goldkettchen sitzt er wie immer lässig im Stuhl. Aber eigentlich ist Harald Schneider ein ganz patenter Kerl und bestimmt ein guter Verkäufer, denkt Otto, seine Kleidung passt zu ihm.

„Sagen Sie, Frau Fröhlich", meldet sich Harald Schneider, „muss ich auch Badeschuhe tragen?" „Nein", antwortet die Diabetesberaterin. „Wir haben bei Ihnen auch eine Fußinspektion gemacht und Ihre Füße neurologisch untersucht. Da hat sich gezeigt, dass Sie überhaupt keine Probleme an Ihren Füßen haben."

„Ja", sagt Harald Schneider und lächelt vielsagend, „ich spüre eben noch alles … überall!" Bei diesen Worten rollt Hildegard von Buckwitz wieder die Augen. Was für ein Angeber, der kann es wohl nie sein lassen! Selbst in der letzten Stunde muss der sich noch produzieren. Schrecklich, denkt die alte Dame.

Oberhöchstädter Füß' in Pariser Schuh'

Harald Schneider hat noch eine weitere Frage. Er legt größten Wert auf sein Aussehen und dazu gehören auch handgenähte italienische und spanische Designerschuhe. „Wie sieht es denn mit diesen Schuhen aus?", fragt er und zeigt auf seine eleganten Slipper. „Kann ich solche Schuhe weiterhin kaufen oder muss ich mir jetzt diese schrecklichen Diabetikerschuhe aus dem Sanitätshaus anschaffen, von denen manche wie ein U-Boot aussehen?"

Hildegard von Buckwitz schüttelt leicht mit dem Kopf. Was für ein „Schickimicki", denkt sie. Unglaublich … Frau Fröhlich lächelt. Diese Frage wird ihr sehr oft gestellt. Schuhe sind für viele Menschen sehr wichtig. Auch Wilfriede Gärtner hört aufmerksam zu. Sie liebt es, Schuhe zu kaufen. Früher ging bei ihr nichts ohne hohe Stöckelschuhe, High Heels sagt man heute dazu, aber davon hat sie leider im Laufe der Jahre Abschied nehmen müssen. Flache „Trappertreter" kommen ihr deswegen aber immer noch nicht ins Haus.

„Lieber Herr Schneider", Frau Fröhlich schaut den „schönsten Mann der Welt" mit einem kleinen Lächeln an, „Sie können ohne Probleme weiterhin Ihre gewohnten Schuhe kaufen. Besondere Diabetikerschuhe benötigen Sie nicht, allerdings sollten Sie, und das gilt für alle hier im Raum, darauf achten, dass Ihre Schuhe gut passen. Und bitte, kaufen Sie Ihre Schuhe am besten nachmittags oder abends, dann sind die Füße oft leicht geschwollen und etwas dicker als morgens. Sie können dann sicher sein, dass die Schuhe auch wirklich passen. Noch ein guter Tipp: Stellen Sie sich zu Hause barfuß auf ein großes Blatt weißes Papier und lassen Sie Ihren Fuß im Stehen (Belastung!) mit einem Filzstift eng umfahren. Dann haben Sie die Silhouette Ihres belasteten Fußes. Stellen Sie dann Ihre Schuhe jeweils auf diese Fuß-Silhouette. Sie erkennen sofort, ob Ihr Fuß genügend Platz im Schuh hat. Das tun Sie bitte mit beiden Füßen und auch beim Schuhkauf."

Checkliste Diabetes und Schuhe

1. Kaufen Sie Schuhe am besten nachmittags oder abends
2. Prüfen Sie, ob Sie in den Schuhen genug Platz haben
3. Es darf nichts scheuern oder drücken
4. Keine Gesundheitsschuhe (Sandalen, Badeschuhe) oder Einlagen kaufen, die ein Profil, Relief oder Noppen haben. Dort können sich unbemerkt Druckstellen und Druckgeschwüre entwickeln
5. Auf Schuhe mit hohen Absätzen verzichten. Sie belasten den Vorderfuß zu stark
6. Laufen Sie neue Schuhe langsam ein (maximal eine halbe Stunde) und kontrollieren Sie jedes Mal Ihre Füße danach
7. Schuhe nicht ohne Strümpfe tragen
8. Orthopädische Einlagen sollten diabetesadaptierte Weichbettungen sein! Bei Problemfüßen benötigen Sie konfektionierte Spezialschuhe. Akzeptieren Sie keine halben oder Dreiviertel-Einlagen

Als Wilfriede Gärtner sich die „Checkliste Diabetes und Schuhe“ durchliest, ist sie empört. „Also Frau Fröhlich, Sie glauben doch nicht, wenn ich sonntags zum Tanztee ins Kurhaus gehe, dass ich dann auf meine schicken roten Pumps verzichte und stattdessen irgendwelche beigefarbenen Rentner-Treter anziehe. Da wirkt doch mein neues Kleid gar nicht!“

Die Diabetesberaterin ist im ersten Moment ratlos, wie kommt sie aus dieser Situation bloß wieder heraus? In diesem Moment klinkt sich Otto ein und lacht: „Also liebe Wilfriede, wenn man auf deine Füße schaut, sieht man doch sofort, dass deine Schuhe mindestens eine Schuhnummer zu klein sind. Ich kann da nur sagen, Oberhöchstädter Füß' in Pariser Schuh'.“

Die ganze Gruppe muss laut lachen, auch wenn die Situation für Wilfriede Gärtner, ehrlich gesagt, etwas blamabel ist. Sie schluckt und ist sichtlich peinlich berührt. Frau Fröhlich greift ein und versucht Wilfriede Gärtner zu beruhigen: „Frau Gärtner, wir schauen uns nach der Stunde in Ruhe Ihre Füße an und wenn Sie damit keine Probleme haben, brauchen Sie auch keine Diabetikerschuhe. Manchmal findet man auch sehr schöne Schuhe im Fachhandel, die gleichzeitig bequem sind und den Fuß nicht belasten." Wilfriede Gärtner nickt, damit geht es ihr schon besser.

Och,
die Wilfriede, die soll
sich nicht so anstellen, die ist
sonst auch nicht so zimperlich,
wenn es um andere geht.

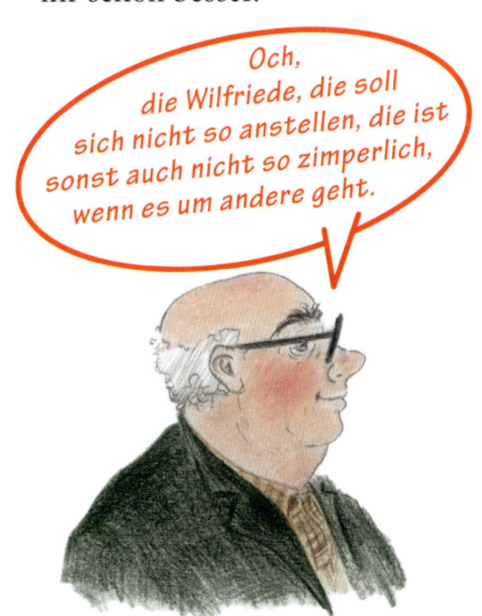

Jetzt meldet sich Otto. „Auf den Baustellen trage ich immer aus Sicherheitsgründen Bauschuhe mit Stahlkappen. Meine Füße sind zwar daran gewöhnt und haben keine Wunden. Aber gerade im Sommer habe ich öfters leichte Druckstellen und meine Füße schwellen auch an. Was soll ich machen? Einen Termin mit der Podologin habe ich schon vereinbart." Die Diabetesberaterin nickt, sie weiß um Ottos spezielles Problem. Zum Glück hat die Fußinspektion bei ihm ergeben, dass er keine diabetische Polyneuropathie hat. „Ja", bestätigt Otto, „ich spüre alles, selbst die kleinsten Steinchen."

Frau Fröhlich rät Otto, am nächsten Donnerstag wieder in der diabetologischen Schwerpunktpraxis vorbeizuschauen. Dann sei der orthopädische Schuhmachermeister da und mit ihm könne Otto alles Weitere besprechen. „Wissen Sie was, Herr Kleinschmidt, am besten bringen Sie zu diesem Termin Ihre Bauschuhe mit und zeigen sie unserem Schuhmachermeister. Vielleicht kann er ja eine Weichschaumbettung für Sie anfertigen. Er ist auf jeden Fall der richtige Fachmann. Die meisten Menschen mit einem diabetischen Fußsyndrom benötigen nämlich keine Maßschuhe, sondern meist genügen spezielle Weichbettungen, die in konfektionierte Spezialschuhe mit einem herausnehmbaren Fußbett passen.

Der Orthopädietechniker/-schuhmacher

Der Orthopädietechniker/-schuhmacher (OS) ist ein Spezialist für die Anpassung des richtigen Schuhwerks. Er hat die Möglichkeit, über speziell für den Fuß angefertigte Einlagen den Druck auf die Fußsohle wieder gleichmäßig zu verteilen. Leider sind diese Einlagen meist relativ dick, sodass sie nicht in normale Schuhe passen. Ein konfektionierter Spezialschuh mit einem herausnehmbaren Fußbett ist stattdessen erforderlich, damit es nicht zu Druckstellen auf dem Fußrücken oder im Bereich der Zehen kommt.

Mittlerweile gibt es im Fachhandel auch sehr schicke Modelle. Diabetische Maßschuhe – in Ausnahmefällen notwendig – wie auch Einlagen müssen nach der Anfertigung unbedingt vom verordnenden Arzt kontrolliert werden.

Otto erhält seinen „Diabetes-Führerschein"

Otto blickt auf die Uhr. Kaum zu glauben, nur noch eine halbe Stunde und dann ist auch die letzte Schulungsstunde vorbei. Schade, denkt er zum wiederholten Mal, aber na ja, in die Praxis wird er noch öfter kommen und Frau Fröhlich wird ihm hoffentlich erhalten bleiben. Gerade als er anfangen will, sich für eine Einladung an seine Schulungsgruppe zu entscheiden, öffnet sich die Tür und Dr. Zeit kommt herein. Er trägt einen ganzen Stapel „Papier" in der Hand.

Dr. Zeit begrüßt die Schulungsrunde mit einem fröhlichen „Guten Tag" und erklärt ihnen gemeinsam mit Frau Fröhlich, dass sie alle zusammen ihren „Diabetes-Führerschein" geschafft haben. Frau Fröhlich lobt die guten Blutzuckerwerte und dass sie es geschafft haben, ihren Diabetes selbst in den Griff zu bekommen. Außerdem ist sie von der guten Zusammenarbeit in und mit der Gruppe begeistert – und dass es ihr sehr viel Spaß gemacht habe. Anschließend überreicht sie jedem Einzelnen ein Zertifikat, das die erfolgreiche Teilnahme an der Diabetikerschulung mit Insulin bestätigt. Dr. Zeit gratuliert zusätzlich jedem zu seiner engagierten Mitarbeit in der Schulung und der guten Stoffwechsellage, durch die

Folgeerkrankungen vermieden werden können. Otto ist stolz! Er wird sich seinen „Diabetes-Führerschein" im Büro aufhängen. Immerhin hat er die ganzen Wochen gut durchgehalten und nicht einmal gefehlt. Es war das erste Mal nach seiner Schulzeit und dem Führerschein, dass er an einer Schulung teilgenommen hat.

Nach der Übergabe der Zertifikate verabschiedet sich Dr. Zeit wieder. Der Diabetologe betont nochmals, dass er wie auch Frau Fröhlich immer für die Patienten da sind, wenn es zu irgendwelchen Problemen kommen sollte. Frau Fröhlich bespricht nun mit den Schulungsteilnehmern, wie es nach der Schulung weitergeht. „Bitte verlassen Sie im Anschluss an diese Stunde nicht gleich die Praxis. Ich werde nachher mit jedem von Ihnen noch die individuellen Folgetermine vereinbaren. Unabhängig davon können Sie aber gerne zur Insulinanpassung bei uns vorbeikommen. Wir bieten zweimal in der Woche, zu festen Zeiten, hier im ‚Blauen Salon', eine Anpassungsstunde an. Dort können Sie gemeinsam mit Dr. Zeit und mir Ihre Werte besprechen und Ihre Insulintherapie wird dann gegebenenfalls gemeinsam mit Ihnen angepasst. Sie können aber auch einen separaten Sprechstundentermin vereinbaren. Im Notfall melden Sie sich bitte sofort bei uns!"

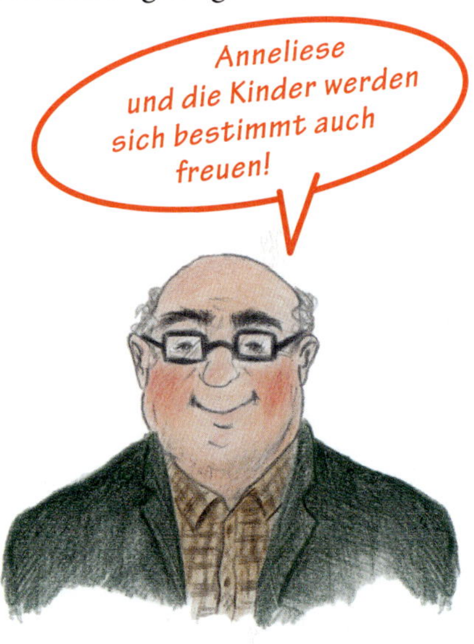

Alle strahlen und sind ausgelassen wie Schulkinder, die in die Ferien fahren. Otto redet gleichzeitig mit Wilfriede und Harald, mit dem er jetzt per Du ist. Er stellt ihnen seinen Plan vor, die ganze Schulungsgruppe in drei Wochen zum Grillen zu sich nach Hause einzuladen. Dann würden sie auch alle seinen Freund Waldi kennenlernen. Wilfriede ist begeistert und gemeinsam besprechen sie das Essen. Auch Harald Schneider will mitmachen und nichtalkoholische Drinks spendieren.

Frau Fröhlich freut sich für ihre Gruppe über ihre guten Werte und die Lebensfreude, die sie alle ausstrahlen. Selbst Emma Herzog ist guter Laune. Denn das

Wichtigste ist: Diabetes mellitus ist zwar eine ernstzunehmende Erkrankung, aber wenn man ein paar wichtige Regeln beachtet und seinen Körper besser kennenlernt, steht einem weiterhin die Welt offen. Am Schluss verteilt sie noch Adresskärtchen von Selbsthilfegruppen in der Umgebung, die sie zum Teil schon seit 20 Jahren kennt und wo Dr. Zeit und sie immer mal wieder einen Vortrag halten. Viele Mitglieder der Selbsthilfegruppen sind Patienten von ihr.

Diabetiker-Selbsthilfegruppen

Wer, wie, wo, was?
Umfassende Informationen bietet der **Deutsche Diabetiker Bund** (www.diabetikerbund.de).
Es ist die größte und älteste Selbsthilfeorganisation von und für Menschen mit Diabetes und ein kompetenter Ansprechpartner für alle Probleme, die man wegen oder mit dem Diabetes hat.

Zum Diabetiker Bund gehören 16 Landesverbände:
(http://www.diabetikerbund.de/seite/landesverbände)
Auf den Internetseiten der jeweiligen Landesverbände findet man die passenden ortsnahen Selbsthilfegruppen oder aber man wendet sich direkt an die Organisation:

Deutscher Diabetiker Bund e. V.
Goethestraße 27
34119 Kassel
Telefon: 0 5 61/7 03 47-70
Fax: 0 5 61/7 03 47-71
E-Mail: info@diabetikerbund.de

Neben dem Deutschen Diabetiker Bund gibt es **diabetesDE** (www.diabetesde.org) und die **Deutsche Diabetes-Stiftung** (www.diabetesstiftung.de) sowie eine Vielzahl von Selbsthilfegruppen, die Ihnen wertvolle Tipps und Unterstützungen bieten.

Mit einem fröhlichen „Tschüss", und „Auf Wiedersehen" und „Bis bald" nehmen die Schulungsteilnehmer Abschied voneinander. Otto hat jedem von ihnen zum Schluss noch seine Visitenkarte gegeben und parallel dazu die Telefonnummern von allen aufnotiert. Er hat sich jetzt definitiv entschieden, die Gruppe und Frau Fröhlich zum Grillen einzuladen.

Am Empfang bespricht Otto mit Frau Fröhlich noch kurz seine Folgetermine und „schwupp“ ist er aus der Praxis. Es ist 11:00 Uhr und er will schnell nach Hause. Anneliese und er wollen für ein verlängertes Wochenende in den Bayrischen Wald fahren, zu einem Klassentreffen, das Annelieses beste Freundin Rosi organisiert hat.

Otto verliert Insulin und Messgerät

Am frühen Freitagmittag, direkt nach dem Essen, geht es los. Otto hat sein Auto extra noch einmal durch die Waschstraße gefahren und auch an Waldis Futter und das Wasser für unterwegs hat er gedacht. Denn Waldi fährt mit!

Anneliese hat sich extra neu eingekleidet, sie war beim Friseur und sieht jetzt richtig schick aus. Sie ist gespannt, wie ihre Klassenkameraden aussehen, von denen sie die meisten seit 38 Jahren nicht mehr gesehen hat. Anneliese hat bereits am Vortag alles gepackt und auch Otto hat sein Insulintäschchen gerichtet, das er sich in der Apotheke gekauft hat. Für die Aufbewahrung seines Insulins und des Messgerätes ist es ausgesprochen praktisch. Die entsprechenden Kühlakkus hat Anneliese abends noch eingefroren, denn Ottos Insulin darf nicht wärmer als 37 °C werden – aber erfrieren darf es auch nicht!

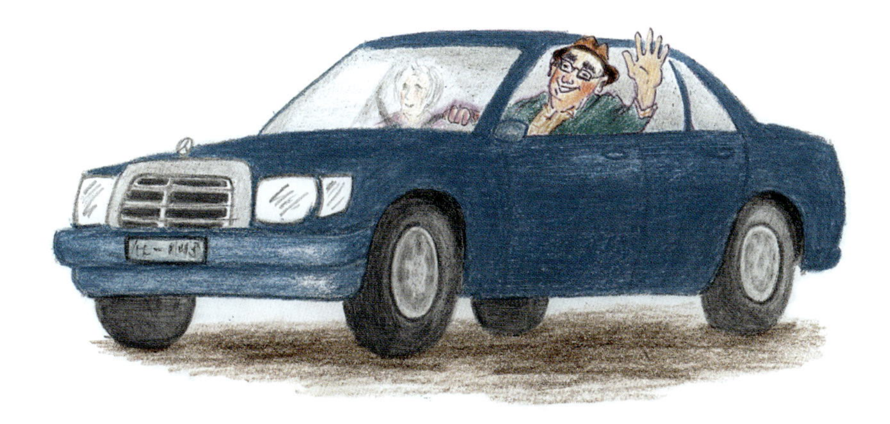

Die beiden freuen sich … und es herrscht eine entspannte Stimmung im Auto. Waldi schläft friedlich in seiner Transportbox auf dem Rücksitz. Nach etwa 180 Kilometern fahren sie auf einen Rastplatz, Ottos Blase drückt. Leider ist das Wetter schlechter geworden. Es hat vorher leicht geregnet und die Bänke sind nass. Beide gehen zur Toilette. Wie immer ist Otto früher fertig – er kennt das schon. Bei den Frauen scheint alles länger zu dauern … Otto nutzt die Zeit und lässt Waldi raus, um mit ihm Gassi zu gehen. Auch der Dackel muss mal sein Geschäft verrichten.

Anschließend holt Otto seine Insulintasche aus dem Auto. Er legt sie auf das Wagendach. Die Bänke sind ihm doch zu nass und er ist froh, dass er sich ein bisschen bewegen kann. Zur Sicherheit misst er nochmals seinen Blutzucker. Nach der letzten Geschichte mit seiner Unterzuckerung auf der Fahrt nach München ist er äußerst vorsichtig geworden. Sein Blutzuckerwert ist sehr gut, er liegt bei 129 mg/dl (7,2 mmol/l). Otto ist zufrieden! Überhaupt, seit seiner Insulineinstellung klappt alles vieles besser und auch seine ständige Müdigkeit ist verschwunden.

In diesem Moment fährt ein riesiger Lkw durch eine Pfütze an ihm vorbei und ein Wasserschwall ergießt sich über Ottos Hose und den kleinen Waldi. Otto schimpft!

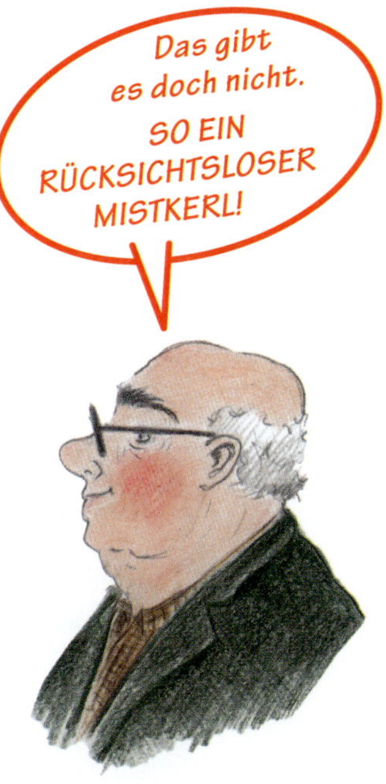

Als Anneliese endlich kommt, ist sie entsetzt über Ottos nasse Hose und den ebenso nassen Waldi. Was für eine Schweinerei, denkt sie. Wie gut, dass sie ein paar alte Handtücher hinten auf den Rücksitz gelegt hat, falls was mit Waldi unterwegs sein sollte, man weiß ja nie. Während Otto versucht, sich notdürftig abzutrocknen, rubbelt Anneliese Waldi halbwegs trocken, der Hund würde ja sonst alles schmutzig machen. Beide beeilen sich, denn es hat wieder angefangen zu regnen.

Unterwegs stellt Otto die Heizung an und langsam trocknet seine Hose. Die Stimmung im Auto wird nach und nach besser und nach knapp drei Stunden haben sie ihr Ziel erreicht. Sie fahren durch den Ort, bis sie zu dem netten Landhotel gelangen, wo das Klassentreffen stattfinden soll. Otto und Anneliese checken ein, bringen ihr Gepäck aufs Zimmer und dann geht es gleich zum Essen. Vorher füttern sie aber noch Waldi. Otto freut sich schon auf die gute Restaurantküche, die sie schon bei früheren Besuchen kennen und schätzen gelernt haben.

Beide suchen sich einen schönen Fenstertisch aus und lassen sich die Menükarten bringen. Otto weiß schon, was er will, Anneliese überlegt noch. In diesem Moment merkt Otto, dass er die Tasche mit dem Insulin und dem Messgerät nicht bei sich hat. Otto wird es ganz heiß. Er lässt Waldi unten bei Anneliese und geht hoch ins Zimmer, um sein Insulintäschchen zu suchen. Nichts! Wo kann es nur sein? Er läuft die Treppe wieder herunter und geht schnell ans Auto, das vor der Tür auf dem geräumigen Parkplatz steht. Er schaut ins Handschuhfach, in die Seitenablage, selbst unter den Vordersitzen tastet er nach seinem Täschchen. Nichts! Otto bricht der Schweiß aus. Er kann sich das gar nicht erklären. Hastig eilt er ins Restaurant und berichtet Anneliese, dass er nichts gefunden hat. Anneliese versucht Otto zu beruhigen. „Also Otto, jetzt überleg mal, wo hast du es denn das letzte Mal gehabt? Wann hast du deinen Blutzucker gemessen?"

In diesem Moment fällt es Otto siedendheiß ein. „Oh, Anneliese, als du auf der Toilette warst, habe ich draußen auf dem Parkplatz meinen Zucker gemessen und dabei die Tasche aufs Autodach gelegt. Dann hat mich der Lkw nass gespritzt und wir sind schnell wieder eingestiegen. Ich glaube, ich habe die Tasche auf dem Dach liegen lassen. Die haben wir auf der Autobahn verloren. Die finde ich nie wieder! Was mach ich jetzt bloß?" Otto ist fix und fertig. An alles hat er gedacht, nur an so etwas nicht.

Anneliese ist leicht verärgert. Sie hatte sich so auf einen gemütlichen Abend gefreut. Außerdem hat sie Hunger! „Also Otto, wie kannst du auch die Tasche auf das Autodach legen?"

„Was soll ich denn machen, ich ärger mich auch, das kannst du mir glauben. Aber es ist nun mal passiert. Viel wichtiger ist, wie komm ich an mein Insulin und an ein neues Messgerät?" Otto schaut auf die Uhr. Es ist Freitagabend, 19:00 Uhr. Alle Geschäfte, einschließlich der Apotheke, haben geschlossen. Das kann ja heiter werden … und sie wollten bis Dienstag bleiben.

In dem Moment kommt die Bedienung an den Tisch und will die Bestellung aufnehmen.

Was soll ich bloß essen, ich habe doch kein Insulin mehr?

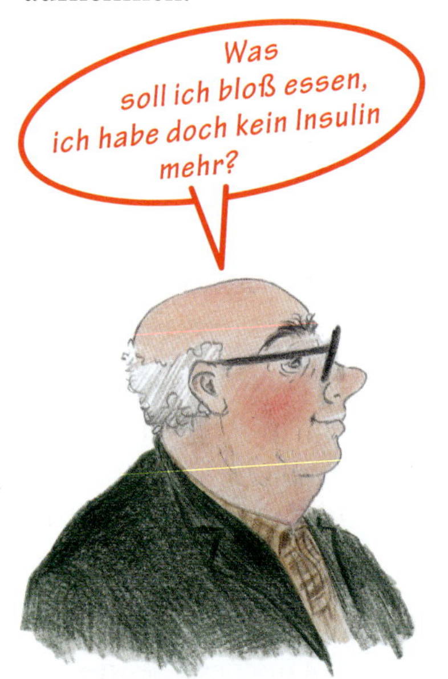

Otto überlegt: Sein Wert heute Morgen war gut, und auch auf dem Rastplatz war alles in Ordnung. Sein Zucker kann jetzt höchstens durch den Stress gestiegen sein. Eigentlich wollte er Gulasch mit Spätzle essen, Spätzle machen aber einen sehr schnellen Blutzuckeranstieg und das kann Otto jetzt nicht gebrauchen. Stattdessen wählt Otto einen Salat mit gegrillten Rinderfiletstreifen und lässt zur Sicherheit auch sein geliebtes Brot weg. Außerdem trinkt er nur Wasser. Was für ein Mist!

Anneliese beruhigt ihn: „Otto, nach dem Essen fahren wir zur Apotheke, die haben bestimmt dein Insulin." Kurz nach dem Essen, das wieder sehr lecker geschmeckt hat, fahren sie mit Waldi im Gepäck in die nächstgelegene Apotheke. Die ist zwar geschlossen, aber ein Notdienstplan hängt im Schaufenster. Anneliese stellt fest, dass die Apotheke in der Kreisstadt Nachtdienst hat.

Otto ist froh, dass sie das neue Navigationsgerät, das er von den Kindern zu Weihnachten bekam, mitgenommen haben. Er gibt die Adresse ein und sie finden die Apotheke auf Anhieb. Otto klingelt. Ein etwas älterer Apotheker öffnet die Tür und fragt, was sie möchten. Otto berichtet ihm von seinem Missgeschick auf der Autobahn und dass er jetzt Insulin braucht ebenso wie ein neues Messgerät. „Das ist kein Problem", antwortet der Mann, „aber ich brauche dafür ein Rezept von einem Arzt. Ohne das darf ich Ihnen kein Insulin herausgeben. Am besten fahren Sie zur Notarztzentrale. Die ist nur zwei Kilometer von hier entfernt." Der

Apotheker schreibt die Adresse der Notarztzentrale ebenso wie die entsprechende Telefonnummer auf einen Zettel und drückt ihn Otto in die Hand.

Otto ist genervt, das kann ja noch heiter werden. Er gibt die Adresse in sein Navigationsgerät ein und fünf Minuten später stehen Anneliese und er vor dem Gebäude, in dem sich die Notarztzentrale befindet. Waldi, der friedliche Dackel, bleibt im Auto. Zum Glück müssen sie nicht lange warten. Normalerweise geht Otto ja allein zum Arzt, aber in dieser besonderen Situation ist es ihm lieber, wenn Anneliese mitkommt.

Otto erzählt dem Arzt, der noch recht jung ist, was passiert ist. Der muss leicht lächeln und beruhigt ihn: „Kein Problem, Herr Kleinschmidt, solange Sie Ihre Frau nicht auf der Autobahn vergessen, können wir alles regeln." Otto muss grinsen …

Als der Arzt von Otto wissen will, welche Insuline er spritzt, wird Otto ganz weiß im Gesicht. Oh Schreck! Er hat die Namen seiner beiden Insuline total vergessen. Anneliese ist genervt. „Otto, das gibt es doch nicht, du musst doch wissen, wie dein Insulin heißt!"

Otto wird immer nervöser und überlegt laut … „Ich habe Schnelles für das Essen und ein Insulin, das ich vor dem Schlafengehen spritze." „Na, das hilft mir nicht so richtig weiter", meint der Notarzt, „es gibt viele unterschiedliche Insuline und auch unterschiedliche Pensysteme. Wissen Sie was, ich habe eine Idee …" Der Notarzt gibt an seinem PC-Bildschirm ein paar Begriffe ein und schon werden mehrere Insulin-Verpackungen sichtbar. Er bittet Otto, sich die Insuline am Bildschirm anzuschauen. Otto ist ganz aufgeregt, bis er plötzlich zwei Packungen erkennt: die orange-weiße und die weiß-grüne. Er ist erleichtert, und mit ihm Anneliese und der Notarzt. Das hätten sie schon mal geschafft. Jetzt braucht er nur noch zwei Pens, Nadeln und ein Messgerät mit Zubehör. Plötzlich kann Otto sich auch wieder an den Namen seines Messgerätes erinnern – immerhin. Er ist ganz stolz. Der Arzt notiert alles auf dem Rezept und ein paar Minuten später verlassen Anneliese und Otto die Notarztzentrale deutlich entspannter. Das wäre geschafft!

Jetzt geht es zurück zur Nachtdienst-Apotheke. Wieder hat Otto Glück. Der Apotheker hat alles vorrätig, selbst Ottos Messgerät ist da. Otto ist froh, denn damit kennt er sich aus. Nach gefühlten zehn Stunden hat Otto wieder alles, was er für seinen Diabetes braucht. Mit der neuen Ausrüstung und um einiges ruhiger verlassen Anneliese, Otto und Waldi die Kreisstadt und fahren in ihr Hotel zurück. Auf ihrem Zimmer misst Otto gleich seinen Blutzucker: 104 mg/dl (5,8 mmol/l). Hervorragend!

Das zeigt, dass Otto mit dem Essen alles richtig gemacht hat. Darüber ist er so glücklich, dass er mit Anneliese noch einmal ins Restaurant geht und eine Nachspeise bestellt: ein Stück Zwetschgenkuchen – aber ohne Sahne (wegen der Figur). Auch Waldi bekommt ein Leckerli … und Anneliese gönnt sich einen Palatschinken mit Quarkfüllung. Die Welt ist wieder in Ordnung und das Klassentreffen kann kommen.

Damit ihm so etwas nicht noch einmal passiert, schreibt Otto sich, bevor er ins Bett geht, zur Sicherheit die Namen seiner Insuline, der beiden Pens und auch des Messgerätes auf einen kleinen Zettel auf, den er in seinem Geldbeutel verstaut. Auch Anneliese hat sich die Namen notiert. Doppelt hält besser. Eigentlich hätte Otto seinen Gesundheits-Pass Diabetes dabei haben sollen, in dem sind nämlich seine Medikamente wie auch vieles andere Wichtige festgehalten. Beim nächsten Mal, denkt Otto, wird mir das nicht mehr passieren.

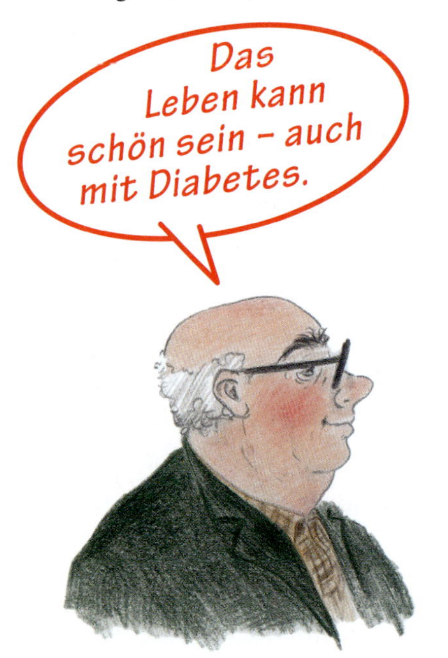

Otto und Anneliese verbringen ein herrliches Wochenende im Bayrischen Wald. Otto geht viel mit Waldi spazieren und Anneliese hat genügend Zeit, sich mit ihren Klassenkameraden auszutauschen.

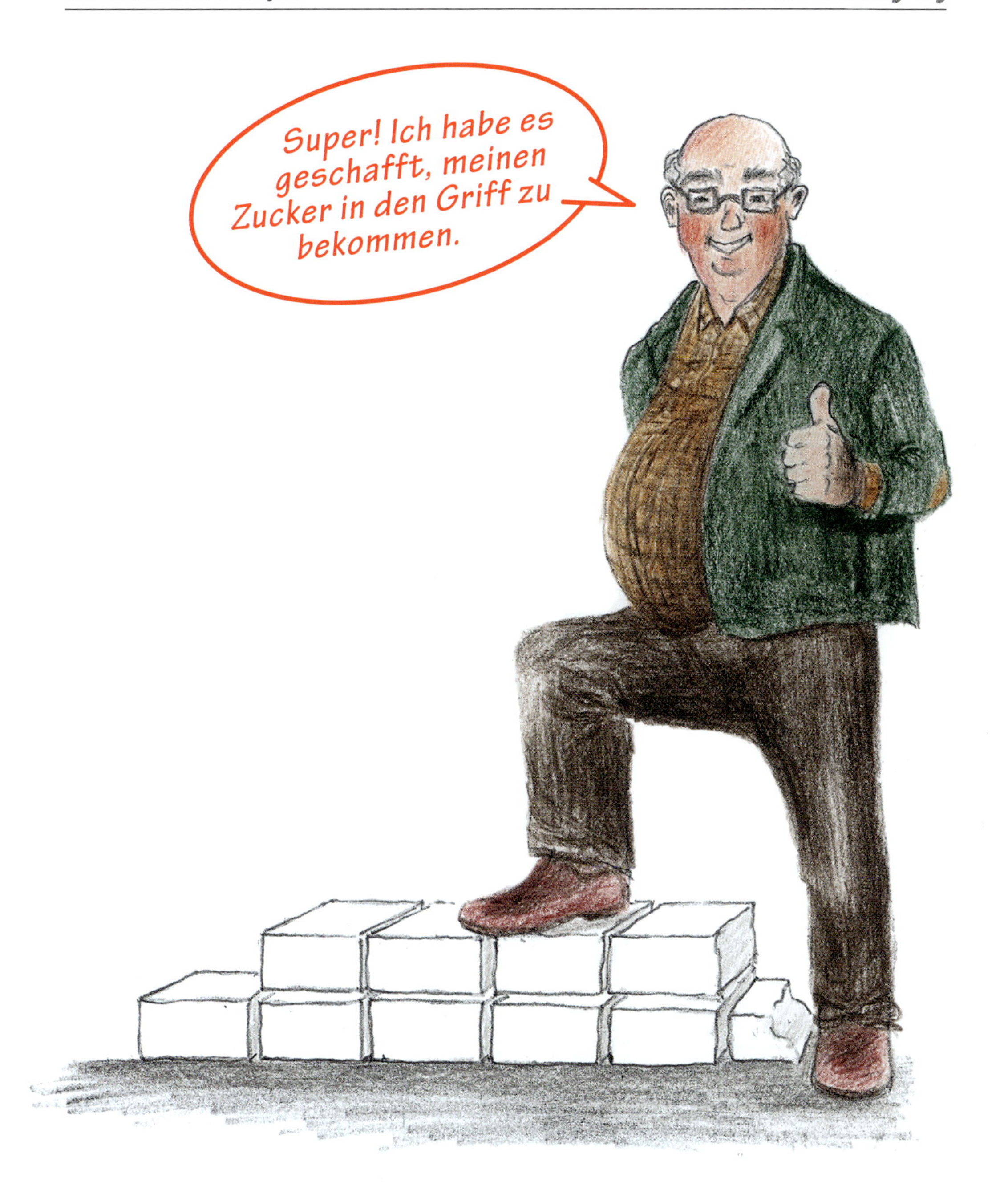
Super! Ich habe es geschafft, meinen Zucker in den Griff zu bekommen.

Ihre Notizen